HEYNE <

W0357225

Das Buch

Mit ihren Händen drückt die indische Tänzerin das Leben des gesamten Universums aus. Die Hände des Buddha enthüllen die Geheimnisse seiner Weisheit. Die geheimnisvollen Fingerstellungen, die Mudras, verbinden den Meditierenden mit der göttlichen Welt. Hände sind Träger wichtiger Symbole, die im Orient universell verstanden werden und sogar in die christliche Kunst Einzug gehalten haben.
Ingrid Ramm-Bonwitt entschlüsselt in diesem umfassenden Standardwerk die spirituellen Bedeutungen der wichtigsten Mudras. Klar und verständlich beschreibt sie den historischen Ursprung dieser Gesten, ihre philosophischen Wurzeln und ihre Rolle in der buddhistischen, hinduistischen und christlichen Kunst. Zahlreiche Übungen machen die heilende Wirkung des »Fingeryoga« auf Körper, Seele und Geist für jede Leserin und jeden Leser praktisch erfahrbar.

Die Autorin

Ingrid Ramm-Bonwitt studierte in Frankfurt am Main Germanistik und Anglistik und wurde von Shri Mahesh zur Yoga-Lehrerin ausgebildet. Sie ist Autorin mehrerer erfolgreicher Bücher über praktische Lebensführung im Lichte östlicher Weisheit, darunter die Bestseller *Mudras – Geheimsprache der Yogis* sowie *Yoga in der Schwangerschaft.* Die Autorin lebt seit vielen Jahren in Paris.

INGRID
RAMM-BONWITT

Mudras

Geheimsprache der Yogis

WILHELM HEYNE VERLAG
MÜNCHEN

FSC
Mix
Produktgruppe aus vorbildlich
bewirtschafteten Wäldern und
anderen kontrollierten Herkünften

Zert.-Nr. SGS-COC-1940
www.fsc.org

Verlagsgruppe Random House
FSC-DEU-0100
Das FSC-zertifizierte Papier *München Super*
für Taschenbücher aus dem Heyne Verlag
liefert Mochenwangen Papier.

Überarbeitete und aktualisierte Taschenbucherstausgabe 02/2006

Umschlaggestaltung: HildenDesign, München
Umschlagmotiv: © Anne Ackermann/gettyimages
Herstellung: Helga Schörnig
Gesetzt aus der 10/12,5 Punkt Devin
bei C. Schaber Datentechnik, Wels
Druck und Bindung: GGP Media GmbH, Pößneck
Printed in Germany 2006

ISBN-10: 3-453-70034-1
ISBN-13: 978-3-453-70034-5

http://www.heyne.de

Inhalt

Einleitung

Mudra, ein Wort mit vielen Bedeutungen, wird als Geste, mystische Stellung der Hände, als Siegel oder auch als Symbol bezeichnet. Diese symbolischen Finger- oder Körperhaltungen vermögen bestimmte Bewusstseinszustände oder -vorgänge bildhaft darzustellen. Umgekehrt können die bestimmten Haltungen auch zu den Bewusstseinszuständen, die sie symbolisieren, führen.

Die Mudras scheinen ihren Ursprung im indischen Tanz zu haben, der als Ausdruck höchster Religiosität gilt. Der Tanz, ein Geschenk des Gottes Brahma, ist nach Ansicht der Hindus eine Form des Gesanges mit dem Körper. Der Tänzer vermag sich dank des poetischen und musikalischen Hintergrunds völlig auf seinen Körper, seine Hände, seine Füße und Augen zu konzentrieren. Der indische Tanz offenbart uns eine Art Metaphysik der Gebärde, eine Körpersprache, in der Gedanken und Gefühle symbolisch ausgedrückt werden.

Die Bewegung des ganzen Körpers, die Haltung des Kopfes und des Oberkörpers, die Armführung und die Modulation der Hände übernehmen die Stellung des Wortes. Freude, Triumph, Liebeswerben, Wehmut, Resignation, Zorn, Angst und so weiter werden mit festgelegten Gesten (Mudra) wohl abgemessen zum Ausdruck gebracht. Der indische Tanz wird als physische Manifestation des kosmischen Rhythmus angesehen. Shiva Nataraja, der König des Tanzes, ist der Gott des Rhythmus. Sein Tanz verkörpert nicht nur seine göttliche Hoheit, sondern auch die ewige Bewegung des Universums.

Die spirituelle Bedeutung der Mudras fand ihren vollkommenen Ausdruck in der indischen Kunst. Die in der hinduistischen und buddhistischen Kunst dargestellten Gesten der Gottheiten und die Attribute, die sie mit sich führen, symbolisieren ihre Funktionen oder rufen bestimmte mythologische Begebenheiten wach.

Dank vielfältiger Tendenzen und regionaler Besonderheiten erlebte die indische Kunst, insbesondere die Bildhauerei, vom 2. bis zum Beginn des 4. Jahrhunderts eine Phase ausgesprochenen Formenreichtums. Aus dieser Zeit gibt es viele Werke, die sowohl vom Hinduismus als auch vom Buddhismus inspiriert worden sind. Dank ihrer reichen Ikonographie und der großen Zahl erhaltener Werke steht die buddhistische Kunst in dieser Zeit jedoch im Vordergrund.

Von den bildlichen Darstellungen des Gautama Buddha sind sechs Mudras bekannt, die in einem engen Zusammenhang mit seinem Leben und seiner Lehre stehen. Die beiden Richtungen des Buddhismus, Hinayana (das »Kleine Fahrzeug«) und Mahayana (das »Große Fahrzeug«) betrachten die Buddha-Darstellungen als ein Mittel, die Verinnerlichung zu fördern und eine tiefe Atmosphäre des Glaubens zu schaffen.

Die Mudra ist auch aufs Engste mit den Ritualen des Tantrismus verbunden. Im tantrischen Ritual, das aus Mudras, Mantras (heiligen Silben) und Visualisationen besteht, umwirbt der Gläubige liebevoll seine angebetete Gottheit mit dem Ziel, diese in sich selbst zu realisieren.

Der Tantrismus war im 8. Jahrhundert nach Christus zu einem gesamtindischen Phänomen geworden und hat viele Bereiche des indischen Lebens, vor allem die Kunst, stark beeinflusst.

Die ersten literarischen Fundamente des hinduistischen Tantrismus finden sich in den Shiva-Tantras des Pashupata-Shivaismus, der von der philosophischen Lehre der Samkhya-Philosophie geprägt wurde. In diesen ersten Tantras aus dem 7. bis 9. Jahrhundert findet man heilige Texte, Riten zur Verehrung von Shiva sowie Techniken des Yoga.

Auch der Buddhismus erlebte eine große tantrische Bewegung, die weit über Indien hinaus Bedeutung erlangen sollte und heute noch im tibetischen Buddhismus und in Japans Shingon-Sekte lebendig geblieben ist. Für die tantrische Richtung des Buddhismus wurde der Begriff »esoterischer Buddhismus« geprägt, da alle mit den Tantras und ihrem Geheimwissen verbundenen Lehren in esoterische Sprache, Symbolik und Ikonographie eingekleidet wurden. – Der buddhistische Tantrismus entwickelte sich etwa seit dem 4. Jahrhundert und kam in Indien zwischen dem 6. und 12. Jahrhundert zur spirituellen und kulturellen Blüte. Die wichtigsten Hilfsmittel des buddhistischen Tantrismus für das Fortschreiten auf dem spirituellen Weg sind die Mantrarezitationen, die Einweihung in die geheimen Mandalas, die yogischen Techniken der Visualisation und Konzentration und die Anwendung der Mudras, der symbolischen Handgesten. Einige der bekanntesten Gesten sind uns von den Buddha- und Bodhisattva-Statuen her bekannt. Bei den tantrischen Mudras handelt es sich um die Nachahmung der Gesten des Buddha, mit deren Hilfe man die Buddha-Natur in sich realisieren möchte.

Im Hatha-Yoga, der typische tantrische Elemente enthält, bezeichnen Mudras Hand- und Fingerstellungen sowie Körperpositionen, die benutzt werden, um sich in einen bestimmten Bewusstseinszustand zu versetzen. Es ist bekannt, dass der Körper in seinen Gesten die psychischen Bewegungen wie Freude, Trauer, Wut und so weiter ausdrückt. Dass umgekehrt die körperliche Bewegung und Haltung Einfluss auf die Psyche haben, ist weniger bekannt. Nach Ansicht der Yogis beeinflussen bestimmte Körperhaltungen und Gebärden (Mudras) unsere Psyche und können bewusst auf diese einwirken.

Als Begründer des Hatha-Yoga gilt Gorakhnath, der wahrscheinlich im 12. Jahrhundert gelebt hat. Er gilt als Verfasser einer heute verlorenen Abhandlung über den Hatha-Yoga, die eine Summe von traditionellen Disziplinen und Techniken beschreibt, mittels derer man zur vollkommenen Beherrschung des Körpers gelangt. Die hathayogischen Abhandlungen wie die Hathayoga-Pradipika aus dem 15. Jahrhundert, die Shiva-Samhita und die Gheranda-Samhita basieren wahrscheinlich auf der Literatur des Gorakhnath.

KAPITEL I

Mudras im indischen Tanz

Die mystischen Handgesten, die Mudras, spielen im indischen Tanz, der aufs Engste mit der Religion, der Poesie und der Dramatik verbunden ist, eine so wichtige Rolle, dass ihnen im Natyashastra, der ältesten Tanzbibel der Welt, ein ganzes Kapitel gewidmet ist. Durch die Sprache der Hände und die Ausdrucksfähigkeit des Gesichtes vermag der indische Tänzer allen Empfindungen Ausdruck zu verleihen. Die reiche Symbolik der tänzerischen Gestensprache ist nur durch den vorausgegangenen Bewegungsablauf und Sinnzusammenhang zu verstehen. Die Kenntnis der indischen Mythologie bildet die Grundvoraussetzung zum Verständnis des indischen Ausdruckstanzes.

Zu den bekanntesten indischen Tänzen gehören Raslila, der Liebestanz Krishnas mit den Hirtenmädchen, der als Analogie zur Beziehung zwischen der menschlichen Seele und Gott verstanden wird, und Tandava, der kosmische Tanz des Gottes Shiva, der die Zerstörung der Illusionswelt symbolisiert.

Der Gebärdentanz, der aus einer Verschmelzung der verschiedenen Kulturströmungen in Indien hervorgegangen ist, lebt noch heute in Hunderten von indischen Dörfern und Städten weiter. Die hohe Kunst des Gebärdentanzes drang im 8. Jahrhundert nach Christus nach Thailand, Kambodscha, Indonesien und Japan. In diesem ganzen Kulturgebiet sind Gebärdentänze, wenn auch in erstarrter Form, noch heute lebendig.

Der indische Tanz

Die indischen Tänze sind Mimen, in denen sich der Tänzer durch Stellungen, Körperbewegungen und Gesten ausdrückt. Der mimische Tänzer vermag in zwei Minuten das auszudrücken, was das Worttheater in zwei Stunden sagt. So spielt der Mime in wenigen Minuten den Lebenslauf eines Menschen, Jugend, Reife, Alter und Tod. Die Symbolik der Geste ist so reichhaltig und ebenso präzise wie die Kunst des Wortes. Beim indischen Tanz mit seinen metaphysischen Tendenzen ersetzt die ganze Ansammlung von Gebärden, Zeichen und Haltungen das Wort. Die Körpersprache des indischen Tanzes vermag verborgene Bereiche des Gefühlslebens und unergründliche Zustände des Denkens auszudrücken, wozu die Sprache nicht imstande ist. Die Symbole der Gestensprache gewinnen durch ihre Vielzahl an Interpretationsmöglichkeiten eine größere Bedeutung für den Geist, als es das Wort vermag. Sie bezaubern den Zuschauer und bilden eine fortgesetzte Stimulanz für den Geist.

Der indische Tanz will den Zuschauer zu einer genussvollen, aber leidenschaftslosen Betrachtung des Lebens anregen. Die Mittel, mit denen der Tänzer diesen Genuss hervorruft, werden durch die Begriffe »Bhava« und »Rasa« bezeichnet, die sich nicht unmittelbar beschreiben, sondern nur umschreiben lassen. Bhava ist eine Gefühlsregung, die von dem Tänzer bzw. der Tänzerin dargestellt und ausgedrückt wird. Rasa heißt Geschmack und bezieht sich auf die Erfahrung des Zuschauers, der mit seinen Sinnen die dargestellten Bhavas aufnimmt und in sich eine entsprechende Gefühlsregung erlebt. Diese wird Rasa genannt und als eigentliche Erfahrung in der Kunst bezeichnet. Bhava ist die mimische Darstellung dieser Emotionen durch den Künstler und wird durch die Körpergestik (Gesicht, Hände, Haltung) von ihm geformt. Bhava ist also das Kommunikationsmittel, durch das der Zuschauer, unterstützt von Musik, Gesang und Tanz, in die Szene transportiert wird. Dadurch wird es dem Zuschauer ermöglicht, sich vollends in den dargestellten Charakter hineinzuleben und dessen Stimmungen und Gefühle wirklich mitzuerleben.

Man könnte die Theorie der Gefühlsübertragung mit dem Vorgang der Nahrungsaufnahme vergleichen. Nur ein Mensch, der befreit ist von Nebengedanken und sich völlig auf die Haltung des Essens konzentriert, wird den vollendeten Geschmack der Nahrung genießen können. Hier kommt deutlich zum Ausdruck, dass die Haltung und die Bereitschaft des Kunstgenießens ebenso wichtig ist wie die Fähigkeit des Künstlers bei seiner Darstellung.

Im Unterschied zu der im Westen vorherrschenden Schauspieltechnik, bei der sich der Darsteller mit der Person, die er verkörpert, identifiziert, geht es dem indischen Schauspieler darum, distanziert zu bleiben, damit er in der Lage ist, in kürzester Zeit von einer Stimmung in die andere zu wechseln. Die Erfahrung der inneren Losgelöstheit wird häufig mit einem Gefäß (Patra) verglichen, in das der Tänzer hineinschlüpft, wodurch seine unberührte Funktion zum Ausdruck kommt. Genauso wie das im Gefäß enthaltene Getränk selbst nicht schmeckt, sondern nur dem, dem es eingeschenkt wird, sollte der Tänzer von seinen eigenen Emotionen unberührt bleiben. Es geht darum, dass der Zuschauer und nicht der Tänzer diese Emotionen erlebt. Die Losgelöstheit des Tänzers von seinen Emotionen ist identisch mit der Erfahrung eines Menschen, der den Zustand der Erleuchtung erlangt hat.

Der indische Tanz ist eine Meditation über neun grundlegende Gefühlszustände (Bhavas): Vergnügen (Rati), Freude (Hasa), Trauer (Shoka), Grausamkeit (Krodha), Enthusiasmus (Utsaha), Schrecken (Bhaya), Ekel (Jugupsa), Staunen (Vismaya), Seelenfrieden, inneres Glück (Shama). Diesen neun Bhavas entsprechen die folgenden neun Rasas, die der Zuschauer durch die Kunst des Tänzers bzw. der Tänzerin erlebt: Liebe, Erotik (Shringara), Humor (Hasya), Mitgefühl (Karuna), Wut (Raudra), Kühnheit, Heldenmut (Vira), Angst (Bhayanaka), Abneigung, Verachtung (Bibhatsa), Verwunderung (Adbhuta), Seligkeit (Shanta). Indem der Zuschauer zu den verschiedenen Rasas geführt wird, erweckt der Tänzer eine Anzahl von Stimmungen, die stets in dem neunten Rasa (Seligkeit), der genussvollsten Summe aller Rasas, gipfelt.

Nach der Aufführung eines Tanzdramas soll der Zuschauer ein Gefühl des Friedens und der Ausgeglichenheit empfinden. Deshalb ist Tanz Meditation. Beim losgelösten, genussvollen Betrachten der Gefühle nimmt der Zuschauer das ewige Wesen der Gefühle wahr und genießt sie in ihrer Essenz, ohne von ihnen berührt zu werden. Sein Gemüt ist ausgeglichen und gleicht einer weißen Leinwand, auf der die farbigen Gefühle erscheinen.

Neben den neun Rasas gibt es nicht weniger als dreiunddreißig Verfeinerungen und Abwandlungen, die von Entmutigung, Schwäche und Unruhe bis zu Freude, Traum und Sicherheit reichen. Jeder dieser Rasas kann im Verlauf des Tanzes kurz auftauchen und dann wieder in den Hintergrund treten.

Der Tanz als Träger religiöser Tradition

Der Tanz gilt in Indien als hoch entwickelte Kunstform und ist von der Religion und Philosophie nicht zu trennen. Er ist eine mehrdimensionale Kunstform, die metaphysisches Wissen, Poesie, Dramatik und Mimik miteinander verbindet. Die Kenntnis der indischen Epen Ramayana und Mahabharata, der Bhagavad-Gita sowie der Mythologie bildet die eigentliche Voraussetzung zum Verständnis des indischen Tanzes. Alle Hauptthemen der indischen poetischen und religiösen Literatur finden ihren Ausdruck im Tanz. Er ist ein Geschenk der Götter und ein Mittel, um mit ihnen zu kommunizieren. Im indischen Tanz erhält alles eine religiöse Dimension. Sogar die erotischen Tänze haben esoterische Bedeutung; so ist die menschliche Liebe eine Analogie der Beziehung zwischen der Seele und Gott. Der Tanz der Seele mit Gott ist der Versuch des Menschen, zum Göttlichen zu gelangen:

»Die Bewegung des Körpers ist hier so sehr vergeistigt, so sehr ist jede Nuance des Spreizens der Finger und der Armbewegung zum Ausdruck einer seelischen Bewegung geworden, und so sehr ist jede seelische Bewegung ein Schritt zu, von und in Gott, dass von einer vollkommenen Harmonie gesprochen werden muss. Daher jeder, der einmal indisches Tanzen gesehen hat, ahnt, dass hier die innerliche Bewegung des mystischen Aufstiegs der Seele zu Gott sichtbar wird. Der Körper ist ganz und gar zum Instrument geworden. Manchmal fast bewegungslos, aber immer im höchsten Maße expressiv, ist der Körper, soweit nur irgend möglich, entfernt von dem, was der Westen ›sinnlich‹ nennt.«[1]

Der indische Tanz enthält wie alle anderen indischen Künste Disziplin (Sadhana) und Opferbereitschaft (Yajana). Die hingebungsvolle Ausführung von Sadhana und Yajana führt zu der Erkenntnis der Einheit aller Dinge, zu dem Zustand von Sat-Chit-Ananda (Glückseligkeit). Nur wenn die Kunst in diesem Sinne verwirklicht wird, erfüllt sie die Anforderungen, die an sie gestellt werden. Deshalb wird jeder, der die Kunst des klassischen Tanzes gemäß seiner überlieferten Regeln und mit Disziplin und Ausdauer ausübt, die Erfahrung dieser kosmischen Glückseligkeit machen. Dies verlangt jedoch Hingabe, regelmäßiges Üben, Ausdauer und Anstrengung.

In Indien findet man kaum einen Volkstanz, der ohne seinen religiösen Hintergrund zu verstehen wäre. Der indische Tanz war und ist bis heute Bestandteil vieler sozial-religiöser Handlungen. Von der Geburt bis zum Tod wird der Mensch vom Tanz begleitet. Bei jeder religiös-festlichen Gelegenheit finden Volkstänze statt, die sowohl im Tempel, dem Ort der religiösen Überlieferung und Erziehung, als auch außerhalb des Tempels aufgeführt werden.

Gemäß der Tradition wird der Tanz vom Guru an den Schüler weitergegeben, der erst dann in der Öffentlichkeit auftreten kann, wenn sein Lehrer ihn dazu für fähig hält. Die Anwesenheit des Gurus beim ersten öffentlichen Auftritt ist unerlässlich. Jeder Schüler führt zu Beginn seiner Ausbildung eine Zeremonie zu Ehren des Meisters (Gurupuja) aus. Er bietet ihm ein neues Gewand, einen Ring aus Gold, Blumen oder andere Geschenke an und verspricht, ihm treu zu sein und gehorsam seinen Anweisungen zu folgen. Von diesem Moment an nimmt der Lehrer seinen Schüler an und führt ihn in seine Kunst ein.

Die Beziehung zwischen Lehrer und Schüler (Guru-Shishya) wird deutlich, wenn man die Lehrer-Schüler-Beziehung betrachtet, wie sie in Indien üblich war. In vedischer Zeit wurden die Kinder im lernfähigen Alter von Weisen in den traditionellen Künsten des Lebens unterrichtet. Oftmals lebten diese Weisen in völliger Abgeschiedenheit zusammen mit ihren Schülern. Dadurch kam es zu einem ungewöhnlich engen Kontakt zwischen Schüler und Lehrer, der als Verkörperung des Wissens tief verehrt und respektiert wurde. Später, als die Tempel zu universitätsähnlichen Lehrstätten wurden, übernahmen die Priester die Rolle des Gelehrten. Mit der Kolonialisierung wurde diese Lehrmethode jedoch zunehmend verdrängt. Trotz berühmter Universitäten gibt es heute aber immer noch Tempel, die die traditionelle Lehrweise pflegen. Nur durch die enge Beziehung zwischen Lehrer und Schüler können Gefühle, die ein wichtiger Bestandteil des künstlerischen Ausdrucks sind, wachsen und geformt werden.

Die Ursprünge des indischen Tanzes

Ausgrabungen in Mohenjo-Daro und Harappa haben schlüssige Beweise dafür erbracht, dass der Tanz in Indien schon vor 5000 Jahren ausgeübt wurde. Die Bronzefigur eines tanzenden Mädchens, die zu Beginn dieses Jahrhunderts ausgegraben wurde, deutet auf die vorarische Tradition des Tanzes hin. Diese Figur stellt möglicherweise eine Vorgängerin der Tempeltänzerinnen (Devadasis) dar.

Die meisten Forscher sehen die Anfänge des klassischen indischen Tanzes in den mimischen Tänzen, die bei Götterfesten stattfanden, vor allem bei den Krishna- und Shiva-Kultfesten. Beispiele dafür sind die Tänze Krishnas, in denen seine berühmten Kinderschelmereien und seine Liebesverhältnisse mit den Hirtinnen dargestellt werden. Auch der Gott Shiva erschien als mimischer Tänzer, als Erfinder des Tanzes, der durch seinen Tanz die Menschen befreien wollte. Shiva, der tanzende Hochgott der Inder, vereinigt in sich die zwei anscheinend unvereinbaren Aspekte, den dionysisch-ekstatischen und den apollinisch-kontemplativen. Er ist Urasket und Urtänzer zugleich.

Die Inder behaupten, der Tanz sei göttlichen Ursprungs, ein Geschenk des Gottes Brahma, das er dem Weisen Bharata überreichte, der damit die Menschen erfreuen sollte. Wer dieser Bharata wirklich war, ist bis heute noch nicht geklärt. Er gilt als Verfasser des Natyashastra, des ältesten und einzigen Tanzkodex auf der ganzen Welt, der auch heute noch den indischen Tänzern als Lehrbuch dient. Mit seiner Datierung haben sich mehrere Forscher befasst. Eine Analyse gewisser Inschriften weist darauf hin, dass diese Tanzbibel bereits im 2. Jahrhundert nach Christus bestanden hat. Das Natyashastra gilt jedoch nicht nur als Gesetzbuch für den Tanz, sondern auch als Lehrbuch für Drama, Musik und Poesie. Unter Natya versteht man die gesamte darstellende Kunst. Dem Natyashastra wurde später ein zweiter Text hinzugefügt, das Abhinayadarpana, das Erläuterungen der Gestensprache der Hände, der Mudras oder

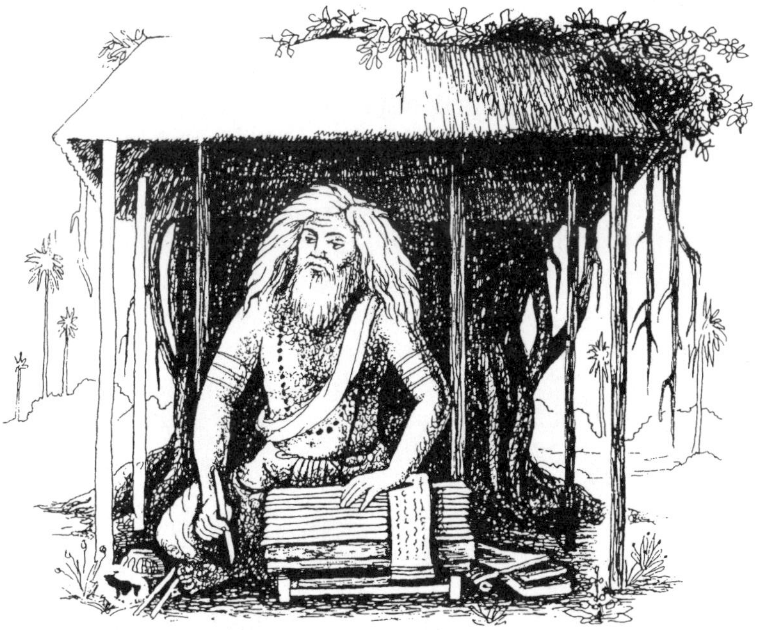

Der Weise BHARATA *schreibt das Natyashastra,*
das wohl älteste Lehrbuch über Tanz und Schauspiel.

Hastas enthält. Beide Bücher gelten als Hauptquellen der Tanzsprache.

Das Natyashastra bildete den Endpunkt einer Entwicklung, die sich über mehrere Jahrhunderte hin entfaltet hatte. Der indische Tanz ist aus einer großartigen Verschmelzung der verschiedenen Kulturströmungen, die der Subkontinent kennt, hervorgegangen. Die hohe Kunst des Gebärdentanzes, die im Abendland verloren ging, lebt noch heute überall in Indien weiter.

Bharata-Natyam

Neben einer Vielzahl von Volkstänzen entstanden, je nach Tradition und Geistesrichtung, in den verschiedenen Gegenden Indiens eigenständige Tanzformen. Im Verlaufe der Zeit haben sich sechs hauptsächliche klassische Tanzstile entwickelt. Diese sind: Kathak im Norden, Manipuri und Odissi im Nordosten sowie Bharata-Natyam, Kathakali und Kuchipudi im Süden Indiens. Jeder Stil hat unter den verschiedensten kulturgeschichtlichen Bedingungen und Umständen einen eigenen Charakter und eine eigene Prägung gewonnen, die uns berechtigt, von »klassischen Tänzen bzw. Tanzstilen« zu sprechen.

Von allen Tanzstilen Indiens ist der Bharata-Natyam der älteste und zugleich ursprünglichste. Seine heutige Darstellungsform geht auf die Tanzdarstellung des 9. bis 12. Jahrhunderts zurück. Der Bharata-Natyam-Stil, der den Vorschriften und Bestimmungen des Natyashastra am nächsten kommt, ist noch heute so frisch und faszinierend, wie er vor Tausenden von Jahren gewesen sein muss. Er verkörpert in sich Weisheit und die künstlerische Erfahrung des Ewigen, Unvergänglichen. Es ist diese Tanzkunst, die als Wiege der klassischen indischen Tanzstile bezeichnet werden kann. Da sein Ursprung bis in die Anfangszeit der uns bekannten indischen Zivilisation zurückverfolgt werden kann, können wir von ihm mit Recht als dem Mutterstil aller existierenden Tänze sprechen. Während seiner langen Geschichte hat Bharata-Natyam Höhen und Tiefen erlebt. Doch wann immer er sich in der Gefahr befand, deformiert zu werden, haben bedeutende Tanzlehrer (Gurus) die Tanztradition gemäß den Lehrbüchern wiederbelebt.

Etwa bis zum 14. Jahrhundert erlebte der klassische Tanz seinen letzten, über mehrere Jahrhunderte dauernden Höhepunkt. In dieser Zeit wurde er zum einen als Ausdruck der unvergänglichen Wahrheit, zum anderen als ein Weg zur Erschließung dieser Wahrheit in jedem Künstler und Kunstgenießer gleichermaßen. Im späten Mittelalter verlor er seine göttliche Würde und sank auf die Stufe einfacher Unterhaltung hinab. Obwohl bereits im 18. Jahrhundert Bestrebungen zur Erneuerung dieses klassischen Tanzes im Gang waren, erlebte er im 19. Jahrhundert einen absoluten Tiefpunkt. Es war die Institution der Tempeltänzerinnen (Devadasis), die dazu führte, dass der Bharata-Natyam in Verruf geriet. Über Jahrhunderte standen die Devadasi unter der Obhut der jeweiligen Herrscher des Landes. Sie wurden von ihnen geschätzt und geschützt. Die verführerische Schönheit einiger dieser Tempeltänzerinnen muss Prinzen und Fürsten jedoch dazu gebracht haben, sie zur reinen Unterhaltung an den Höfen und später sogar für Hochzeiten und zur Unterhaltung von Fremdherrschern tanzen zu lassen. Die allmähliche Erniedrigung der gesellschaftlichen Situation der Devadasi führte schließlich dazu, dass diese Institution zum Träger einer Tempelprostitution wurde. Im 20. Jahrhundert bemühte sich eine Reihe von indischen Gelehrten und Künstlern um die Rehabilitierung der Wiedereinsetzung des klassischen Tanzes. Besonders hervorzuheben sind die überragende Persönlichkeit des Nobelpreisträgers Rabindranath Tagore, der als einer der bedeutendsten Dichter des 20. Jahrhunderts gilt, und der südindische Rechtsanwalt E. Krishna Iyer, mit denen die Renaissance der klassischen indischen Tanzkunst begann.

Die Klassifikation der Bewegungen

Der indische Tanz verfügt für alle Lebensumstände über eine mannigfaltige Mimik und eine genau festgelegte Zahl von bestimmten Gebärden, die von dem indischen Publikum nicht die

Anstrengungen der Übertragung verlangen, da sie ihm seit der Kindheit vertraut sind. Die festgelegten Fingerstellungen, das mechanische Augenrollen, das Verziehen der Lippen, die ganze Dosierung der Muskeltätigkeit mit ihren methodisch berechneten Effekten schließt jegliche Improvisation aus. Der europäische Zuschauer, gewöhnt an szenische Freiheit und spontane Improvisation, ist oft schockiert über diese Art geistiger Architektur aus Gebärden und Mimik. Der indische Tanz ist mit einer bewundernswerten »mathematischen« Genauigkeit berechnet. Nichts bleibt dem Zufall oder der persönlichen Initiative überlassen. Der Körper des Tänzers, dessen Bewegungen nicht von persönlichen Emotionen beeinflusst werden, ist, wenn man so will, ein Automat. Während seines Tanzes gibt es nichts Natürliches, das heißt Zufälliges oder Unkünstlerisches.

Doch obwohl dieser Tanz mit verwirrender Minutiosität geregelt ist, hinterlässt er beim Zuschauer durch seine Überfülle von Eindrücken und seinen unerschöpflichen Vorrat an Gebärden eine Empfindung von Reichtum und Phantasie.

Bharata beschreibt im Natyashastra die verschiedenen Stellungen, Ausdrucksmöglichkeiten, Bewegungen und Handgesten. Es werden allein dreizehn Bewegungen des Kopfes, acht Arten des Blicks, neun Bewegungen der Augen, neun der Lider, sieben der Augenbrauen, sechs der Nase, der Wangen, der Unterlippe, des Kinns, des Mundes, vier Bewegungen des Gesichts, neun des Halses und 24 Handgesten beschrieben.

Viele dieser Gesten haben eine hierarchische Bedeutung. Sie drücken die Absichten der Seele in »konventioneller Sprache« (Coomaraswamy, Ananda) aus.

Der indische Tanz umfasst in gewisser Weise alle jene Ideale, die der Schauspieler und Regisseur Edward Gordon Craig (1872 bis 1966) in seiner Theorie über die Übermarionette aufgestellt hatte. Darin forderte er vom »idealen Schauspieler der Zukunft«, dass er seine Beweglichkeit perfektioniere, seine Ausdrucksmittel diszipliniere, seine persönlichen Emotionen vermeide und durch ständiges Training zu einer instrumentalen Körperbeherrschung gelange. Craig sah in der Übermarionette den Schauspieler der

Zukunft, der sich von einer Marionette nur insofern unterscheidet, als er sich der Gesten und Bewegungen bewusst ist.

Die Gestensprache der Hände

Die Hände sind das sensibelste Werkzeug und die ausdrucksvollsten Glieder des Menschen und ein wichtiges Mittel zur Kommunikation.

»Die Hand ist eines der wichtigsten Instrumente aktiver Kommunikation zwischen uns und der Außenwelt. Wir nehmen etwas mit den Augen wahr – das gibt uns ein Bild, und wir machen uns eine ungefähre Vorstellung. Das perspektivische Sehen erlaubt uns eine Schätzung von Größe und Entfernung. Doch genauere Informationen und reale Größenverhältnisse erhalten wir erst, wenn die Dinge in unserer Reichweite sind, wir sie berühren können. Durch die Hände stellen wir den Kontakt zu ihnen her. Wir nehmen und geben mit vollen Händen und Armen. Wenn wir diese Beziehungen unterbrechen wollen, ziehen wir unsere Hände zurück. Mit den Händen weisen wir auf etwas hin, wir können mit ihnen beschreiben und unsere Gefühle zum Ausdruck bringen. Angesichts dieser Fülle von Funktionen und Verständnismöglichkeiten unserer Hände wird klar, welche Zwangsjacke eine Erziehung dem Menschen anlegt, die Verarmung der Bewegung, ein gemessenes Benehmen, Zurückhaltung zum Ziel hat. Sie unterdrückt die Sprache seiner Hände und nimmt ihm damit eines seiner wichtigsten Mittel, die Welt zu begreifen. Wer sich nicht mit den Händen ausdrücken und mit ihnen den anderen erfahren kann, entbehrt eines der wichtigsten Verständigungsmittel und beschränkt seinen eigenen Gefühlsreichtum.«[2]

Mund und Hände sind die einzigen Instrumente, mit denen Menschen Sprache hervorbringen. Hände, die in allen Kulturen eine eigene Sprache haben, bilden gemeinsam mit dem sprachlichen Ausdruck eine untrennbare Einheit. Sie begleiten und unterstreichen die Aussage des Wortes, steigern die Kommunikation und bewirken, dass der Zuhörer einen größeren Teil der Information aufnehmen kann. Wie die Zeichensprachen von kulturellen

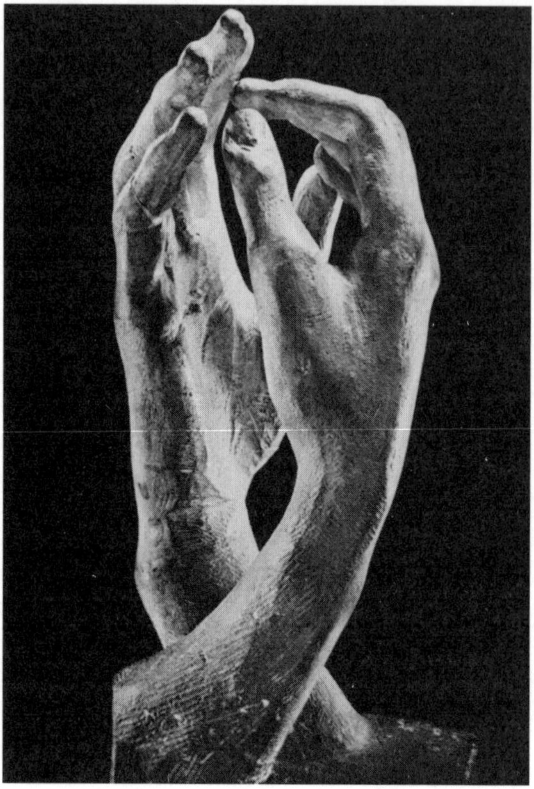

Auguste Rodin
Die Kathedrale

Gemeinschaften, die einem Sprachtabu unterliegen oder die Sprache der Gehörlosen zeigen, sind wir im Notfall auch in der Lage, nur mit den Händen zu sprechen, über die wir viel über die Welt erzählen können. In der Art und Weise, wie eine Kultur den Umgang mit den Händen lehrt, kommen unmittelbar die Strukturen der Gesellschaft zum Ausdruck, die diese verschiedenen Gesten hervorgebracht hat.

Die Handbewegungen, die Mudras oder Hastas, spielen im indischen Tanz eine so große Rolle, dass Bharata ihnen im Natyashastra ein ganzes Kapitel gewidmet hat. Mit seinen Händen vermag der indische Tänzer allen Empfindungen Ausdruck zu verleihen wie Sichfreuen, Weinen, Drohen, Trauern,

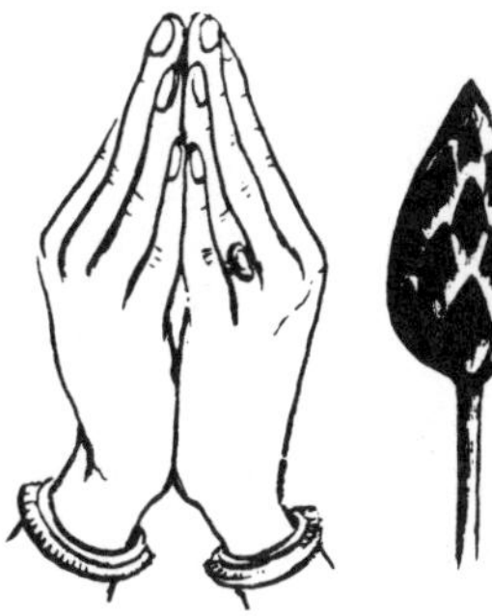

Die Lotosknospe

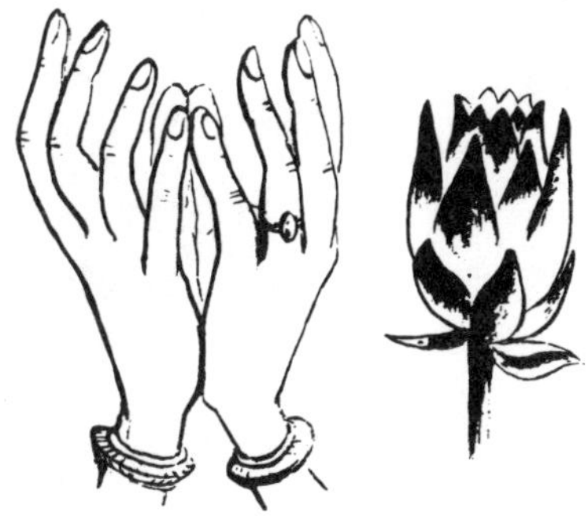

Die halb geöffnete Lotosblüte

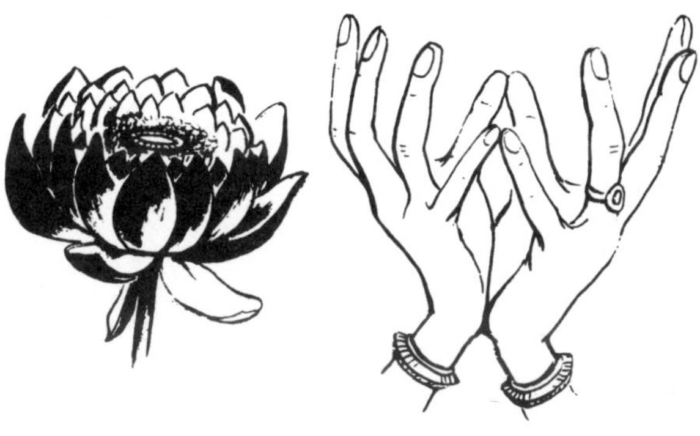

Die voll erblühte Lotosblüte

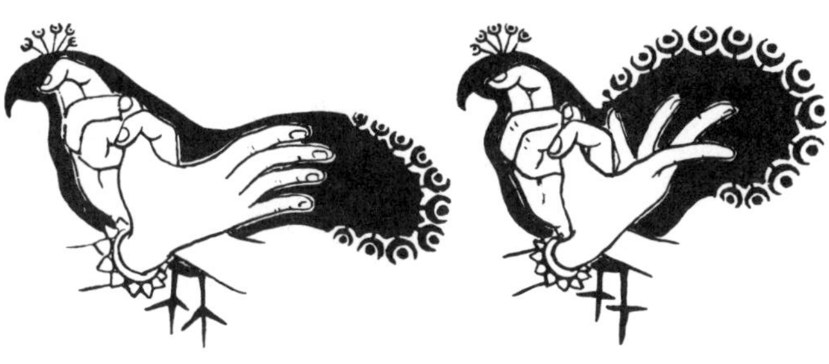

Die Pfau-Geste

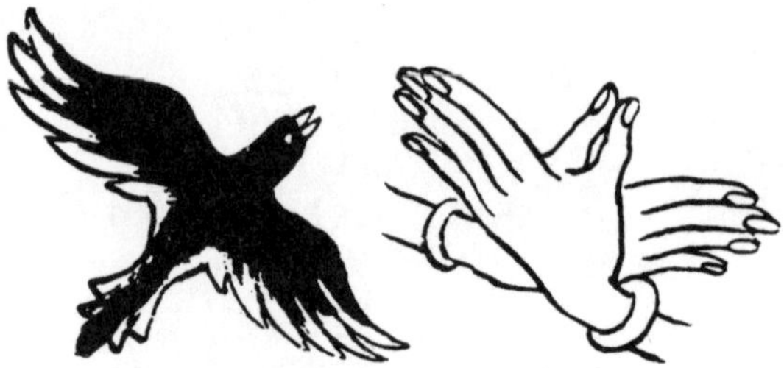

Die Geste des mystischen Vogels Garuda

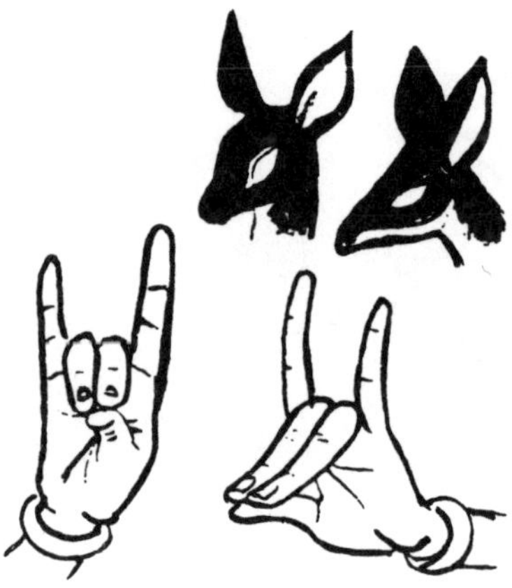

Die Hirsch-Geste

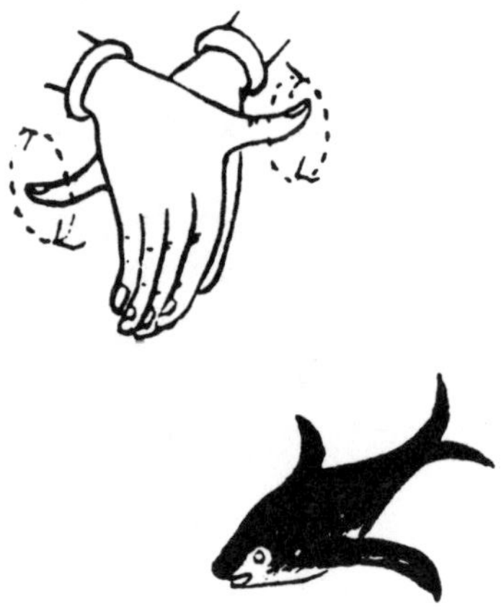

Die Fisch-Geste

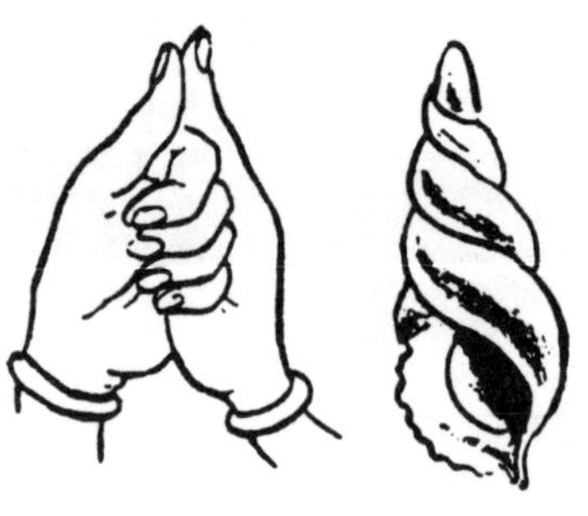

Die Muschel-Geste

Sichfürchten, Abscheu zeigen, Vertrauen schenken und dergleichen. Der Kern der Sinnübermittlung in der Gebärdenkunst liegt in der Ausdrucksfähigkeit des Gesichts, der Augen und in der Gestensprache der Hände. Das Gesicht stellt die inneren Zustände (Bhava) dar, und die Hände ermöglichen die Übermittlung eines bestimmten Sinnes. Durch das Zusammenspiel von Händen, Augen und Geist kommt es zu einer Darstellung der inneren Zustände. Dadurch entstehen die Grundstimmungen (Rasas). Durch die Sprache seiner Augen und Hände vermag der Mensch seine innersten Gedanken und Gefühle zum Ausdruck zu bringen.

Zahlreiche Gesten sind Nachahmungen dessen, was der Mensch in der Natur gesehen hat. Die Erscheinungen in der Natur wiederum stehen symbolisch für bestimmte Empfindungen oder weisen auf bestimmte Götter hin. So symbolisieren zum Beispiel Muschel, Fisch und Garuda den Gott Vishnu, während der Pfau für den Gott Karttikeya steht.

Der Tanz, ein Geschenk der Götter

Brahma

Die Hindu-Tradition besagt, dass der Tanz nicht von den Menschen, sondern von den Göttern geschaffen wurde. Brahma, als Gestalter des Universums und Wächter der Welt, gilt als Begründer dieser Kunst. Er ist der Gott der Weisheit, und die ersten vier Veden sollen aus seinem Haupt entsprungen sein. Man glaubt, er sei aus einer Lotosblume geboren, die Vishnus Nabel entsprang. Sein hervorstechendes Merkmal sind seine vier Köpfe. Eine Zeit lang soll er sogar fünf Köpfe besessen haben. Eine Legende besagt, dass Brahma, nachdem er sich eine Partnerin geschaffen und sich in sie verliebt hatte, das schüchterne Mädchen (Sarasvati) durch seine feurigen Blicke so beschämte, dass es sich ihm zu entziehen versuchte. Wohin sie aber floh, nach links, nach rechts oder rück-

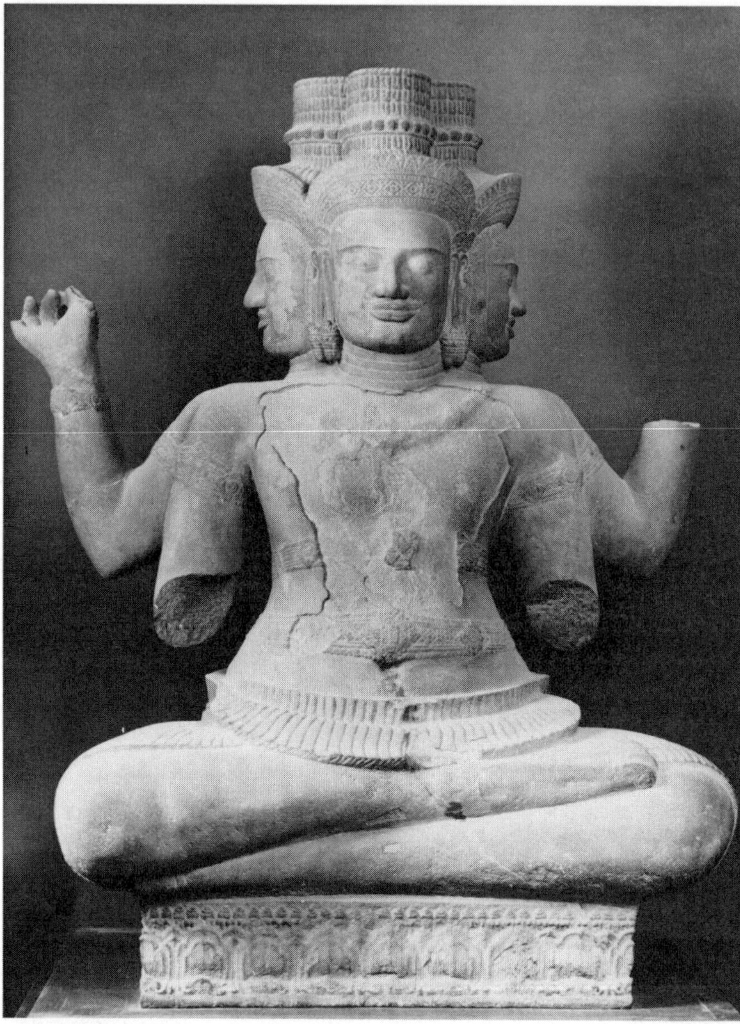

BRAHMA, *der Schöpfergott (Khmer, 10. Jahrhundert)*

wärts, jedes Mal erwuchs Brahma ein neuer Kopf. Als das Mädchen sich schließlich zum Himmel erhob, entstand Brahmas fünfter Kopf. Brahma vermählte sich später mit Sarasvati. Dies war der Ursprung der Menschheitsgeschichte.

In seinen vier Armen trägt er ein Zepter, einen Löffel, einen Rosenkranz, einen Wasserkrug und die vier Veden. In den vier heiligen Veden werden bereits die Künste der Mimik und des Tanzes beschrieben. Das gesamte Wissen der vier Veden fasste Brahma zusammen und schuf so den fünften, den Natya-Veda. Aus dem Rig-Veda nahm er die Sprache, aus dem Sama-Veda die Musik, aus dem Yajur-Veda die Mimik und die Bewegung des Körpers, aus dem Atharva-Veda die ästhetischen Emotionen. Der fünfte Veda, in dem alle Themen der Mythologie und der heroischen Tradition verbunden sind, sollte zu Dharma (religiöse Pflicht) und Artha (weltliche Pflicht), Kama (Liebes- und Sinnesfreuden) und Moksha (Befreiung) führen.

Die erste Aufführung aus dem Natya-Veda stellte den Sieg der Götter über die Dämonen dar. Während die anwesenden Götter hingerissen waren, versuchten die Dämonen, die Aufführung zu stören. Um weitere Zwischenfälle zu vermeiden, ließ Brahma ein Theater bauen, stellte es unter den Schutz der Götter und nahm selbst in der Mitte der Bühne Platz. Zum Gedenken an ihn werden noch heute vor jeder Aufführung Blumen gestreut.

Vishnu

Vishnu als der Welterhalter und die Verkörperung von Gnade und Güte wird von vielen Hindus als der universale Gott angesehen. Meist wird er als Jüngling mit blauer Hautfarbe und in gelbem Gewand dargestellt. Blau symbolisiert die Ewigkeit, die unendliche Ruhe, Gelb die Standhaftigkeit und Weisheit. Die Attribute Vishnus, Muschel, Rad, Keule und Lotosblüte, stehen mit der Schöpfung in Verbindung und symbolisieren die Elemente Raum (Muschel), Luft (Rad), Feuer (Keule) und Wasser (Lotos).

Häufig wird Vishnu als Narayana (»der sich in den Wassern Bewegende«) schlafend auf der zusammengerollten Weltenschlange

Ananta, die sich im kosmischen Milchozean befindet, dargestellt. In dieser Stellung, die Vishnu nach jedem Zerfall des Universums einnimmt, befindet er sich im kontemplativen Schlaf (Yoga Nidra). In diesem Zustand plant Narayana, der kosmische Mensch, die neue Ordnung, das neue Zeitalter. Lakshmi, die Schicksalsgöttin, seine Frau, sitzt zu seinen Füßen und weckt ihren Gatten erst dann, wenn das neue Zeitalter angebrochen ist.

Die Neuerschaffung der Welt wird durch die Geburt des Schöpfergottes Brahma symbolisiert, der aus dem Lotosnabel Narayanas emporsteigt.

Vishnu erscheint in vielen Inkarnationen auf der Erde. Bei den ersten drei handelt es sich um Tiergestalten: Fisch, Schildkröte und Eber. Es folgt ein halb menschliches, halb tierisches Wesen, der Mannlöwe; dann kommt der Zwerg Vamana, dessen Legende sich schon in der ältesten indischen Literatur findet. Auf Vamana folgt Rama, eine der bedeutendsten Inkarnationen Vishnus, der als Held des Ramayana den Dämonenkönig Ravana besiegt. Rama verkörpert als zärtlicher Gatte, freundlicher König und tapferer Fürst das Idealbild des indischen Mannes. Vishnus achte Inkarnation ist Krishna, einer der populärsten hinduistischen Götter, der von einem umfangreichen Mythenkreis umgeben ist. Der Legende nach war Krishna ein ausnehmend liebenswürdiger Knabe, der stets zu Schelmereien und allerhand Schabernack aufgelegt war. Seine Jugend verbrachte er unter Hirten und im Spiel mit Hirtinnen. Früh begannen seine Liebesabenteuer, die sich aus den kindlichen Neckereien mit den Hirtinnen entwickelten. In der Bhagavad-Gita erscheint der schöne, inzwischen zum Mann gewordene Krishna als Wagenlenker Arjunas. In dieser Rolle verkündet Krishna der ganzen Menschheit seine Lehre von der Rettung der Welt, eine Lehre, die als Yoga des »selbstlosen Handelns« (Karma-Yoga) bekannt ist. Durch die Hingabe (Bhakti) an einen bestimmten Gott und durch Handeln ohne Anhaften vermag der Gläubige seine Seele mit Gott zu vereinigen. Die neunte Inkarnation, in der Vishnu als Buddha erschien, ist offensichtlich ein Versuch, den Buddhismus als eine dem Hinduismus unterlegene Doktrin hinzustellen.

Vishnu in seiner Inkarnation als Buddha wird als ein Demagoge beschrieben, der die gläubigen Hindus zu einem falschen Glauben zu verführen versuchte. Die Anhänger Vishnus legten dem Buddha Glaubenssätze in den Mund, die im Vergleich zu seiner wirklichen Lehre weitgehend entstellt sind. Die negative Darstellung Buddhas erklärt sich aus der Sorge, dass die buddhistische Religion die Anhänger des Hinduismus ihrer Lehre und ihrem Ritus entfremden könnte. Die zehnte und letzte Inkarnation Vishnus liegt in der Zukunft und findet erst am Ende unseres Zeitalters statt. Dieses Zeitalter, das Kali-Yuga, ist durch religiöse, geistige und soziale Verwirrung charakterisiert. Nachdem Vishnu wieder auf der Weltenschlange über die Neuordnung der Welt nachgedacht haben wird, wird er als pferdeköpfiger Gott in der Welt erscheinen, um eine neue Zeit des Friedens einzuleiten.

Der Liebestanz Krishnas

»Wenn ihr mich liebt, kommt, tanzt mit mir.«[3]

In den Mythen bildet der Liebestanz den Höhepunkt der Erlebnisse Krishnas mit den Gopis (Hirtinnen) und das Ende seiner Jugend. In einer mondhellen Nacht spielte Krishna auf der Flöte, um die Hirtinnen herbeizulocken und ihnen einen Vorgeschmack davon zu geben, welch himmlische Freude es sein würde, mit ihm im Paradies zu sein. Er sang und tanzte mit ihnen und weihte sie in die Geheimnisse des Eros ein. Dazu blies der Herzensfänger verführerisch auf seiner Flöte und versetzte die liebeskranken Hirtinnen in höchste Verzückung. Jede tanzte mit ihm, als sei er ihr besonderer Liebhaber. Krishna entfernte sich von ihnen, um Radha, seine ausgewählte Gopi, zu sehen. Radha hatte in stolzer Verblendung darüber, dass Krishna gerade sie als Geliebte auserwählt hatte, von ihm verlangt, dass er sie trage, worauf er sie stehen ließ und im Wald verschwand. Die anderen Hirtinnen fanden Radha, und auf ihr gemeinsames, flehentliches Rufen besann sich Krishna und kehrte zu ihnen zurück und setzte den Tanz fort.

Durch seine magischen Kräfte versetzte er jede Frau in den Glauben, er tanze gerade mit ihr allein und liebe nur sie. Sechs Monate dauerte der Tanz mit seinen erotischen Freuden und endete mit einem Bad im Fluss, an dem die ganze Gesellschaft teilnahm.

Die große Liebe der Hirtinnen zu Krishna ist Ausdruck der menschlichen Liebe zu Gott. Die Flöte Krishnas ist ein Symbol des Rufes Gottes an die Menschenseelen, die wie die Hirtinnen allem entsagen, um zu ihrem geliebten Krishna zu fliehen. Um die allumfassende Liebe Gottes zu beweisen, musste Krishna nicht nur Radha, sondern alle Hirtinnen lieben, denn Gott liebt alle Seelen.

In der indischen Dichtung wird die Beziehung Krishnas zu Radha ausführlich beschrieben. Die Gedichte schildern das Auf und Ab ihrer gegenseitigen Zuneigung und die Qualen der verliebten Radha, die auf ihren Geliebten wartet, während er mit den anderen Gopis flirtet. Spätere krishnaitische Sekten erotisch-mystischen Charakters knüpften an diese Episode an, und die irdische Liebe wurde vielfältig allegorisch interpretiert. Radha wird als die unendliche Liebe gesehen, die das Wesen Krishnas bildet. Der Mann hat an der Natur Krishnas, die Frau an der Radhas teil. Hier zeigt sich der Einfluss des Tantrismus, der davon ausgeht, dass der Mensch in seinem eigenen Körper sowohl Männliches als auch Weibliches besitzt. Für den männlichen Tantriker besteht die tantrische Praxis darin, die Natur des Weiblichen zu erfassen und zu erfahren (bei weiblichen Tantrikern ist es genau umgekehrt). Die Wahrheit der Liebe kann nur im Körper erfahren werden, da derjenige, der die »Wahrheit des Körpers realisiert, Zugang zur höchsten Glückseligkeit« (Mahasukha) hat.

Die Vereinigung von Radha und Krishna verkörpert eine »göttliche Verfassung«, die, einem Spiel (Lila) gleich, zur Wiederentdeckung uranfänglicher Spontaneität (Sahaja) führt. Der Sahaja-Begriff spielt in den indischen Liebesgesängen eine große Rolle. Sahaja ist eine Aktivität der Seele, die nur unter der Bedingung innerer Freiheit und Unabhängigkeit möglich wird. Die Liebenden dürfen sich nichts verweigern, sie müssen sich alles geben und dürfen einander dennoch nicht verfallen. Es ist eine vom Ego befreite Liebe, in der Gebundenheit und Freiheit keine Gegen-

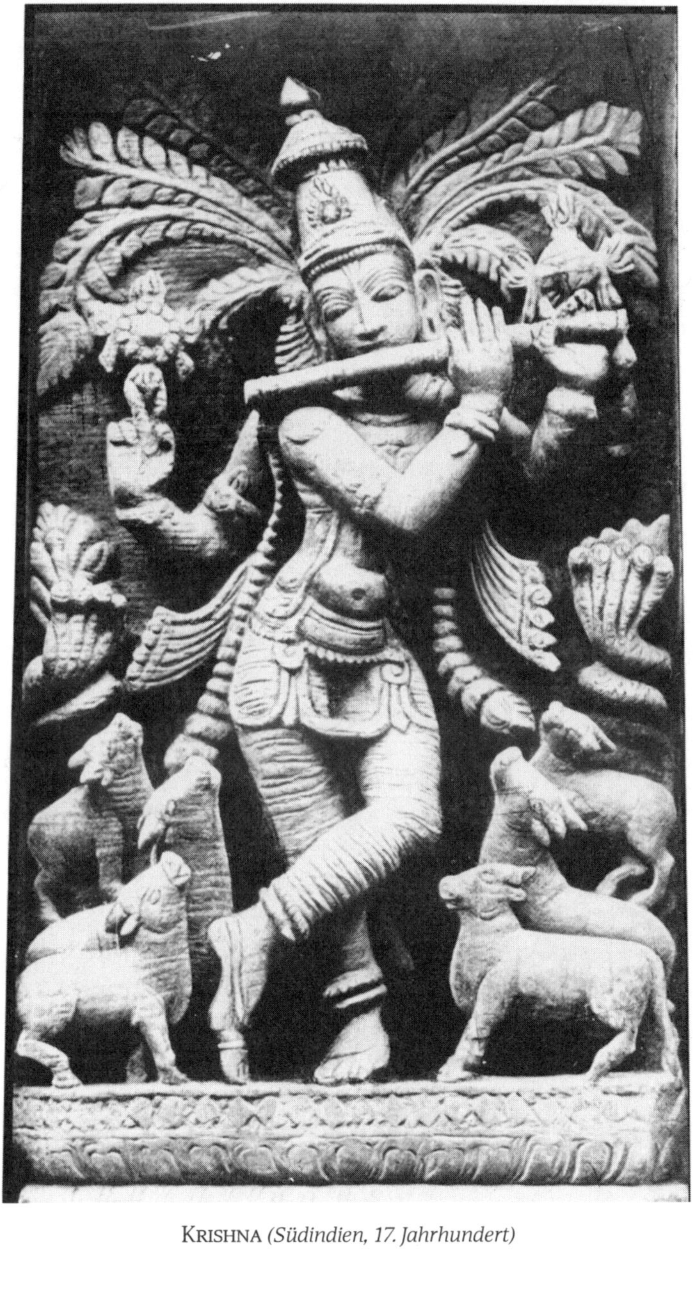

KRISHNA *(Südindien, 17. Jahrhundert)*

sätze sind, denn die Liebe ist ganz frei und zur gleichen Zeit gebunden. Die geheime, illegitime Liebe zwischen Radha und Krishna, die sich über alle Schranken der weltlichen Ordnung hinwegsetzt, wird zum Symbol der Vereinigung mit der Gottheit. Im erotischen Mystizismus ist die Liebe zu Gott ein intensives Gefühlserlebnis der Einheit und der Liebe, untrennbar verbunden mit dem Ausdruck dieser Liebe in jedem Akt des Lebens.

Als Beispiel für diese erotische Liebe sei hier ein Gedicht von Harivans (1522–1587) wiedergegeben, das die Liebe zwischen Hari (Krishna) und Radha beschreibt:

»In lieblicher Laube ruhen sie beide.
Radha und Hari in kostbarem Kleide.
Durch die Herbstnacht leuchtet des Vollmonds Pracht.

Der Dunkle umschlingt die goldige Schlanke,
Wie der Wolkenflor des Blitzes Ranke
Verdunkelnd umfängt in gewitternder Nacht.

Sie prangen im Scharlach- und Safrangewande,
Ihre Herzen stehen in loderndem Brande,
Es weht die Luft süß duftend und kühl.

Auf Blättern und Blumen liegen die Schönen:
Er spricht zu ihr in den süßesten Tönen,
Sie wehrt ihn ab in schamhaftem Spiel.

Entzückt berührt er wieder und wieder
Ihre Brust, ihre Perlenkette, ihr Mieder,
Mit schüchternem ›nicht doch‹ zurück sie ihn hält.

So lieblich spielt der Erhabene Hohe;
In Umarmungen glüht seiner Leidenschaft Lohe,
Und der Strom seiner Liebe läutert die Welt.«[4]

Shiva

Bereits in den Upanishaden (750–500 v. Chr.) wird die Meinung vertreten, dass Shiva der höchste Gott sei. In der Shvetashvatara-Upanishade wird er als das personifizierte Brahman (Weltseele) verherrlicht und in der Atharvashiras-Upanishade als Herr der Geschöpfe.

Shiva ist sowohl der Gott der Askese als auch der Gott, der mit einer extremen Potenz begabt ist. Widerstreitende Tendenzen sind in ihm lebendig. Er kann voller Güte und zugleich auch unbegreiflich zornig erscheinen. Seinen Leben spendenden zornigen Aspekt nennt man »Ugra«, den freundlichen, milden Aspekt »Saumya«. Als Fruchtbarkeitsgott tritt er verbunden mit einer Göttin auf, die als Manifestation der Großen Göttin gilt. Die shivaitische Legende benennt sie mit vielen Namen: Uma, Sati und Parvati sind die bekanntesten. Die Mythen berichten, dass Shiva in seiner nichtarischen Gestalt als Rudra, ein gefürchteter wilder Berggott, mit Sati, der Tochter des arischen Schöpfergottes Daksha, verheiratet gewesen sein soll. Nachdem Daksha seinen unkultivierten Schwiegersohn nicht zu einem Opferfest der Götter eingeladen hatte, nahm sich Sati aus Scham über ihren Vater das Leben. Nach dem Tod seiner Frau kehrte Shiva allen weltlichen Dingen den Rücken und zog sich in den Himalaya zurück.

Die Götter hielten nun Rat, wie sie Shiva dazu bringen könnten, wieder zu heiraten. Sie beschlossen, Sati solle als Parvati, die Tochter des Himalaya, wiedergeboren werden. Als Parvati ins heiratsfähige Alter kam, versuchte sie alles, um Shiva für sich zu gewinnen. Sie unterzog sich strengster Askese, um dadurch des großen Gottes würdig zu werden. Obwohl Parvati Shivas Begehren entzündete, ließ der Herr der Askese diese Leidenschaft nicht zu. Erst nach vielen Jahren, als Parvati die höchste aller Bewusstseinsstufen erreicht hatte, nahm er sie zur Gemahlin. Sie ist es, bei der Shiva in tausend Jahre währender Umarmung verweilt. Die Vereinigung der beiden entspricht der Erfüllung des göttlichen Gesetzes von der Aufhebung der Gegensätze im androgynen (zwitterhaften) Urzustand der Schöpfung. Durch den erotischen Symbolismus wird die Befreiung aus dem Spannungszustand des Dualismus zum Ausdruck gebracht.

Die Vereinigung von Shiva und seiner Gemahlin wird oft durch entsprechende Symbole dargestellt. So symbolisiert der Lingam (Phallus) zusammen mit der Yoni (Mutterschoß) die Aufhebung der Dualität.

Der Stier, Symbol für die Macht der Sexualität, ist neben dem Lingam ein Symbol für die zeugende Kraft des Gottes. Shivas Kontrolle über den Stier versinnbildlicht die Bezähmung der physischen Natur. Nur derjenige, der in der Lage ist, seine Triebe zu beherrschen, vermag den Stier zu reiten.

Shivas Kontrolle über die physischen Impulse und seine durch Meditationen und Kasteiungen gewonnenen spirituellen Fähigkeiten verhelfen ihm zu grenzenlosen Kräften, sodass er große Wunder tun und als Fruchtbarkeitsgott für die Welt große Leistungen vollbringen kann.

In der Ikonographie wird Shiva oft als nackter Asket mit ascheschmiertem Körper und wirrem Haar dargestellt. Vibhuti, die heilige Asche, ist ein Symbol der Reinheit. Sie weist darauf hin, dass Shiva durch seine asketischen Übungen, durch Selbstkontrolle, seine Leidenschaften verbrannt hat. Auch heute noch bestreichen sich die Anhänger des Shivaismus mit Asche, die aus verbranntem Kuhmist nach genauen Vorschriften gewonnen wird. Der Kuhmist symbolisiert alles das, was schwer, passiv, negativ und böse (Tamas) im Menschen ist. Das Verbrennen dieses Mistes symbolisiert die Verwandlung der niedrigen Natur in eine höhere, reine (Sattva). Durch das Einreiben mit dieser heiligen Asche will sich der gläubige Shivait von den materiellen Dingen und der Sexualität befreien und sich in ein spirituelles Wesen verwandeln.

Die Verteilung der sieben heiligen Flüsse in Indien gehört auch zu den Wohltaten Shivas. An der Stelle, wo der Ganges in mächtigen Wasserfällen ins Tal stürzte und alles auf der Welt zu zerstören drohte, stand Shiva, um die Macht des Wassers zu brechen. Er zwang den Fluss, seinen Weg durch sein verfilztes Haar zu nehmen, um dann, gebändigt in sieben heiligen Strömen, über die Flanken des Himalaya hinunterzufließen.

Einige Ikonographien zeigen Shiva mit fünf Gesichtern, vier Armen und drei Augen. Das dritte Auge erschien auf seiner Stirn, als ihm seine Frau Parvati eines Tages spaßeshalber die Augen zuhielt, wodurch die Welt in Dunkel gehüllt und der Gefahr des Untergangs ausgesetzt wurde. Mit einem einzigen Blick aus diesem Auge vermochte Shiva alle seine Feinde zu besiegen. Sein rechtes Auge symbolisiert die Sonne, das linke den Mond, das Auge in der Mitte das Feuer. Das dritte Auge stellt die spirituelle Kraft dar, und man empfiehlt deshalb den Yogaadepten, sich auf den Punkt zwischen den beiden Augenbrauen zu konzentrieren. Shiva ist entweder mit einem Tigerfell oder mit der Haut eines Elefanten bekleidet. Das Tigerfell symbolisiert die Bezähmung der Unruhe und der Zerstreuung, die Elefantenhaut die Bezähmung des Stolzes und der Aggressivität. Seine Waffen sind der Dreizack, deren drei Spitzen die Eigenschaften des Gottes als Schöpfer, Erhalter und Zerstörer versinnbildlichen, ein Schwert, ein Bogen und ein in einem Schädel endender Stab, ein charakteristisches Attribut für Asketen und Yogis. Begibt er sich in den Kampf, um Dämonen zu besiegen, wird er von Schlangen begleitet, die er sich um seinen Hals, um die Schultern oder über seinen Kopf hängt.

Das wirre zerzauste Haar, der Haarschmuck aus Schlangen und die Halskette aus Schädeln, die er trägt, wenn er als Herr der Geister auf den Friedhöfen umhergeht, betonen die gewalttätige Seite des Shiva. In seiner Gestalt als der Zerstörer Mahakala kommt seine wilde Natur zum Ausdruck, und er macht sich ein Vergnügen daraus, Friedhöfe zu besuchen. Getreu dem Charakter Shivas in der Gestalt von Mahakala kann der Shivakult blutige und orgiastische Züge annehmen. Bei einigen shivaitischen Asketenorden wird die Selbstkasteiung nicht selten ins Grauenhafte gesteigert. Sie verstoßen bewusst gegen die Tabus der hinduistischen Ordnung. Sie trinken Alkohol, ernähren sich von unreiner Nahrung aller Art und von jeder Fleischsorte. Diese Praktiken rechtfertigen sie damit, dass alle weltlichen Genüsse ausgerottet werden müssen, dass es weder Gutes noch Böses, weder Angenehmes noch Unangenehmes gibt. Die Symbolik, die hinter der Meditation auf den Friedhöfen steht, ist in zahlreichen asketischen Orden bekannt. Der Friedhof symbolisiert die Totalität des psychomentalen Lebens. Hier verbrennt der Yogi seine verschiedenen Geistes- und Sinnestätigkeiten, seine gesamten egoistischen Erfahrungen. Zur gleichen Zeit befreit er sich von der Furcht und beschwört Dämonen, um sie zu unterwerfen.

Shiva Nataraja, der König des Tanzes

Einer der bekanntesten Namen Shivas ist Nataraja, der König der Tänzer beziehungsweise des Tanzes. Shivas Tanz wird als eine physische Manifestation des kosmischen Rhythmus angesehen. Nataraja verkörpert die Bewegung des Universums. Der Kosmos ist sein Theater, er selbst ist Schauspieler und Publikum zugleich.

> »Wenn der Schauspieler seine Trommel schlägt,
> kommt jeder, um ihn zu sehen.
> Wenn der Schauspieler seine Requisiten zusammensammelt,
> verweilt er alleine in seinem Glück.«[5]

Von den verschiedenen Tänzen Shivas sind drei von besonderer Bedeutung. Der erste ist ein Abendtanz im Himalaya, zu dem mehrere Götter kamen, um den König der Tänzer zu bewundern. Sarasvati spielte die Laute, Indra die Flöte, Brahma hielt die Zimbeln, Lakshmi sang, Vishnu schlug die Trommel, und die anderen Götter standen herum, um den himmlischen Tanz Shivas zu erleben.

Den zweiten bekannten Tanz führte Shiva vor einer Versammlung von Rishis (Heiligen) in der goldenen Halle von Chidambaram, dem Zentrum des Universums, vor. Der vierarmige Shiva, mit Ketten, Armbändern und Kobras behangen, besiegte in diesem Tanz einen wilden Tiger, eine abscheuliche Schlange und den schlauen Zwerg Muyalaka. Als der Schlangengott Shesha den Tanz gesehen hatte, unterzog er sich asketischen Übungen, in der Hoffnung, den tanzenden Shiva noch einmal zu sehen.

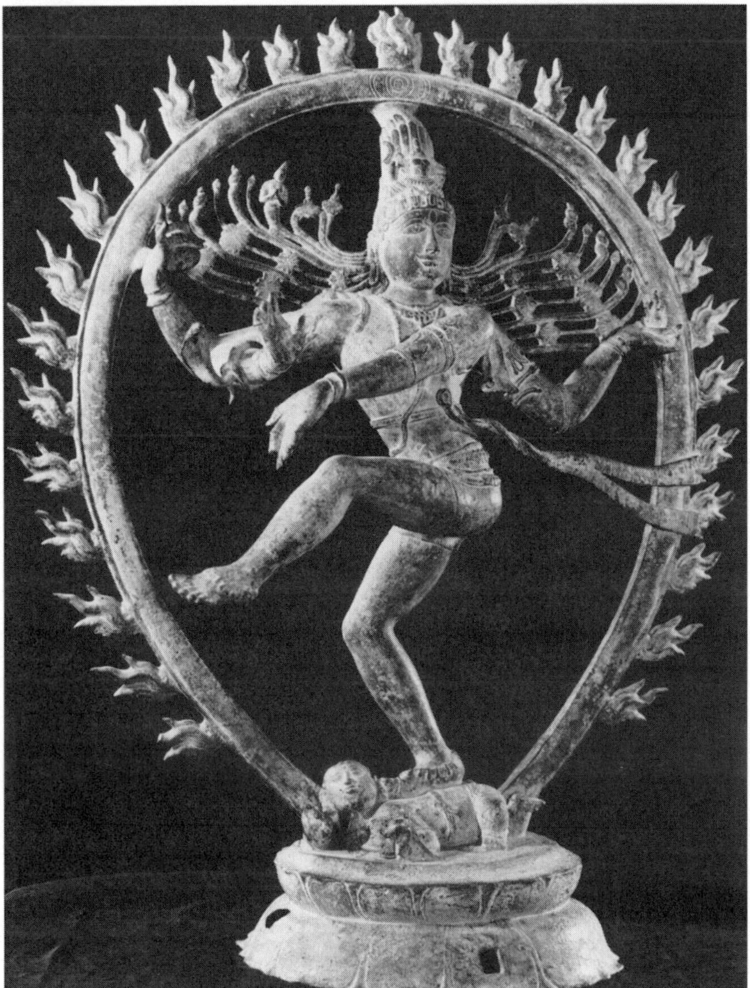

Der tanzende SHIVA *(Südindien, 11. Jahrhundert)*

Einige Rishis, die bisher Vishnu allein gepriesen hatten, erkannten in diesem Tanz den Beweis für Shivas Überlegenheit.

Mit dem dritten, dem kosmischen Tanz (Tandava) bewirkt Shiva die Vernichtung der Welt am Ende jedes Zeitalters. Nach hinduistischer Auffassung impliziert diese Zerstörung jedoch einen Neuanfang. So ist Shiva trotz der Rolle des Zerstörers auch der für die Neuerschaffung zuständige Schöpfergott, der »Gutesverheißende«. Shiva, das höchste Wesen, ist Urquell aller Dinge im Kosmos, der bösen wie der guten, der sichtbaren wie der unsichtbaren. Als Schöpfer und Vernichter vereinigt er in seiner Gestalt alle Gegensatzpaare und steht doch über ihnen, ist ruhevoll und unbeteiligt.

Der Tandava-Tanz stellt die Zerstörung der Illusionswelt der Maya dar. Der gesamte sichtbare Kosmos ist nichts anderes als eine Illusion, ein Trugbild, das das wahre Sein verdeckt. Erst indem man durch die äußeren Sphären der greifbaren und sichtbaren Erscheinung hindurchblickt, kann man zum reinen Sein, zum Absoluten, mit welchem Namen auch immer man es bezeichnen mag (das Unbedingte, Transzendente, Unsterbliche etc.), vordringen. Die eigentliche Grundlage der Maya, die wie ein Schleier die Wahrheit verhüllt, ist der Widerspruch. Die dunklen Seiten des Lebens bilden das Gegengewicht für die hellen. Beide Seiten wechseln sich ab wie die milde Güte der Götter und der grausame Ehrgeiz der Dämonen. Die Welt ist eine Mischung von Gut und Böse, von Glück und Unglück. Um den ewig wechselnden fließenden Aspekt der Welt zu ertragen, bedarf es der Annahme der Totalität. Der Anbeter Shivas fühlt sich als Manifestation der Maya und unterwirft sich ihr. Er betrachtet das Leben als eine flüchtige Melodie, die eben anhebt und dann wieder schnell verklingt. Begreift der Einzelne seine Rolle und seinen Anteil am lust- und leidvollen Lebenslied, dann gibt es für ihn keine Trauer und Enttäuschung mehr. Leiden und Freuden des Tagesablaufes werden in der Ekstase, im kosmischen Tanz aufgehoben. Diejenigen, die diesen mystischen Tanz erblicken, sind befreit aus der Kette der Wiedergeburten, und ihre Seele taucht in den Ozean der Glückseligkeit (Ananda).

Im Tandava-Tanz wird Shiva mit vier Armen und Händen dargestellt (siehe Abbildung Seite 37). In der oberen rechten Hand hält er eine kleine Trommel, das Symbol des ersten Tons der Schöpfung. Der Ton wird in Indien mit dem Äther assoziiert, dem ersten der fünf Elemente. Äther ist die durchdringende Manifestation der göttlichen Substanz, aus dem sich die anderen Elemente wie Luft, Feuer, Wasser und Erde entwickelt haben.

Die obere linke Hand trägt mit einer halbmondähnlichen Stellung der Finger (Ardhachandra-Mudra) auf ihrer Innenfläche eine Flamme, die die Zerstörung der Welt symbolisiert. Die untere rechte Hand vollzieht die Furchtabwendungsgeste (Abhaya-Mudra), die Schutz und Frieden gewährt. Die linke untere Hand, die den ausgestreckten Rüssel eines Elefanten nachahmt (Gaja-Hasta-Mudra), symbolisiert Shivas Sohn Ganesha, den Beseitiger der Hindernisse.

Der erhobene linke Fuß, dessen Verehrung zur Vereinigung mit dem Absoluten führt, symbolisiert die Zuflucht und Rettung der Seelen. Mit dem rechten Fuß bezwingt Shiva den Dämon Apasmara, den Dämon der Vergesslichkeit und Unachtsamkeit, der die Blindheit und Unwissenheit des Menschen symbolisiert. Der kosmische Tänzer Shiva wird von einem Flammenring umgeben, dessen Ursprung wahrscheinlich in dem destruktiven Aspekt des Gottes zu suchen ist.

In dem kosmischen Tanz vereinigen sich die fünf Eigenschaften des Gottes Shiva:

1. Schöpfung und Evolution (Sristi)
2. Erhaltung und Schutz (Sthiti)
3. Zerstörung und Wiedergeburt (Samhara)
4. Spiel der Täuschungen beziehungsweise Verhüllen des wahren Wesens (Tirobhava)
5. Gunst beziehungsweise Aufnehmen der Gläubigen (Anugvaha)

Diese fünf Eigenschaften sind in den Stellungen seiner Hände und Füße versinnbildlicht.

»Oh, mein Lord, Deine Hand, die die heilige Trommel hält, hat den Himmel, die Erde, andere Welten und unzählige Seelen an den richtigen Platz gebracht. Deine erhobene Hand schützt sowohl die bewusste als auch die unbewusste Ordnung der Schöpfung. Alle diese Welten werden verwandelt durch die Hand, die das Feuer trägt. Deine linke Hand gibt den müden gepeinigten Seelen Zuflucht. Dein erhobener Fuß gewährt allen, die sich Dir nähern, ewige Glückseligkeit.«[6]

Die Gesten im klassischen Tanz

Hauptquelle der Gestensprache des klassischen indischen Tanzes sind das Natyashastra und der Abhinayadarpana, der heute von den Tanzlehrern und Tänzern in zunehmendem Maße als Tanzlehrbuch bevorzugt wird, da er sich nur auf die Gestensprache des Körpers und die verschiedenen Bewegungen der tanzenden Körperglieder bezieht. Die Sprache des Abhinayadarpana ist auch einfacher und deshalb einem Tänzer eher zugänglich. Die erste vollständige Übersetzung des Natyashastra machte M. Gosh (The Natyashastra, Vol. I, 1950, Vol. II., 1961), dem wir auch die einzige vollständige Sanskrit-Ausgabe des Abhinayadarpana verdanken. Ananda Coomaraswamy übersetzte zum ersten Mal im Jahre 1919 den Abhinayadarpana (The Mirror of Gestures), der von M. Gosh 1957 mit neuen Manuskripten ergänzt und erweitert wurde. Gemeinsam ist den beiden Quellentexten die Einteilung der Gestensprache in drei Gruppen: Asamyutta-Hasta (die einzelne Hand), Samyuta-Hasta (beide Hände) und Nritta-Hasta (Tanzhände), die dekorativ-rhythmischer Natur sind und nicht zum Grundwortschatz des Tanzes gehören. Das ABC der Gestensprache ist der Asamyutta-Hasta, auf denen die beiden anderen Gruppen beruhen. Das Natyashastra unterscheidet 24 Handgesten mit einer Hand und 13 mit zwei Händen. Im Abhinayadarpana werden 28 Einzelhandgesten und 23 Handgesten mit zwei Händen beschrieben.

Zu der Gestensprache der klassischen indischen Tanzkunst gehören auch die Gebärden der übrigen Körperglieder, nämlich die des Kopfes, der Brust, der Körperseiten, des Bauches, der Taille, der Oberschenkel, der Unterschenkel und der Füße. Die Nebenteile sind die Augen, Augenbrauen, Nase, Mund, Kinn und Hals. Durch ständiges Üben trainiert der Tänzer alle Elemente

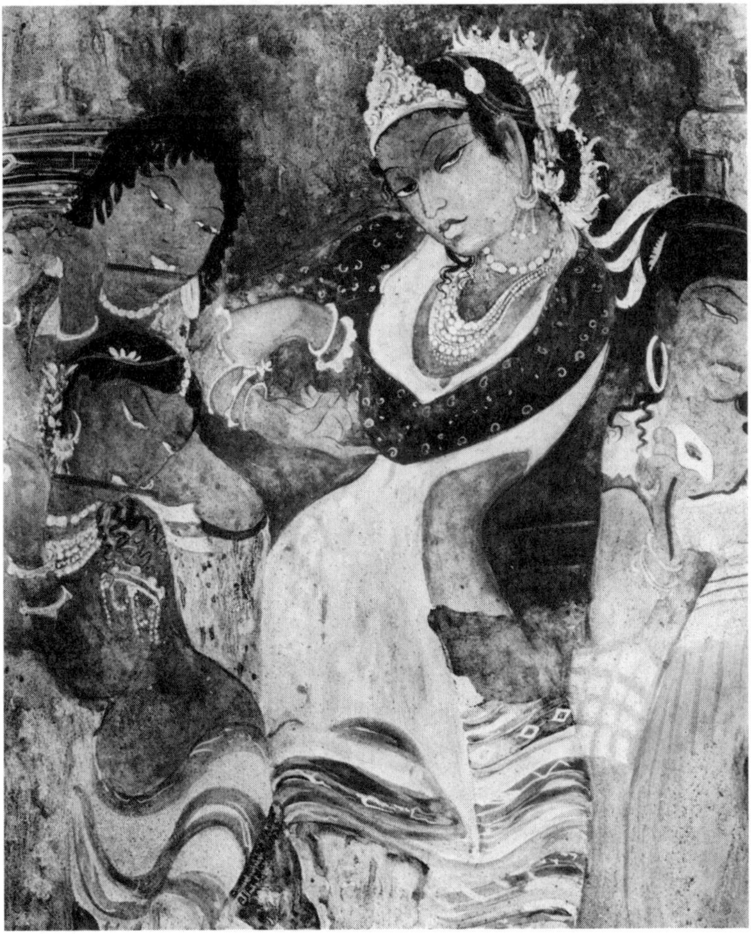

TÄNZERIN *(Ajanta, Indien, 5. Jahrhundert)*

einzeln – Körperteile, Gesichtsmuskeln, Augen und Mudras. Durch die Wiederholung der verschiedenen Elemente wird ein Geist geschaffen, der ohne Zweifel, ohne Verwirrung ist, sich mehr und mehr seiner selbst sicher. Zum Schluss wird alles ein Teil des Körpers: der totale Körper in Bewegung.

Die Sinnvermittlung durch den Tanz, wie es im Abhinayadarpana formuliert ist, kommt in erster Linie jedoch durch die Hand und die Augen, die das Fenster der Seele darstellen, zum Ausdruck. Eine Regel des Natyasastra besagt, dass ein Gefühl (Bhava) nur dann vermittelt werden kann, wenn die Augen des Tänzers bzw. der Tänzerin der Gestik ihrer Hände folgen:

> Wohin die Hände gehen, dahin folgen die Augen (dort wird gesehen),
> wohin die Augen gehen, dahin folgt der Geist (Manas),
> wohin der Geist geht, dahin folgt das Gefühl (Bhava),
> wo das Gefühl ist, dort entsteht das Grundsentiment (Rasa).

Der Kern der Sinnvermittlung liegt in der Gestensprache der tanzenden Hände, deren Grundwortschatz im Folgenden beschrieben wird.

1. **Pataka** · Das Banner

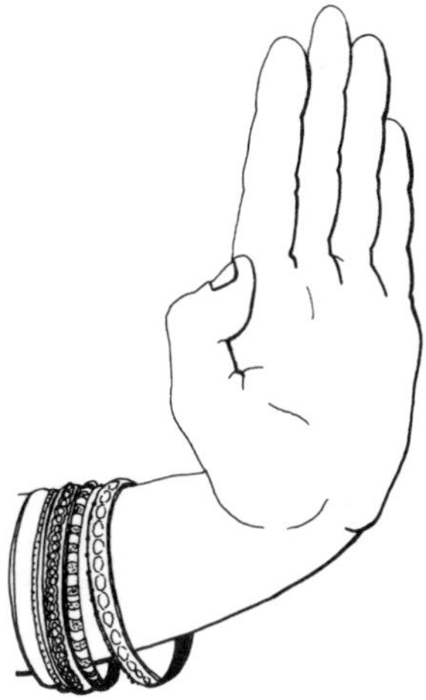

Definition
Die Geste, in der der Daumen gebogen ist und die anderen Finger gestreckt sind, wird Pataka oder das Banner genannt.

Bedeutung
Diese Geste wird zu Beginn des Tanzes ausgeführt; sie symbolisiert eine Wolke, einen Wald, einen Rückzugsort, die Brust, einen Fluss, die Welt der Götter, ein Pferd, die Nacht, den Wind, den Schlaf, den Mond, das Aufstehen, Wohlwollen, das Meer, innere Hitze, einem Schicksal folgen, ein Versprechen ablegen, ein Palmblatt, den Ozean, einen Monat, ein Jahr, Regen, Gleichheit, Macht, Ruhm, eine Reihe guter Taten, das Anreden einer Person, eine Ablehnung.

Pataka wird auf Brahma, den Schöpfer selbst zurückgeführt und symbolisiert die fünf Weltkräfte: Der Daumen symbolisiert die Kontrolle der physischen Energie, die anderen vier Finger jeweils das Loslassen der emotionellen und geistigen Energien. Die Patakahaltung gilt als Grundhaltung der klassischen indischen Tanzsprache.

2. Tripataka · Die Fahne mit drei Streifen

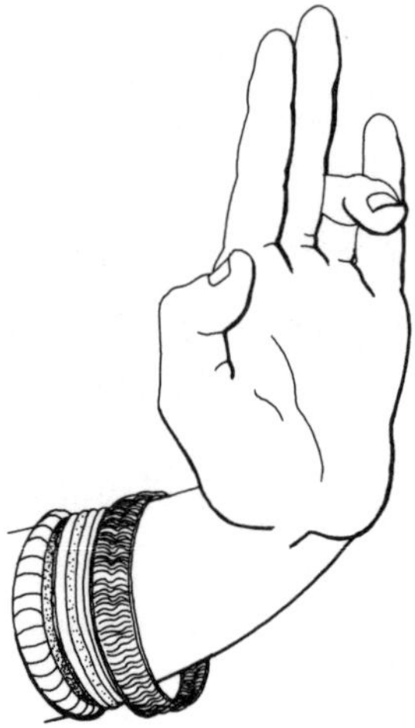

Definition
Die Handgeste, in der der Ringfinger und der Daumen gebogen sind, wird als »Fahne mit drei Streifen« bezeichnet.

Bedeutung
Eine Krone, Bäume, Blitz und Donner, Indra, der König der Götter, eine Öllampe, eine Taube, ein Körper, ein Pfeil, eine Ketaki-Blume, Motive, die auf einem Gesicht oder einer Brust gezeichnet sind, das Sichumdrehen, das Zurückkommen, die Flugart gewisser Vögel, die Verehrung der Füße des Guru, ein Asket, eine Tür, Meeresmonstren. Tripataka wird auf Indra zurückgeführt, der seinen Donnerkeil ohne den Ringfinger hielt.

3. Ardhapataka · Die halbe Fahne

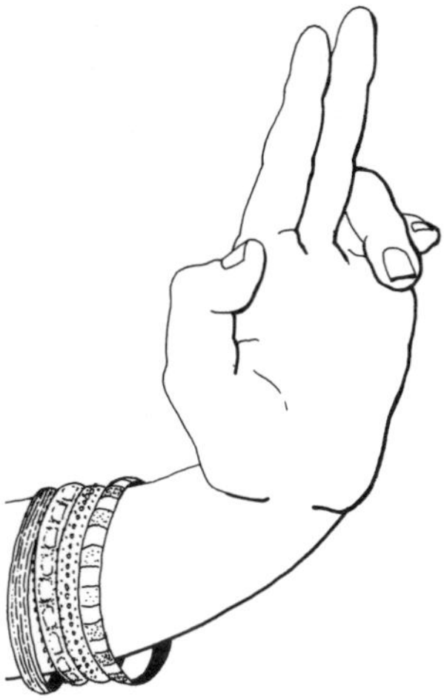

Definition
Ardhapataka oder »die halbe Fahne« entsteht aus der Tripataka-Stellung, indem zusätzlich noch der kleine Finger gebogen wird.

Bedeutung
Blätter, ein Tisch, um zu schreiben oder zu malen, ein Messer, das Ufer eines Flusses, die Zahl 2, eine Fahne, ein Dolch, der Eingang eines Tempels, die Hörner eines Stieres.

4. Kartarimukha · Schere

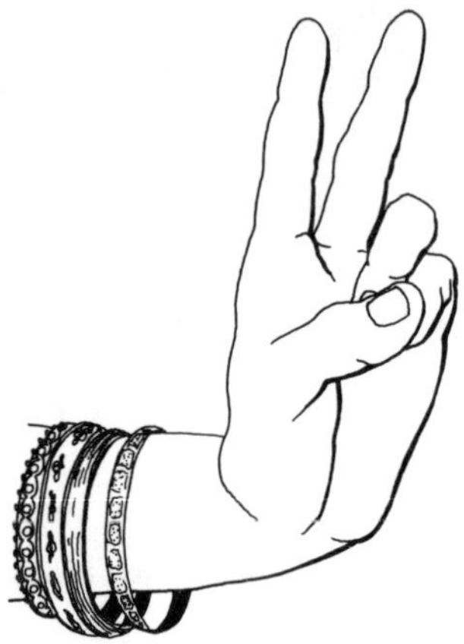

Definition
Zeige- und Mittelfinger sind gestreckt, die anderen Finger gebogen.

Bedeutung
Die Trennung von Mann und Frau, Aufruhr, Täuschung, Lüge, Stehlen, der Tod, ein Augenwinkel, sich unterscheiden, sich uneinig sein, die Trauer darüber, alleine schlafen zu müssen, ein Fehler, das Fallen, Entfremdung, Tränen.

5. Mayura · Der Pfau

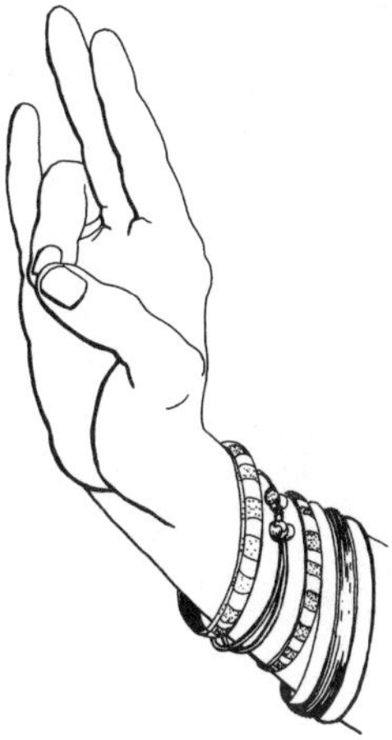

Definition
Ringfinger und Daumen berühren sich, die anderen Finger sind gestreckt. Diese Mudra wird »Der Pfau« oder Mayura genannt.

Bedeutung
Der Hals eines Pfaus, der Kopf eines Pfaus, ein Vogel, ein gutes oder schlechtes Omen, ein dekoratives Zeichen auf der Stirn, die Stirn, das Wasser eines Flusses, eine heilige Angelegenheit, eine Diskussion über heilige Texte.

6. Ardhachandra · Der Halbmond

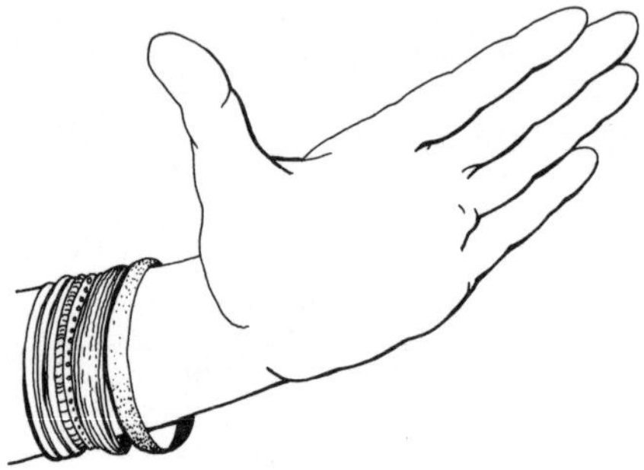

Definition
Alle Finger sind gestreckt, der Daumen ist abgespreizt. Diese Geste heißt Ardhachandra-Mudra oder Halbmond-Geste.

Bedeutung
Der Mond am achten Tag nach Neumond, eine Hand, die einen Hals umfasst, ein Teller, eine Taille, ein Fluss, der Ursprung, die Geburt, eine Meditation, Gebete, physischer Kontakt, die Begrüßung einfacher Leute, geweihte Gottesbilder, ein Speer, ein Gedanke, Angst, Sorgen.

7. Arala · Der Haken

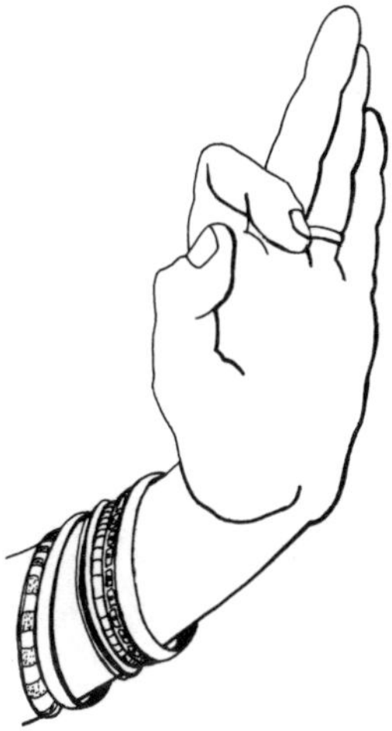

Definition
Wenn der Zeigefinger der Pataka-Mudra gebogen ist, entsteht die Geste, die Haken oder Arala genannt wird.

Bedeutung
Das Trinken von Gift, Nektar, Ambrosia etc., starker Wind, Verwüstung.

8. Shukatunda · Der Schnabel des Papageis

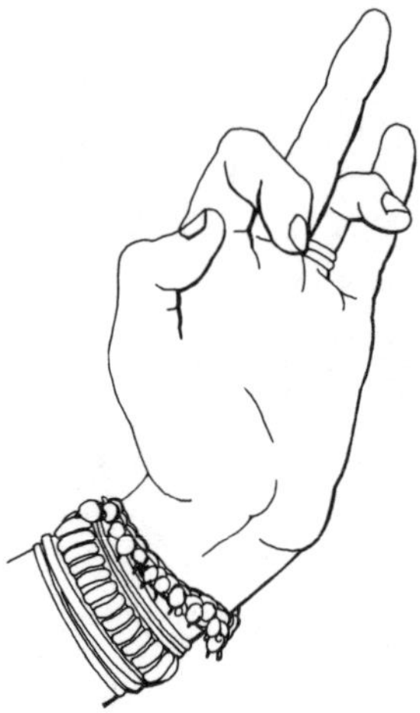

Definition
Wenn der dritte Finger der Arala-Mudra auch gebogen wird, dann wird diese Mudra zum »Schnabel des Papageis« oder Shukatunda.

Bedeutung
Das Schießen eines Pfeils, einen Speer werfen, die Erinnerung an eine Behausung oder an ein Land, Sehnsucht, das Entblößen schwacher Charaktereigenschaften, das Verraten eines Geheimnisses, das Aussprechen mystischer Worte, eine schreckliche Erscheinung, ein Wutanfall, »nicht-ich«, »nicht-du«, »es soll nicht getan werden«.

Diese Mudra wird auf Parvati, Shivas Frau, zurückgeführt, die während eines Liebesstreites diese Geste verwendet haben soll.

9. Mushti · Die geschlossene Faust

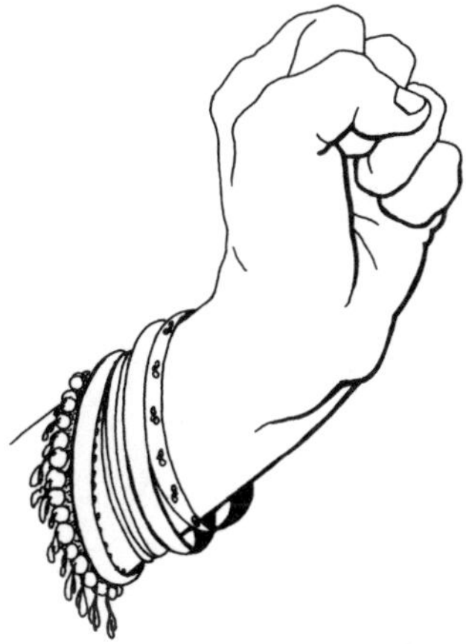

Definition
Wenn der Daumen die vier zusammengekrümmten Finger bedeckt, dann wird diese Mudra »die geschlossene Faust« oder Mushti genannt.

Bedeutung
Beständigkeit, Bewegungslosigkeit, Festigkeit, Härte, Mut, Kraft, Dickköpfigkeit, Aggressivität, Kampfeslust, der Mond, ein starker Griff.

Mushti wird auf Vishnu zurückgeführt, der diese Geste im Kampf gegen Madhu verwendete.

10. Shikhara · Die Spitze

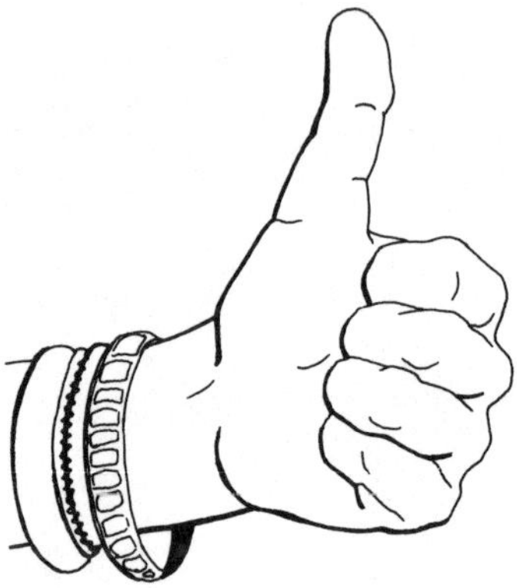

Definition
Wenn in der Gebärde der geschlossenen Faust der Daumen erhoben ist, dann wird diese Mudra Spitze oder Shikhara genannt.

Bedeutung
Der Gott der Liebe, ein Bogen, Gewissheit, Bestimmtheit, eine Gabe, die Oberlippe, ein Zahn, Verlegenheit, Eingang, Fragen, Phallus, Nein sagen können, Erinnerung, vorschlagen, erzählen, eine Serie liebender Umarmungen, Glockenläuten, Schweigen, ein Ehemann, Besinnung, etwas Innerliches ausdrücken, den Gürtel aufmachen, der Geliebte.

11. Kapittha ·

Der Baum, auf den die Affen klettern; Elefantenapfel

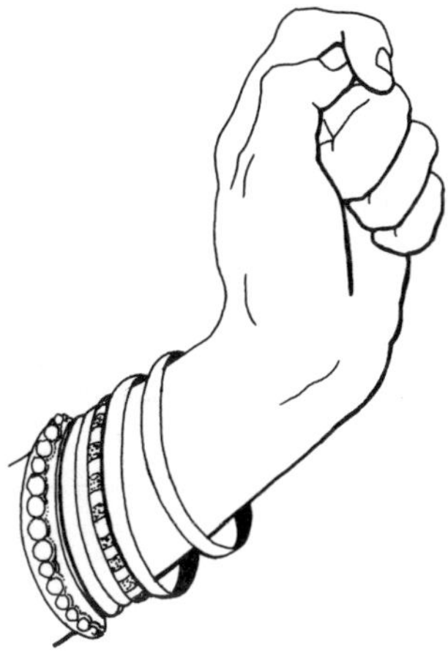

Definition

Wenn der Zeigefinger der Shikhara-Geste den gebogenen Daumen berührt, dann wird die entstehende Mudra Kapittha, »Der Baum, auf den die Affen klettern« oder Elefantenapfel genannt.

Bedeutung

Die Göttin des Glücks, der Schönheit und des Wohlstands, die in jeder Hand eine Lotosblume hält. Die Göttin der kreativen Sprache, des Wissens, der Kunst und der Wissenschaften, dargestellt mit einer Laute, Zimbeln spielend, Kühe melkend, das Ende eines Kleids anfassend, graziös dastehend, den Kopf mit einem Sari bedeckend, das Gesicht unter einem Schleier versteckend.

Diese Geste wurde von Vishnu verwendet, um den Berg Mandara zu schleppen.

12. Katakamukha · Öffnung des Armreifs

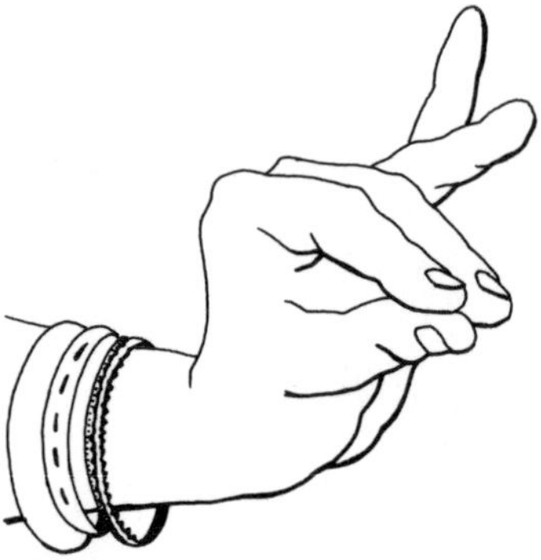

Definition

Wenn in der Kapittha-Geste auch der Mittelfinger den Daumen berührt, dann wird diese Mudra »Öffnung des Armreifs« oder Katakamukha genannt.

Bedeutung

Das Halten einer Perlenkette oder Blumengirlande, Blumenpflücken, einen Bogen spannen, Betelblätter anbieten, die Zubereitung von Sandelholzpaste, Parfüm auftragen, sprechen, einen Blick auf etwas oder jemanden werfen, einen Pfeil ziehen, einen Bogen langsam spannen, Verteilung von gefalteten Betelblättern.

Katakamukha wurde von Shiva verwendet, als er Guha das Bogenschießen beibrachte.

13. Suchi · Die Nadel

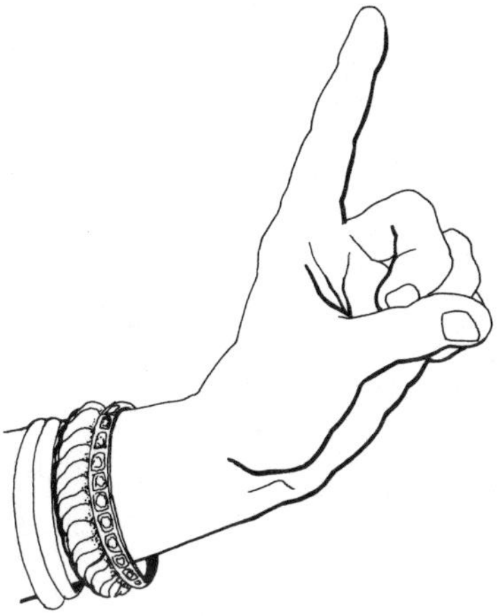

Definition
Wenn der Zeigefinger der Katakamukha erhoben ist, dann wird diese Mudra Nadel oder Suchi genannt.

Bedeutung
Die Zahl 1, Einheit, die Zahl 100, der Schlaf, eine Stadt, ein Stab, ein Körper, ein Regenschirm, Meditation über die äußerste Realität, die Sonne, die Welt, das Universum, Ja sagen, Einsamkeit, eine Warnung oder Drohung, Erstaunen, Überraschung, ein Haarzopf, Fähigkeit, eine Hand, kritische Prüfung, Unterscheidung, das Ende des Tages, der Abend, Trommelschläge, Blumenstrauß, kriechende Pflanzen, Kurven, die verschiedenen Arten des Sprechens, Gesten für Zorn, Schweiß, Ohrringe, Ketten, Stolz, Scheidung, Streit, das dritte Auge Shivas, jede Art von krummer Bewegung.

Diese Mudra wurde von Brahma verwendet, als er sagte: »Ich bin einzigartig.«

14. Chandrakala · Der wachsende Mond

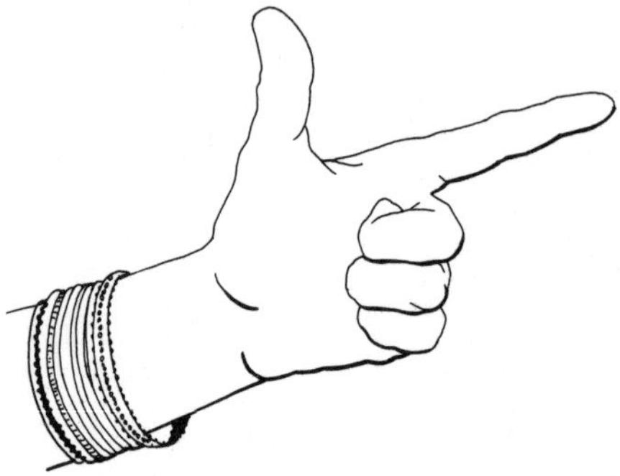

Definition
Wenn in der Nadel-Geste der Daumen ausgestreckt wird, dann heißt diese Mudra »der wachsende Mond« oder Chandrakala.

Bedeutung
Der Mond, das Gesicht, Shivas Krone, ein Land, eine Region, der Ganges, ein Knüppel, eine Keule.

15. Padmakosha · Die Lotosknospe

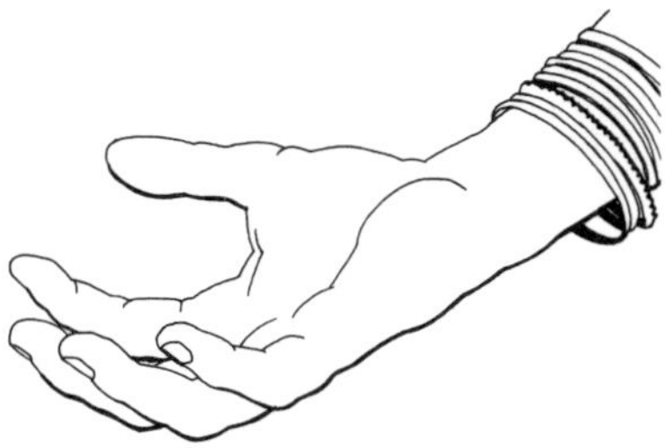

Definition
Wenn die gebogenen Finger ein wenig Abstand voneinander haben und die Handinnenfläche leicht gekrümmt ist, dann wird diese Mudra Lotosknospe oder Padmakosha genannt.

Bedeutung
Eine Lotosblüte, ein Ball, die runden Brüste einer Frau, eine kreisförmige Bewegung, die Knospe einer Blume, eine Kurve, ein Ei, ein Blumenstrauß, ein Kochtopf, die Frucht eines Kaptittha-Baums (Elefantenapfel) und viele andere Früchte, eine Blume von Java, eine Rose aus China; Blumen zerstreuen, der erste Brand bei der Leichenverbrennung.

16. Sarpashirsha · Der Schlangenkopf

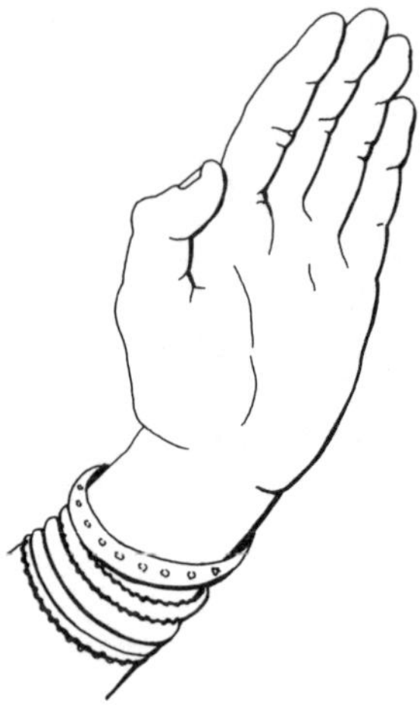

Definition
Wenn die Fingerspitzen der Pataka-Mudra leicht gekrümmt sind, dann heißt diese Geste Schlangenkopf oder Sarpashirsha.

Bedeutung
Eine Schlange, Sandelholzpaste, eine beschwichtigende Stimme, einen Elefanten streicheln, einem Gott oder Weisen Wasser anbieten, die Arme eines Kämpfers oder Athleten, Wasser sprenkeln, jemanden ernähren, für jemanden liebevoll sorgen, das Gesicht waschen, Wasser anbieten, trinken oder ausgießen, Frauenbrüste streicheln, Schüchternheit, ein Kind verstecken, Pranayama (Atemübung), »Es ist wahr« sagen.

17. Mrigashirsha · Der Hirschkopf

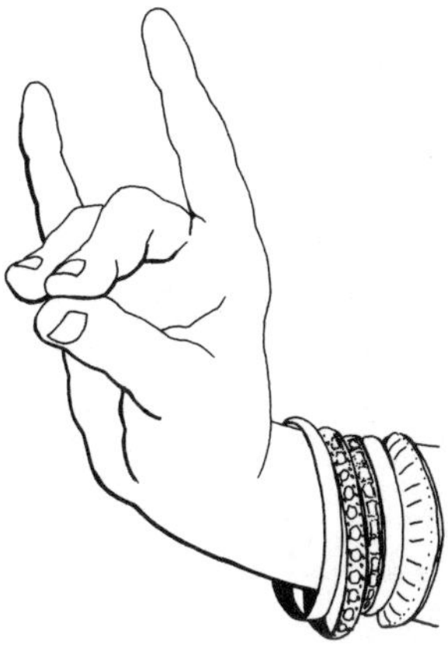

Definition
Wenn der kleine Finger und der Daumen der Schlangenkopf-Mudra gestreckt sind, dann heißt diese Geste Hirschkopf oder Mrigashirsha.

Bedeutung
Frauen, Wangen, ein Rad, Grenzen, die nicht überschritten werden können, Furcht vor Gesetzen, Streit, ein Kleid, ein religiöses Zeichen auf der Stirn beziehungsweise die drei horizontalen Linien der Shivaiten auf ihrer Stirn, eine Laute, eine Fußmassage, der Kopf eines Hirsches, sämtliche Besitztümer, ein Treffen, ein Tempel der Liebe, die weiblichen Geschlechtsteile, spazieren gehen, umherirren, reisen, wandern, hier, jetzt, den Geliebten anrufen.

18. Simhamukha · Der Kopf des Löwen

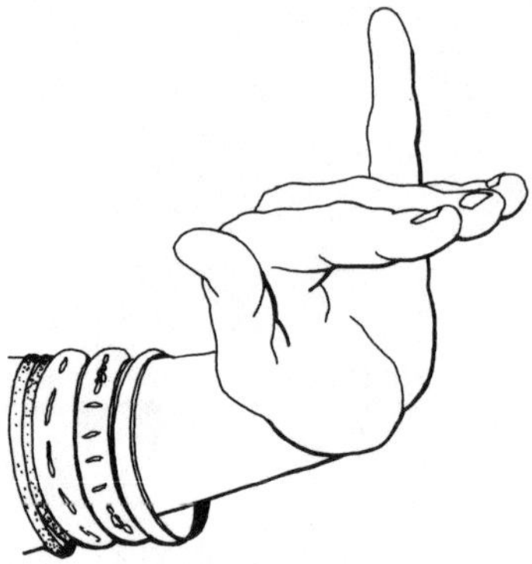

Definition
Wenn Zeige-, Mittel- und Ringfinger nach vorn gestreckt sind und die beiden anderen Finger nach oben zeigen, dann heißt diese Geste »Kopf des Löwen« oder Simhamukha.

Bedeutung
Der Kopf eines Löwen, vedische Riten, Opferdarbietung, ein Hase, ein Kaninchen, ein Elefant, eine Krone von Lotosblüten, ein Medikament, das von einem Doktor hergestellt wurde, die Genesung durch dieses Medikament.

19. Kangula · Schwanz

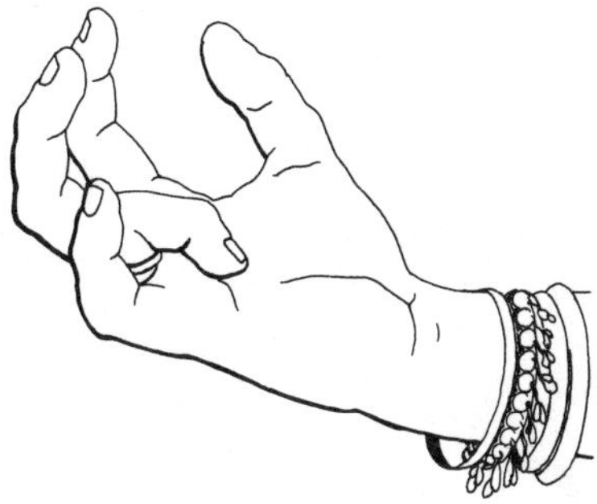

Definition
Wenn in der Padmakosha-Mudra der Ringfinger gekrümmt ist, dann heißt diese Mudra »Schwanz« oder Kangula.

Bedeutung
Eine kleine Klingel, die klingelnden Armbänder von Kindern, ein Vogel, der seine Nahrung von den Mondstrahlen erhalten soll, eine Betelnuss, die Brüste eines sehr jungen Mädchens, eine weiße Wasserlilie, ein Kuckuck, der die Regenzeit ankündigt, eine Kokosnuss, Glöckchen, die Formen unreifer Früchte, die Äußerungen zorniger Frauen.

20. Alapadma · Die voll erblühte Lotosblume

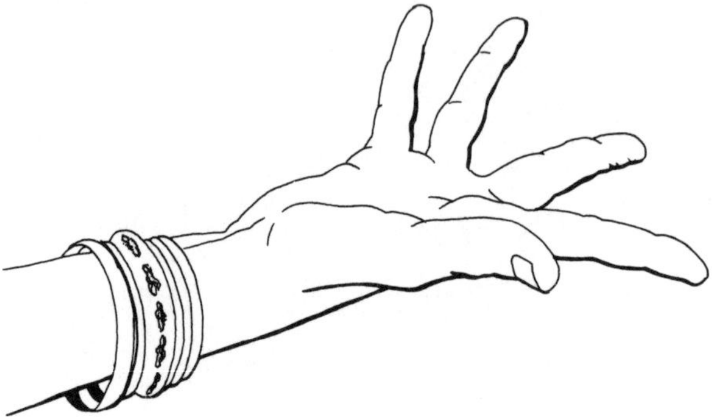

Definition
Wenn die Finger weit voneinander getrennt sind, dann heißt diese Geste »die voll erblühte Lotosblume« oder Alapadma.

Bedeutung
Die voll erblühte Lotosblume, Brüste, Früchte von verschiedenen Bäumen, Trennung von einer geliebten Person, ein Spiegel, Vollmond, Schönheit, eine Stadt, Wut, ein See, ein Haarknoten, ein Karren, Murmeln, Tumult, Angabe, Eingebildetheit, Schmeichelei, Lobrede, Sehnsucht, eine kreisförmige Bewegung, Verweigerung, Frauen unter sich.

Diese Mudra wurde von Krishna verwendet, als er Butter und Milch stahl.

21. Chatura · Das Quadrat

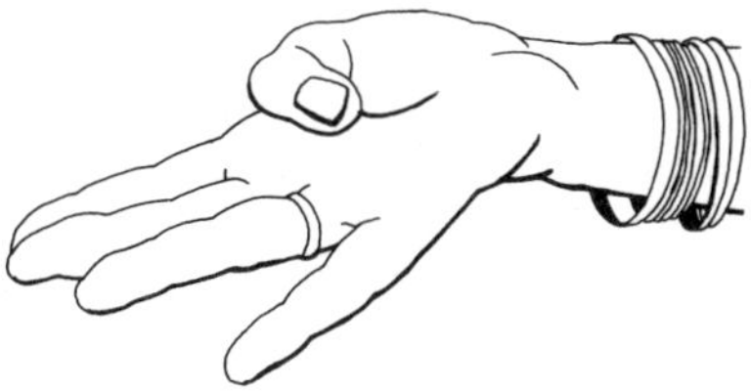

Definition
Wenn der Daumen gekrümmt ist, Zeigefinger, Mittelfinger und Ringfinger sich berühren und der kleine gestreckte Finger von dem Ringfinger etwas entfernt ist, dann heißt diese Mudra »das Quadrat« oder Chatura.

Bedeutung
Gold, Kupfer, Eisen und andere Metalle, Feuchtigkeit, Trauer, Kastenunterschied, Augen, Wissen, frisch, saftig, zart, schmackhaft, Sorge, Bedrängnis, charmant, graziös, ausdrucksvoll, erfreut sein, Öl, eine kleine Menge, ästhetische Emotionen, erotisches Vergnügen, Intelligenz, Imagination, Vergebung, Befriedigung, Grad des Bewusstseins, Intimität, Klugheit, Reinheit, Geschicklichkeit, Glückseligkeit, Jugend, Zuhause, Freude, guter Charakter.

22. **Bhramara** · Die Biene

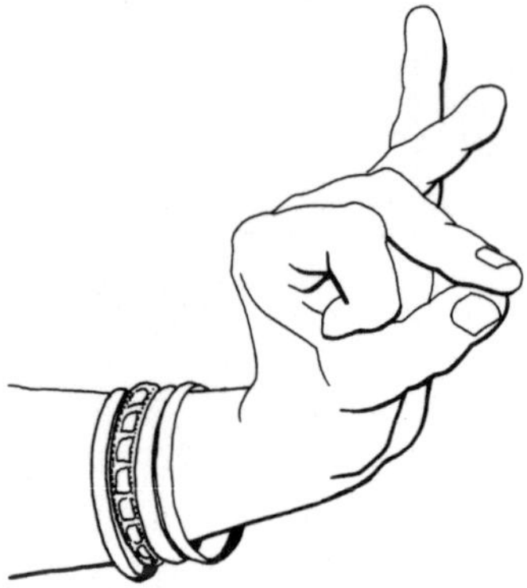

Definition
Wenn der Daumen und der Mittelfinger sich berühren, der Zeigefinger gekrümmt ist und der Ringfinger und der kleine Finger gestreckt sind, heißt diese Mudra Biene oder Bhramara.

Bedeutung
Eine Biene, ein Papagei, ein Kranich oder ein anderer Wasservogel, ein Flügel, ein Kuckuck oder ein anderer Vogel, Schnelligkeit, Rhythmus schlagen, Vertrauen erwecken, Kindergespräch, Lotosblumen pflücken, Ohrringe, Elefantenzähne.

23. Hamsasya · Der Schwanenkopf

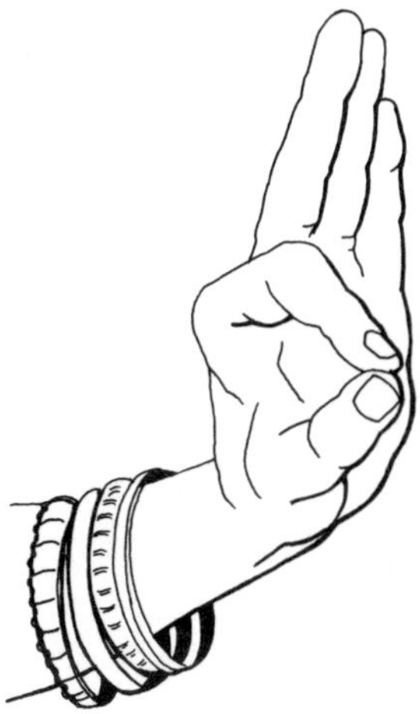

Definition
Wenn der Zeigefinger und der Daumen sich berühren und die anderen Finger gestreckt sind, dann wird diese Mudra Schwanenkopf oder Hamsasya genannt.

Diese Mudra wird im Hinduismus Chin-Mudra (Geste der Lehrverkündigung) oder Jnana-Mudra (Geste der Weisheit) und im Buddhismus Vitarka-Mudra (Diskussionsgeste) genannt.

Bedeutung
Eine Segnung, ein Fest, eine Perlenkette, eine Girlande von Jasminen oder anderen Blumen, ein Stein zum Anfassen, eine Zeichnung oder ein Gemälde, günstige Gelegenheiten, viel verheißende Zeremonien, günstige Zeichen, Lehren, Gewissheit, Bestimmtheit, Entscheidung, eine Flamme anmachen, ein Insektenstich, ein Damm, die Hochzeitsschnur binden, Initiation, rituelle Anbetung (Puja), Meditation, singen.

24. Hamsapaksha · Der Schwanenflügel

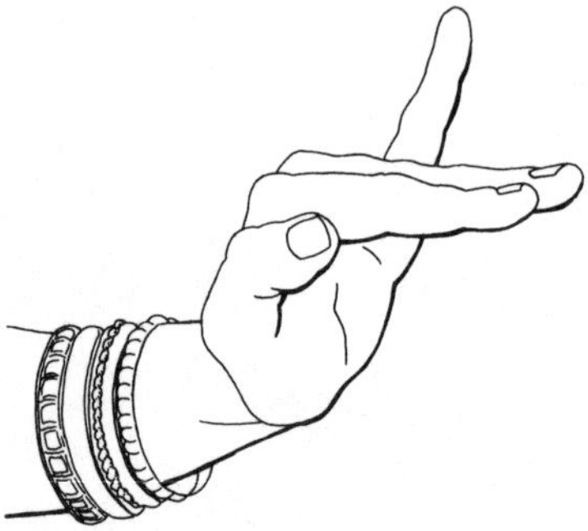

Definition
Wenn in der Sarpashirsha-(Schlangenkopf-)Mudra der kleine Finger nach oben zeigt, dann wird diese Geste »Flügel des Schwans« oder Hamsapaksha genannt.

Bedeutung
Die Zahl 6, die Konstruktion einer Brücke, Zudecken, Verstecken, ein Etui, Zurückhalten, Sammeln, den Ahnen Wasser anbieten, Geschenke annehmen, Essen der Brahmanen.

25. Sandamsha · Die Zange

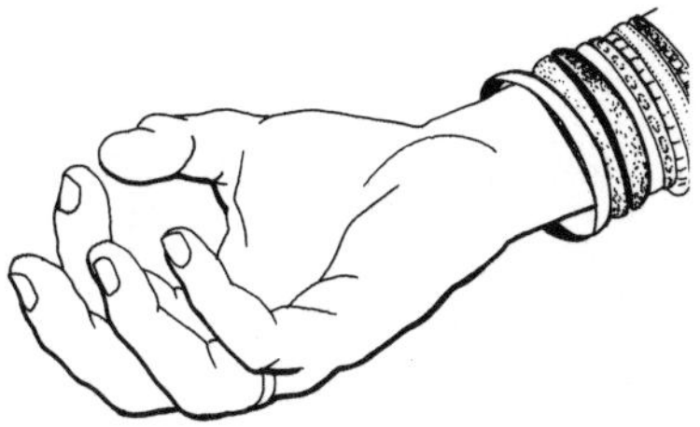

Definition
Wenn die Finger der Padmakosha (Lotosknospe) mehrere Male hintereinander geöffnet und geschlossen werden, dann wird diese Mudra Zange oder Sandamsha genannt.

Bedeutung
Der Bauch, die Zahl 5, eine Wunde, ein Tumor oder ein Pickel, ein Wurm, ein Schädling, große Angst, die Darbietung einer Gabe für die Götter, Großzügigkeit, Ängstlichkeit, heilige Opferschnur, Pflücken und Binden von Blumen, Herausziehen eines Pfeils, sich wütend ausdrücken.

26. Mukula · Die Knospe

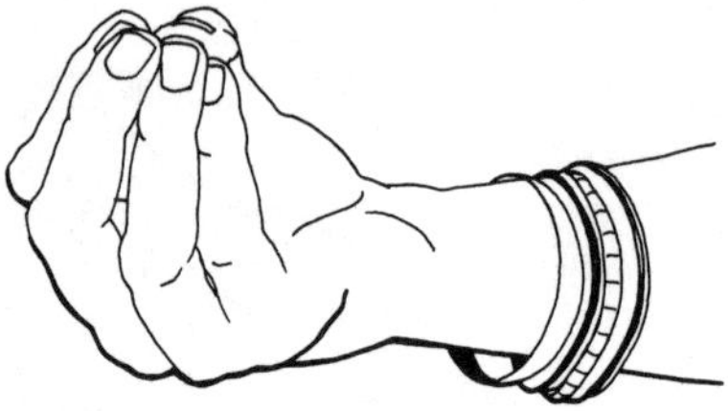

Definition
Wenn die Fingerspitzen sich berühren, dann wird diese Mudra Knospe oder Mukula genannt.

Bedeutung
Nabel, eine Wasserlilie, ein Essen, essen, die fünf Pfeile des Liebesgottes, Bananenblüte, ein Objekt halten, Gebet (Japa), Selbst (Atman), Benehmen einer liebessüchtigen Frau, die Zahl 5, Kinder küssen, rassische Vermischung, Prana (Lebensatem).

Mukula ist auf den Windgott Hanuman zurückzuführen, der die Sonne zu greifen versuchte.

27. Tamrachuda · Der Hahn

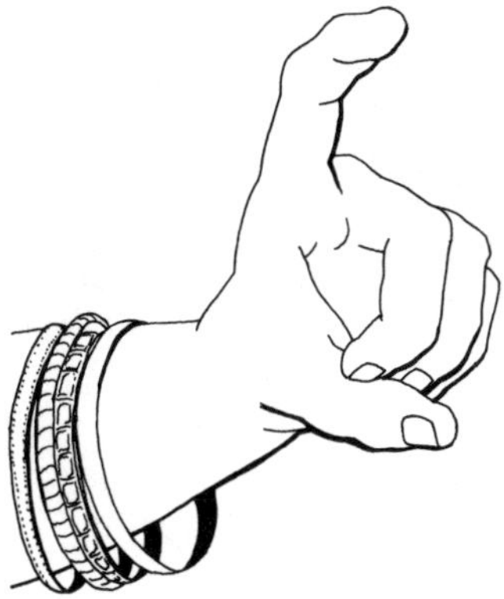

Definition

Die Geste, bei der alle Finger zusammengefügt sind und der Zeigefinger nach oben zeigt und gekrümmt ist, heißt Tamrachuda oder Hahn.

Bedeutung

Ein Hahn oder andere Geflügeltiere, ein Reiher (eine falsche Person), ein Rabe (eine freche oder schamlose Person), ein Kamel, ein Kalb, schreiben oder zeichnen.

28. Trishula · Der Dreizack

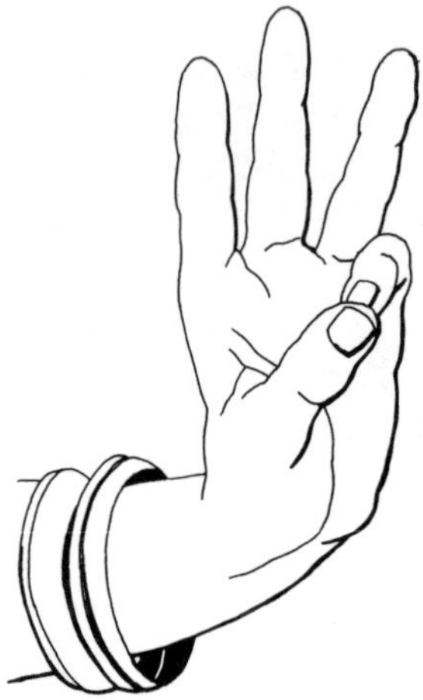

Definition
Wenn der kleine Finger und der Daumen sich berühren und die anderen drei Finger gestreckt sind, wird diese Mudra Dreizack oder Trishula genannt.

Bedeutung
Ein Blatt des Betelbaumes, die Idee der Trinität (die drei Götter: Brahma, Vishnu, Shiva, die drei Gunas: Sattva, Tamas, Ralas).

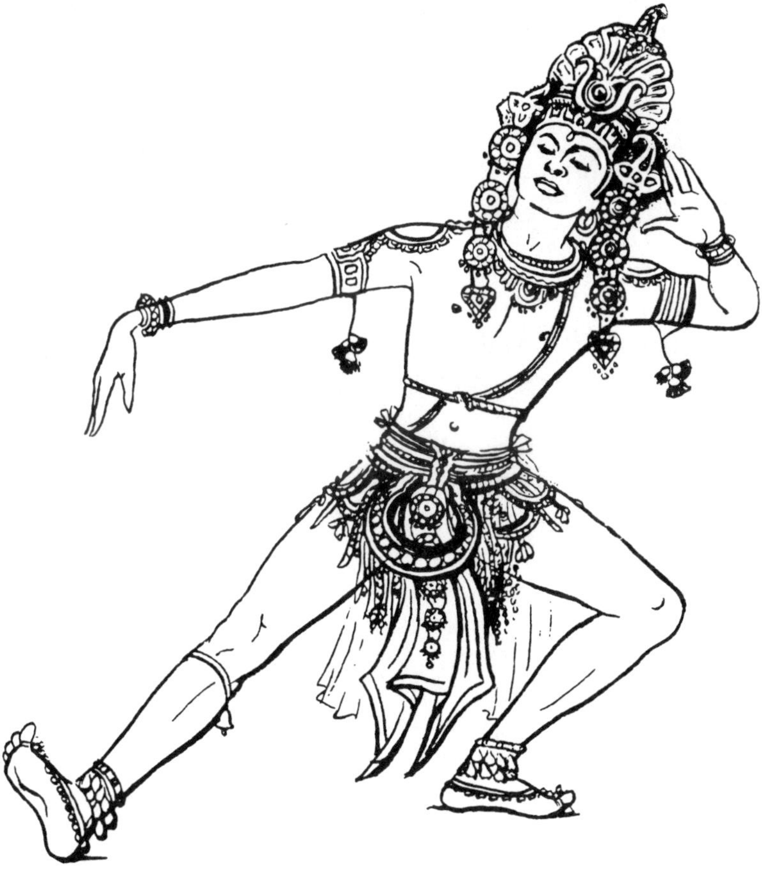

Der Tänzer RAM GOPAL *als Shiva (Tanz der untergehenden Sonne)*

29. Anjali · Die Begrüßung

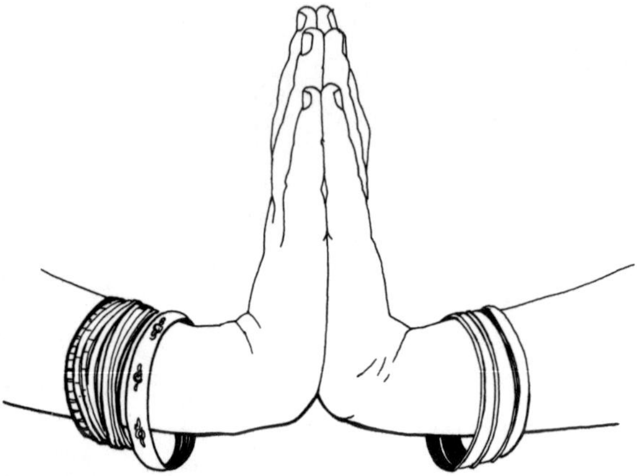

Definition
Wenn die zwei Handinnenflächen sich berühren, dann wird diese Mudra Anjali oder Begrüßungsgeste genannt.

Bedeutung
Begrüßung einer Person: Die Hände werden oberhalb der Brust gefaltet.

Begrüßung eines Brahmanen: Werden die Hände vor der Brust gefaltet, symbolisieren sie das Licht des Herzens, das nicht nur zum Mitmenschen strahlt, sondern ins eigene göttliche Selbst.

Begrüßung eines Gurus: Werden die Hände vor dem Gesicht gefaltet, symbolisieren sie das dritte Auge Brahmas oder die Flamme, aus der die höchste Glückseligkeit herausblitzt.

30. Kapota · Die Taube

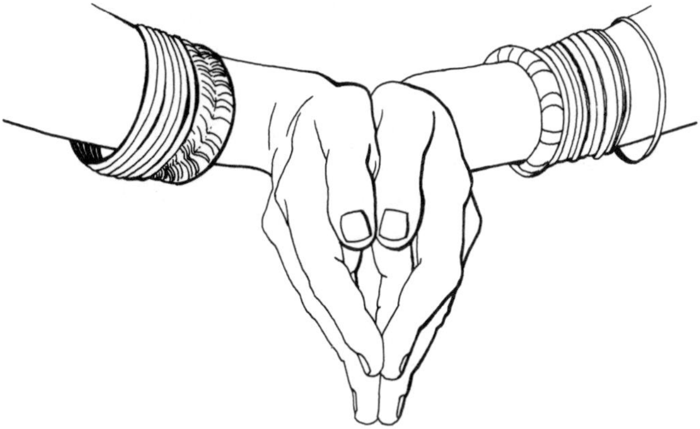

Definition
Wenn die Hände in Anjali-Mudra sich nur noch oben und unten berühren, dann heißt diese Geste Taube oder Kapota.

Bedeutung
Huldigung, Begrüßung, sich an einen Guru wenden, respektvoller Gehorsam, Unterwürfigkeit, das Sprechen mit Älteren.

31. Karkata · Der Krebs

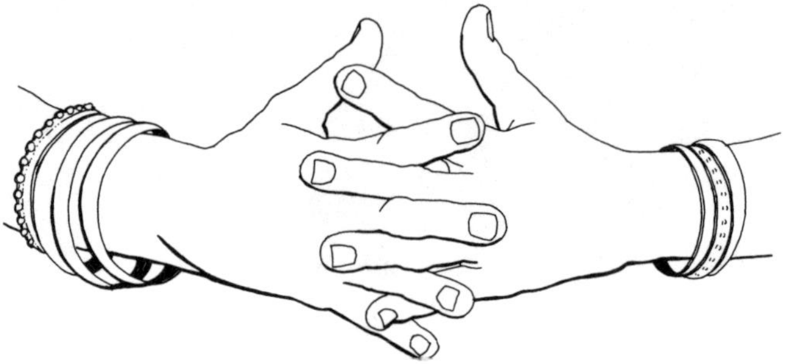

Definition
Wenn die Finger der einen Hand in den Zwischenraum der anderen Hand hineingleiten, dann wird diese Mudra Krabbe oder Karkata genannt.

Bedeutung
Zusammenkommen vieler Menschen, Menge, seinen Bauch zeigen, in eine Hohlmuschel blasen, seine Glieder strecken, den Ast eines Baumes biegen.

32. Svastika · Das Kreuz

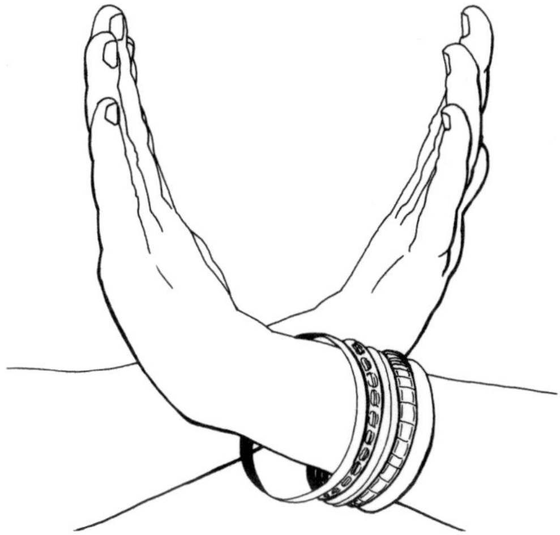

Definition
Wenn die Hände in Pataka-Mudra sich am Handgelenk kreuzen, dann wird diese Geste Kreuz oder Svastika genannt.

Bedeutung
Ein Krokodil oder ein anderes Wassertier, Darstellung Gottes und des Ewig Unsterblichen.

33. Khatva · Das Bett

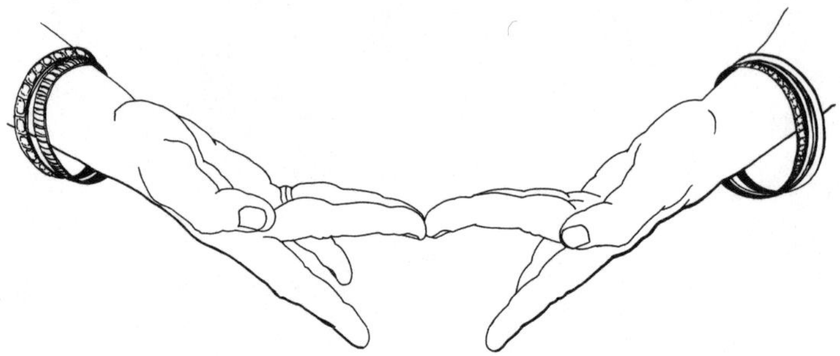

Definition
Wenn der Ring- und Mittelfinger der beiden Hände sich berühren, der Zeigefinger und der kleine Finger senkrecht sind und der Daumen nach hinten gebogen wird, dann heißt diese Mudra Bett oder Khatva.

Bedeutung
Ein Bett, eine Couch oder eine Sänfte.

34. Pushpaputa · Eine Hand voller Blumen

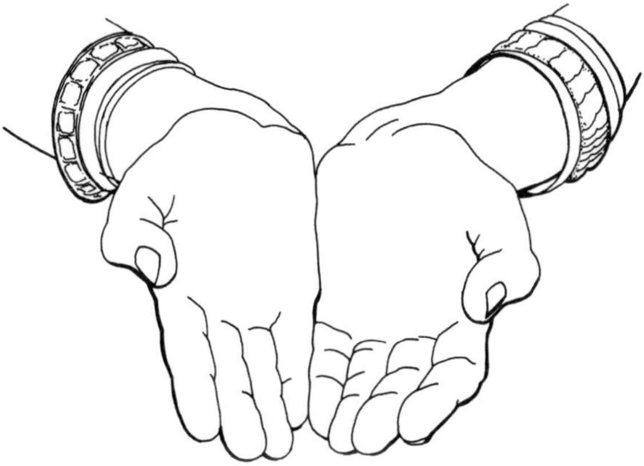

Definition
Wenn beide Hände in der Schlangenkopf-Mudra (Sarpashirsha) so gegeneinander gehalten werden, dass sie die Form einer Tasse bilden, dann wird diese Geste »eine Hand voller Blumen« oder Pushpaputa genannt.

Bedeutung
Das Halten von Wasser, Früchten oder anderen Objekten in der Hand, das Anbieten von Wasser in der Morgen- oder Abenddämmerung, das Anbieten von Blumen, während Mantras dabei ausgesprochen werden, eine Hand, die magische Kräfte besitzt, der Ritus, Öllampen vor einem Gottesbildnis hin und her zu schwenken.

35. Shivalinga · Das Shiva Linga

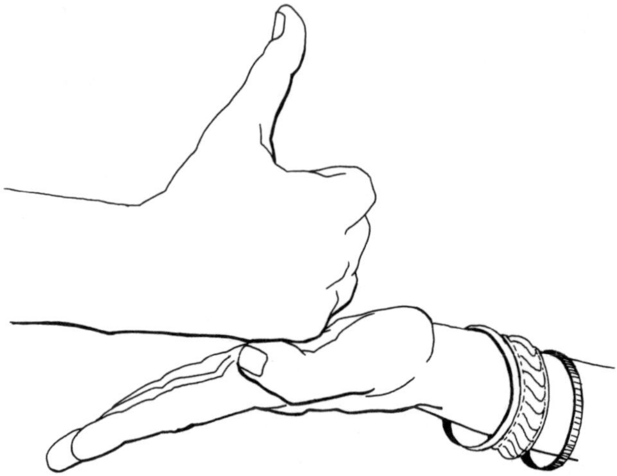

Definition

Wenn die rechte Hand in Shikhara-Mudra (Spitze) auf die linke Hand in Halbmond-Geste (Ardhachandra) gelegt wird, dann symbolisiert diese Mudra das Shivalinga oder den Phallus des Shiva.

Bedeutung

Eine Geste, die benutzt wird, um das abstrakte Symbol des Gottes Shiva zu zeigen.

36. Shanka · Das Muschelhorn

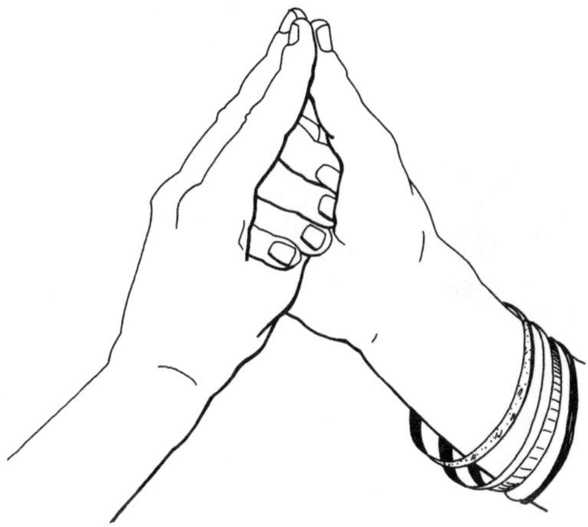

Definition
Wenn der Daumen der Shikhara-(Spitze-)Mudra von der anderen Hand umschlossen wird, dann symbolisiert diese Mudra das Muschelhorn oder Shanka.

Bedeutung
Dämonen, Titanen, Drachen, Ankündigung eines Krieges.

37. Chakra · Das Rad

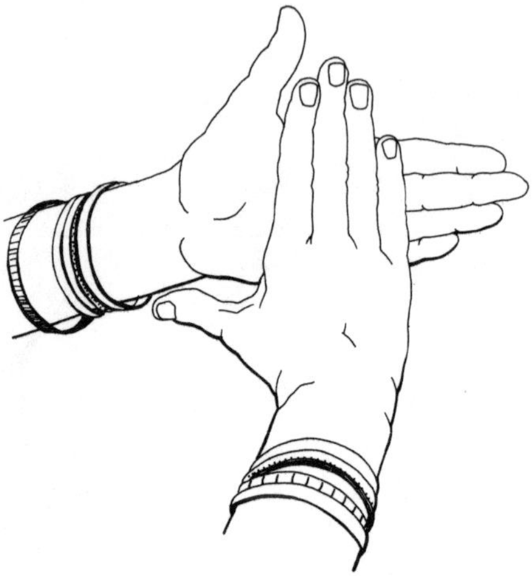

Definition

Wenn die Handinnenflächen der Halbmond-Geste (Ardhachandra) im rechten Winkel aufeinander liegen, dann heißt diese Mudra Rad oder Chakra.

Bedeutung

Das Rad, die Scheibe, Symbol für Vishnu.

38. Samputa · Die Schatulle

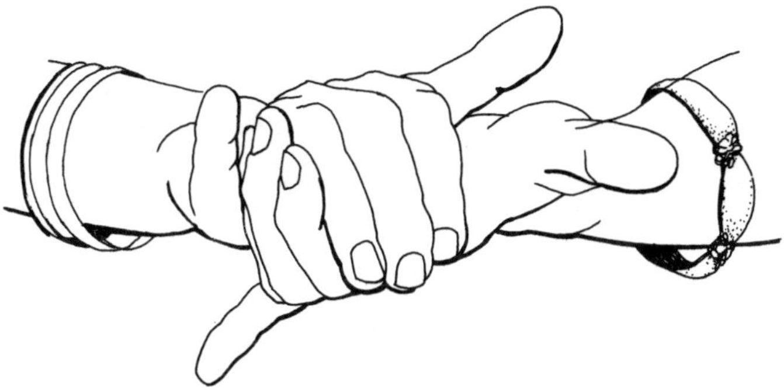

Definition
Wenn die Finger der Chakra-Mudra (Rad) nach innen gekrümmt sind und die kleinen Finger gestreckt sind, dann symbolisiert diese Geste die Schatulle oder Samputa.

Bedeutung
Eine Schatulle, etwas verheimlichen oder verstecken, eine runde Dose, Würfel spielen.

39. Pasha · Die Schlinge

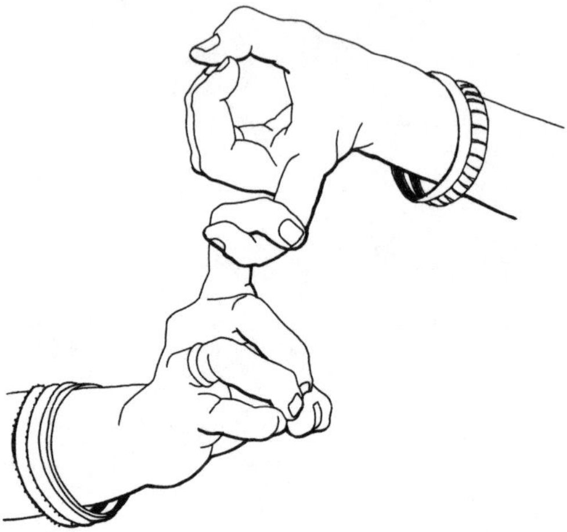

Definition
Wenn die Zeigefinger der Suchi-Geste (Nadel) sich umfassen und einen Knoten bilden, dann heißt diese Mudra Schlinge oder Pasha.

Bedeutung
Schlinge, Bindung, Band, Kette, Fesseln, Meinungsverschiedenheiten.

40. Kilaka · Band der Freundschaft

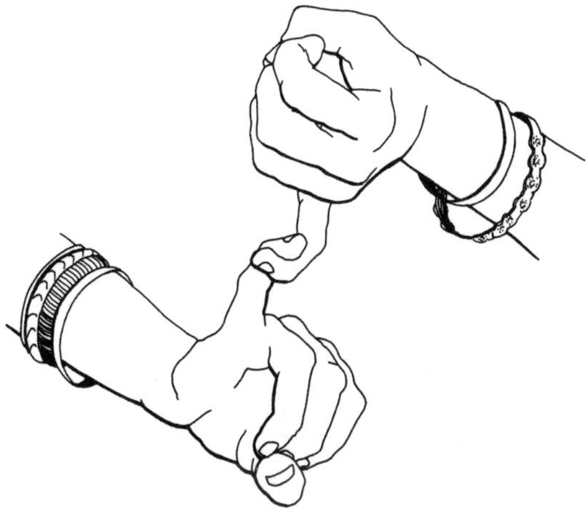

Definition
Wenn die kleinen Finger sich umfassen und die restlichen Finger beider Hände gekrümmt sind, dann wird diese Mudra »Band der Freundschaft« oder Kilaka genannt.

Bedeutung
Zuneigung, liebende Fürsorge, scherzhafte Unterhaltung.

41. Matsya · Der Fisch

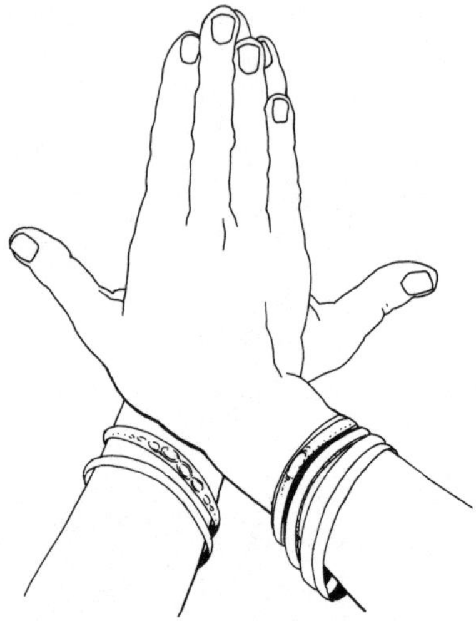

Definition

Wenn die eine Handfläche auf dem Handrücken der anderen Hand liegt und die zwei Daumen nach außen gestreckt sind, dann heißt diese Mudra Fisch oder Matsya.

Bedeutung

Fisch, Symbol für die erste Inkarnation Vishnus.

42. Kurma · Die Schildkröte

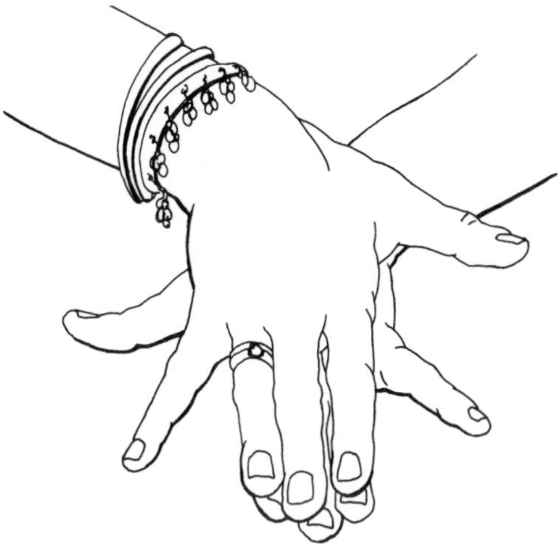

Definition
Aus der Fisch-Geste (Matsya) wird Kurma-Mudra, die Schildkröten-Geste, indem die beiden kleinen Finger nach oben gestreckt werden.

Bedeutung
Die Schildkröte, Symbol für die zweite Inkarnation Vishnus.

43. Garuda · Der mystische Vogel

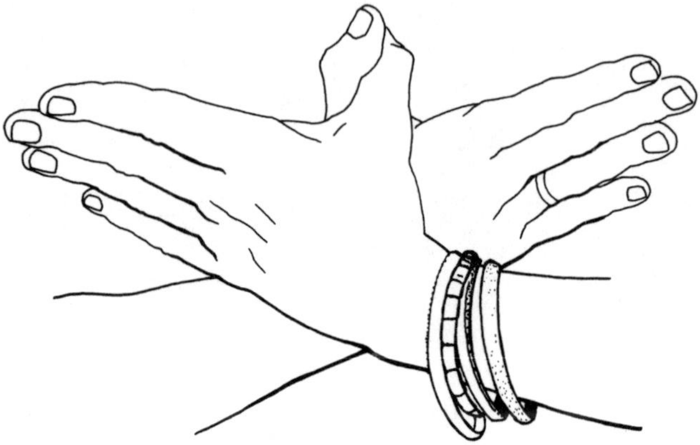

Definition
Wenn die Handinnenflächen der Halbmond-(Ardhachandra-) Geste nach innen zeigen und die Daumen sich berühren, dann wird diese Mudra »der mystische Vogel Garuda« genannt.

Bedeutung
Garuda, der König der Vögel, Feind der Schlangen, Reittier Vishnus.

44. Bherunda ·

Bherunda, der mythologische Vogel mit zwei Köpfen

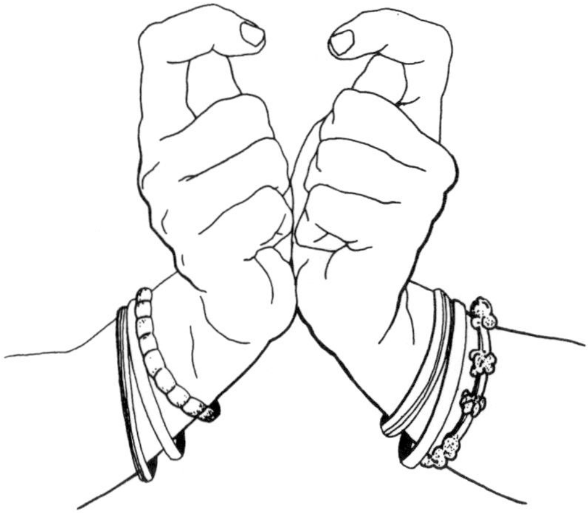

Definition

Wenn die Hände in der Affenbaum-(Kapittha-) Geste sich am Handgelenk berühren, dann symbolisiert diese Mudra Bherunda, den mythologischen Vogel mit zwei Köpfen.

Bedeutung

Der Vogel Bherunda, entweder der König der Eulen oder eine mystische Kreatur der bengalischen Folklore, ein Vogelpaar.

45. Nagabandha · Die Schlangenschlinge

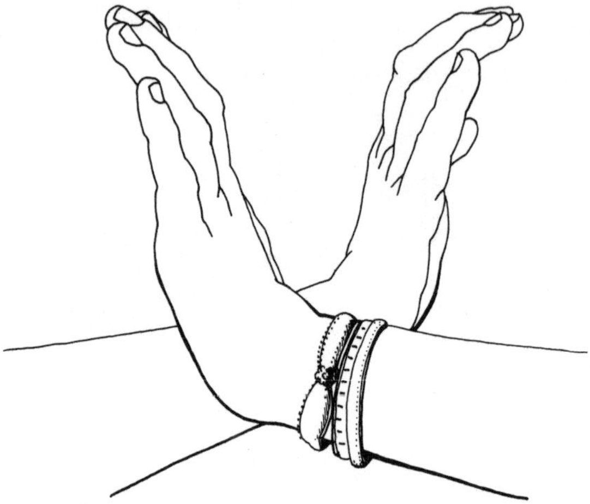

Definition

Wenn die Hände der Schlangenkopf-(Sarpashirsha-)Geste sich am Handgelenk kreuzen, dann heißt diese Mudra Schlangenschlinge oder Nagabandha.

Bedeutung

Ein Paar ineinander verschlungener Schlangen, Symbol der Fruchtbarkeit.

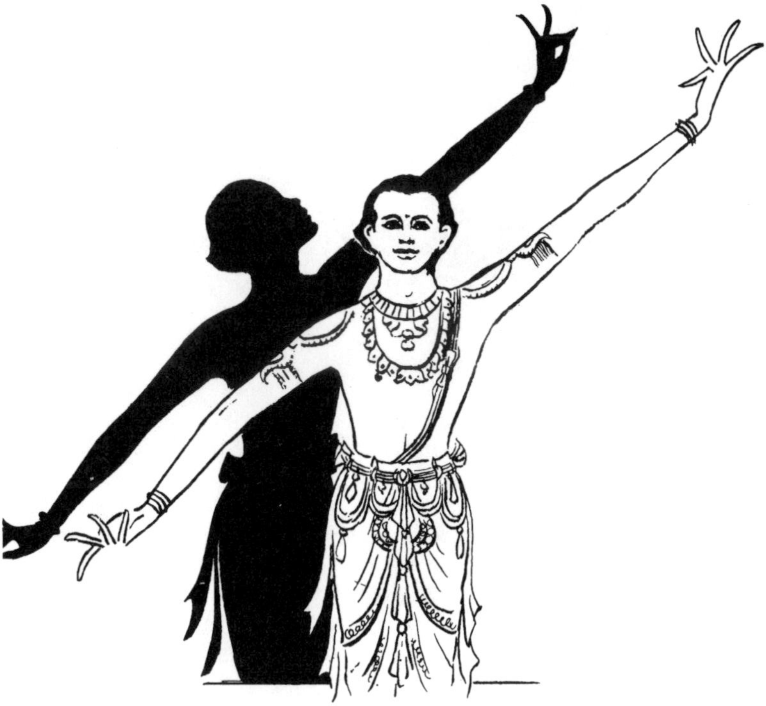

Eine charakteristische Tanzhaltung, die an die alten Fresken erinnert.

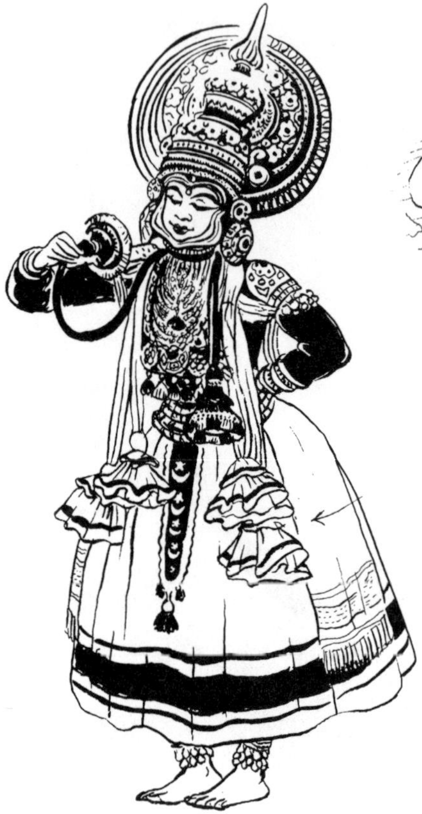

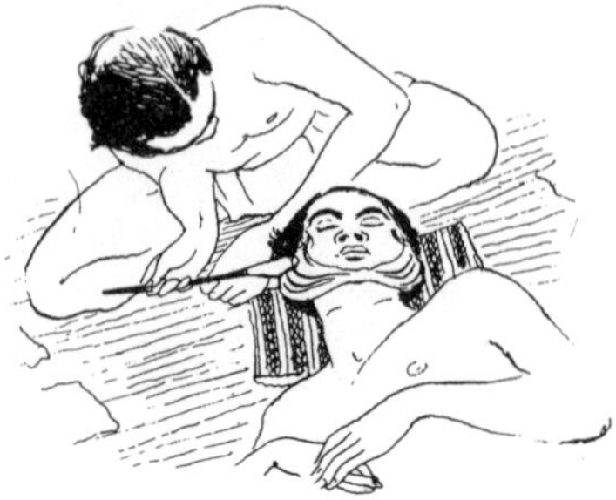

KATHAKALI-TÄNZER

Das Kathakali-Tanzdrama aus Kerala besitzt eine eigenständige Tradition, deren Tanzsprache durch eine unwahrscheinliche Detaillierung gekennzeichnet ist, die uns berechtigt, von einem »Tanzlexikon« zu sprechen. Das Auffallendste an der Kostümierung der Kathakali-Darsteller sind der enorme Rock und die übermächtige Kopfbedeckung, durch die die Größe der Götter zum Ausdruck gebracht wird. Eine wesentliche Rolle in der Kathakali-Sinnvermittlung spielt die Kunst der Bemalung und Maskierung. Sie soll dazu beitragen, dass sich der Schauspieler in die drei Welten der altindischen Mythologie zu versetzen vermag: in die obere der Götter, die mittlere der Menschen und die untere der Dämonen. Die Bemalung kann mehrere Stunden dauern. Der Tänzer legt sich auf den Rücken und schläft manchmal sogar ein. Jede Stufe der Bemalung erweckt in ihm die entsprechenden psychologischen Stimmungen. Richtet er am Ende der Bemalung seine Augen auf die heilige Lampe und setzt seine Kopfbedeckung auf, fühlt er sich nicht mehr wie ein gewöhnlicher Sterblicher, sondern ist in einen mythologischen Helden verwandelt.

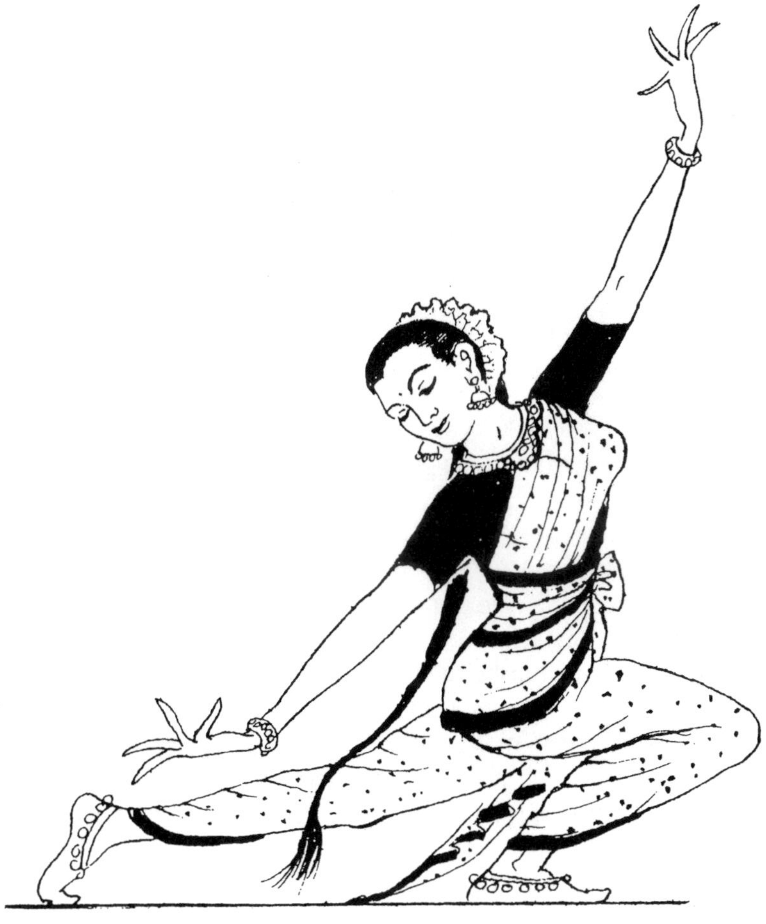

TÄNZERIN, *die die Lotosgeste (Alapadma-Mudra) ausführt.*

Mudras, die die verschiedenen Kasten symbolisieren

Brahmanen
Beide Hände in Shikhara-Mudra (10) symbolisieren die heilige Schnur der Zweimalgeborenen.

Kshatriyas
Die linke Hand in Shikhara-Mudra (10) horizontal, die rechte Hand in Pataka-Mudra (1).

Vaishya
Die linke Hand in Hamsasya-Mudra (23), die rechte Hand in Katakamukha-Mudra (12).

Shudras
Die linke Hand in Shikhara-Mudra (10), die rechte Hand in Mrigashirsha-Mudra (17).

Bereits im Rig-Veda (1500–1000 vor Christus) werden die verschiedenen Kasten in dem berühmten Purusha-Lied erwähnt. Es heißt dort, dass die Priester (Brahmanen) aus dem Mund, die Krieger (Kshatriyas) aus den Armen, die Ackerbauern (Vaishyas) aus den Schenkeln, die Shudras (Ureinwohner) aus den Füßen des Urmenschen entstanden sind.

Zur Zeit des Yajur-Veda (1000–750 v. Chr.) tritt das Kastensystem jedoch erst richtig in Erscheinung und gewinnt in der Folgezeit mehr und mehr an Einfluss. Die Indogermanen, die ihr Herrschaftsgebiet immer weiter nach Osten bis zum Ganges-Delta ausdehnten, führten die Einteilung in die verschiedenen Kasten oder Varnas (Varna = Farbe) ein. Um sich rein zu erhalten, sonderte sich die zahlenmäßig unterlegene hellhäutige arische Herren- und Erobererschicht von den dunkelhäutigen Shudras ab.

Auf die gesellschaftliche Gruppe der Brahmanen folgten in der Hierarchie die Kasten der Krieger und weltlichen Fürsten, dann die der Viehzüchter und Bauern und schließlich die der Shudras, die den anderen dienen mussten. Nur die Angehörigen der Oberkaste waren berechtigt, den Ehrentitel Arya (Reine) zu führen.

Die gottähnliche Position, welche die Brahmanen einnahmen, fand ihre Berechtigung darin, dass nur sie, im Besitz des heiligen Wissens, in der Lage waren, die komplizierten Opferhandlungen auszuführen, von denen das Wohl der Gesellschaft abhing. Die Mitglieder der Brahmanenkaste sollen vier Ashramas (Lebensstadien) durchlaufen. Die erste Stufe ist die des Schülers (Brahmacharya), der von einem Guru im heiligen Wissen unterrichtet wird. Der Schüler unterwirft sich bedingungslos seinem Meister und legt das Gelübde der Keuschheit ab. Symbolisch ist er durch die heilige Schnur des Zweimalgeborenen, die ihm feierlich verliehen wird, mit seinem Guru verbunden. Ist die Stufe der Schülerschaft beendet, tritt er in das Lebensstadium des Hausvaters (Grihastha) ein. Er gründet eine Familie und geht einem Beruf nach, vernachlässigt dabei nicht das weitere Studium der Veden. Der junge Hausvater genießt die Freuden und Leiden des Ehelebens (Kama) und kümmert sich um materiellen Besitz (Artha), damit er seine Familie entsprechend seiner sozialen Zugehörigkeit (Jati) unterhalten kann.

Ist der Hausvater alt geworden, wendet er sich vom Besitz (Artha), vom Eheleben (Kama) und von den gesellschaftlichen Pflichten (Dharma) ab und zieht allein oder mit seiner Frau als Einsiedler in den Wald (Vanaprastha). Er gibt alle vergänglichen Rollen auf und begibt sich auf den Weg nach innen.

Im vierten und letzten Ashrama, dem des wandernden heiligen Bettlers (Sannyasa), zieht der heimatlose Pilger fortan mit kahl geschorenem Haupt, nur mit einem Lendenschurz angetan, Büßerstab und Almosenschale in der Hand, umher. Losgelöst von den irdischen Rollen lebt er mit dem ewigen Selbst.

Die Teilung der Kasten behielt ihre Gültigkeit als Rahmen für die traditionelle Hindugesellschaft bis in unsere Zeit. Im Laufe der Zeit fand eine immer weitergehende Unterteilung in zahlreiche Unterkasten statt, deren Angehörige jeweils streng voneinander abgeschlossen leben.

Die Mudras der drei Hauptgötter und ihrer Frauen

Brahma
Die linke Hand in Chatura (21), die rechte Hand in Hamsasya (23).

Vishnu
Beide Hände in Tripataka (2).

Shiva
Die linke Hand in Mrigashirsha (17), die rechte Hand in Tripataka (2).

Sarasvati
Die linke Hand in Suchi (13), die rechte Hand in Kapittha (11).

Lakshmi
Beide Hände in Kapittha (11) auf Höhe der Schultern.

Parvati
Eine Hand in Pataka (1), die andere Hand hängt an der Körperseite herunter.

Mudras, die die Planeten beschreiben

Sonne
Linke Hand in Alapadma (20), rechte Hand in Kapittha (11), beide Hände sind in der Höhe des Halses.

Mond
Linke Hand in Alapadma (20), rechte Hand in Pataka (1).

Mars
Beide Hände in Mushti (9).

Merkur
Linke Hand in Mushti (9), horizontal, rechte Hand in Pataka (1).

Jupiter
Beide Hände in Shikhara (10), die rechte Hand ist horizontal.

Venus
Beide Hände in Mushti (9), die rechte Hand ist erhoben, die linke gesenkt.

Saturn
Die linke Hand in Shikhara (10), die rechte Hand in Suchi (13).

Mudras, die die Mitglieder der Familie symbolisieren

Paar
Dieselbe Mudra wie die der Shudra-Kaste.

Mutter
Linke Hand in Ardhachandra (6) liegt auf dem Bauch, rechte Hand in Sandamsha (25).

Vater
Linke Hand in Ardhachandra (6), rechte Hand in Shikara (10).

Schwiegermutter
Rechte Hand liegt auf dem Hals in Hamsasya (23), die linke Hand in Sandamsha (25) reibt sich den Bauch.

Der Bruder des Mannes
Linke Hand in Shikhara (10), rechte Hand in Kartarimukha (4).

Der älteste Bruder
Beide Hände in Mayura (5).

Sohn
Die linke Hand in Shikhara (10), die rechte in Sandamsha (25), die zuerst auf dem Bauch liegt und dann schnell weggezogen wird.

Schwiegertochter
Zuerst werden die Mudras, die den Sohn kennzeichnen, ausgeführt, dann nimmt die rechte Hand Mrigashirsha (17) ein.

Eine Legende aus Shivas Familienleben

Die folgenden Bilder zeigen, wie der indische Tänzer allein durch seine Handstellungen und die Bewegungen seiner Augen eine Legende zum Ausdruck zu bringen vermag. Die Legende erzählt von Shiva, der seine schöne Frau Parvati zum Bad an den Fluss schickt, um seine Geliebte, die Flussgöttin Ganga, die sich in seinen Haaren versteckt hält, ungestört umarmen zu können. Kaum ist Parvati außer Sicht, schickt er auch seinen Sohn Ganesha zum Spielen fort. Parvati, die ihrem Mann jedoch misstraut, kehrt überraschend früh von ihrem Bad zurück, und Shiva hat gerade noch genug Zeit, Ganga in seinen Locken zu verstecken und sich in den Meditationssitz zu begeben. Mit großer Diplomatie gelingt es ihm, die wütende und eifersüchtige Parvati zu beruhigen und seinen Sohn Ganesha wieder für sich zu gewinnen.

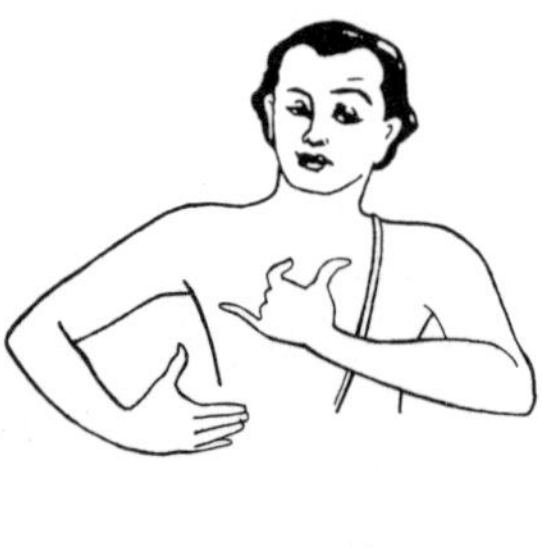

1. Shiva: »Misstrauische Frau!« (Parvati geht zum Bad an den Fluss und lässt Ganesha, ihren Sohn, bei dem Vater zurück.)

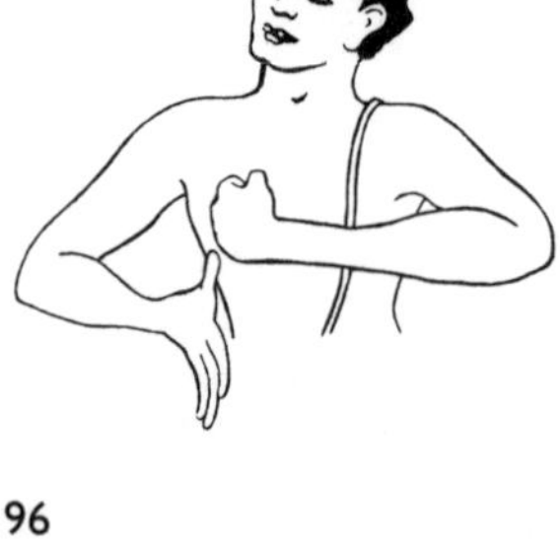

2. Shiva: »Du kannst spielen gehen, Ganesha, Vater ist beschäftigt.«

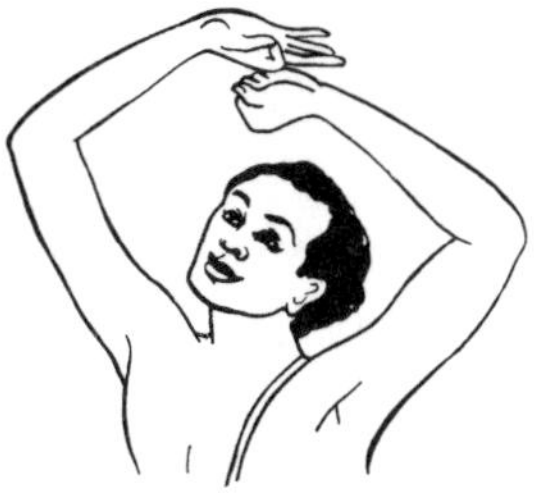

3. Shiva: »Oh, Ganga, komm aus meinen Locken hervor!« (Ganga, die Flussgöttin, hat sich in seinen Haaren versteckt.)

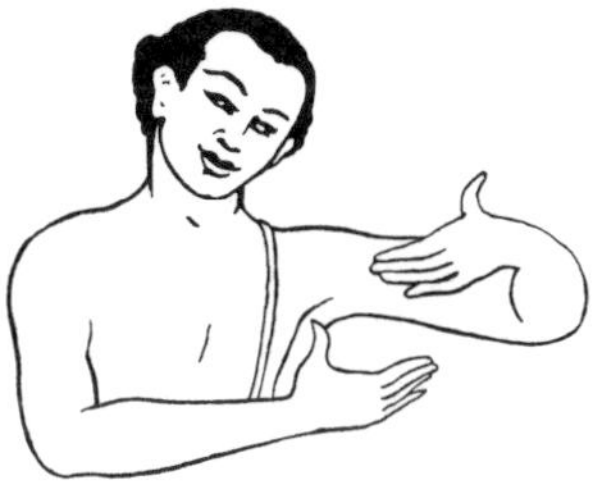

4. Shiva: »Oh, du Schönheit, welche Ekstase, dich in der Abwesenheit der ermüdenden Parvati in den Armen zu halten.«

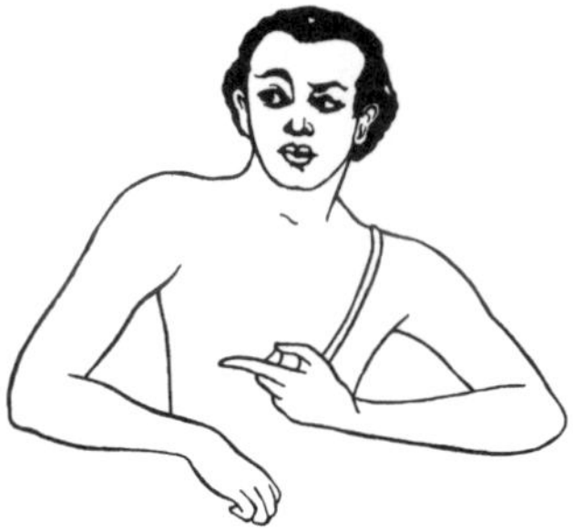

5. Shiva: »Oh, mein Gott, Parvati kommt überraschend früh von ihrem Bad zurück.«

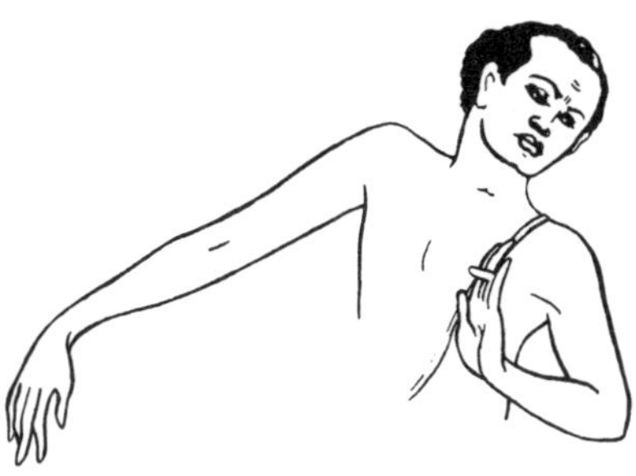

6. Parvati: »Ich fühlte, dass er mich betrügen wollte. Wie kalt war das Wasser doch.«

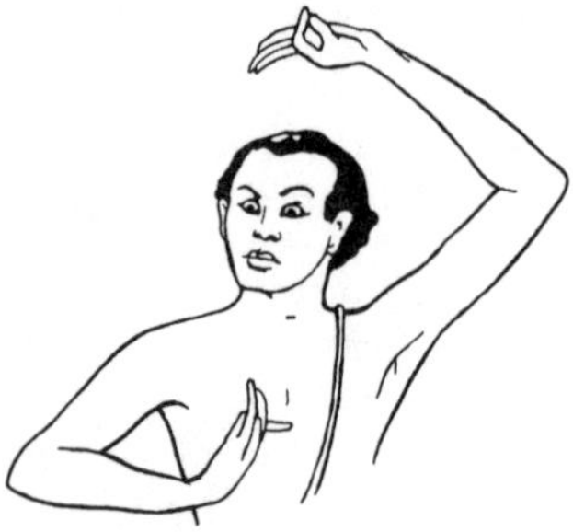

7. Shiva: »Unsinn. Ich war gerade in tiefe Meditation versunken. Misstrauische Frau!«

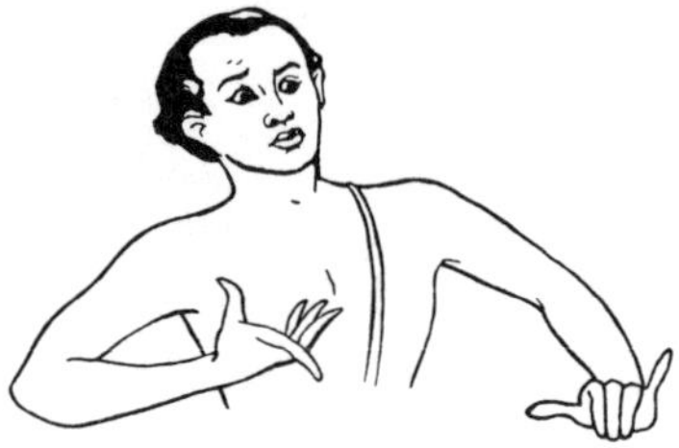

8. Parvati: »So meditierst du also, und wo ist unser Sohn Ganesha?«

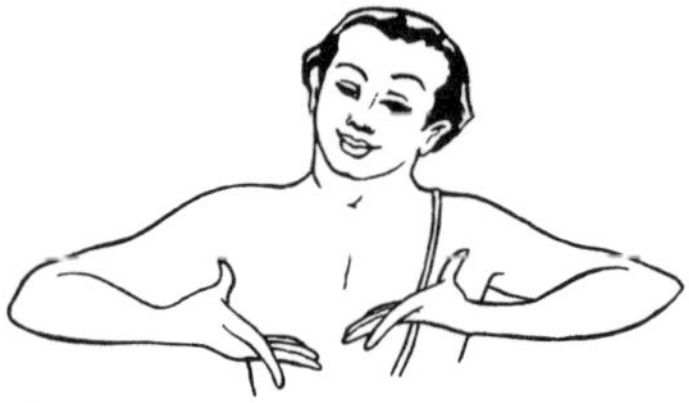

9. Shiva: »Komm her, mein süßer Ganesha!«

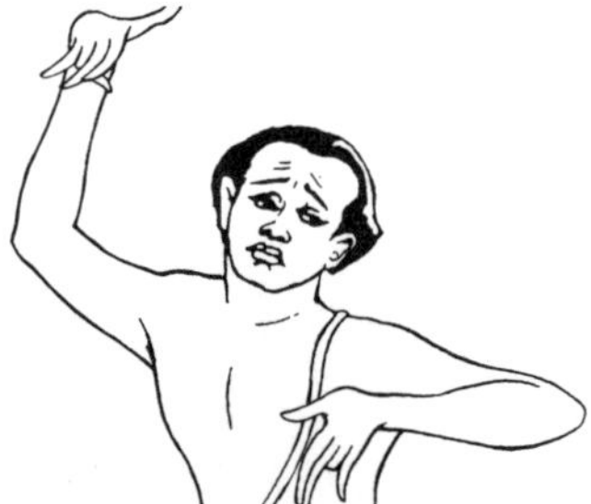

10. Ganesha: »Vater schickte mich fort, als du ein Bad nahmst. Ich will nicht mehr bei ihm bleiben.«

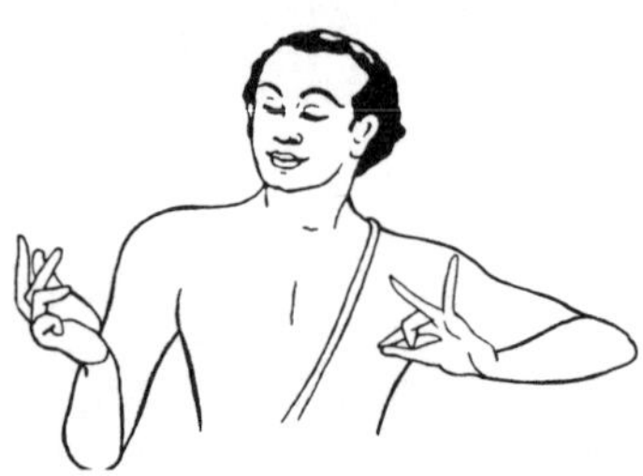

11. Glückliches Ende: Shiva als treuer Ehemann und Vater umarmt seine Frau und bietet Ganesha eine Süßspeise an.

Kapitel 2

Mudras in der hinduistischen Ikonographie

Die verschiedenen Mudras und Hastas (Armposen) in der Ikonographie, die direkt auf die klassische indische Tanzkunst zurückgeführt werden können, gehören neben den Körperhaltungen (Asanas) und den Attributen zu den Unterscheidungsmerkmalen der zahlreichen Gottheiten. Die Götterskulpturen, die nach festgeschriebenen Normen geschaffen wurden, fügen sich mit den verschiedenen Attributen, Gesten, Haartrachten, der Kleidung und dem Schmuck zu einem harmonischen Gesamtbild zusammen, das den Gläubigen ansprechen und ihm das Göttliche offenbaren soll. In den mystischen Handposen liest der Gläubige nicht nur die Macht und Fähigkeit einer verehrten Gottheit, sondern auch einen bestimmten Gefühlsausdruck.

Handstellungen, mit deren Hilfe die Götter ein Attribut halten, sind von den eigentlichen Mudras zu trennen. Die zahlreichen symbolischen Attribute, die den Gottheiten beigegeben sind, geben über die Machtbereiche und Eigenschaften der Götter klare Auskunft. In einigen Fällen jedoch, wo auf die Darstellung eines Attributs verzichtet wird, verschmilzt die Bedeutung von Mudra und Attribut. Durch eine bestimmte Hand- oder Armhaltung wird das Attribut selbst versinnbildlicht.

Während sich die Mudras, die von einer Hand (der linken oder der rechten) oder von beiden Händen ausgeführt werden, vor allem auf die Stellung der Finger beziehen, bezeichnen die Hastas komplexe Arm- und Handhaltungen. Wenn die Handhaltungen in der Ikonographie auch in vielerlei Hinsicht denen der tänzerischen Gestensprache ähnlich sind, bilden sie letzten Endes zwei verschiedene Weisen des religiösen Aussagens. Während eine Mudra in der Sprache des Tanzes ein Symbol in Bewegung ist, das man nur durch den vorausgegangenen Bewegungsablauf und Sinnzusammenhang verstehen kann, ist das, was durch eine ikonographische Mudra ausgedrückt wird, bereits in der Pose enthalten.

Die Geste der Lehrverkündung (Chin-Mudra)

Diese Geste, bei der Daumen und Zeigefinger sich berühren, während die anderen Finger ausgestreckt sind, symbolisiert die Urteils- und Beweiskraft der Gottheit. Richtet die Gottheit die Hand dem Betrachter entgegen, will sie ihn belehren beziehungsweise unterrichten. Bei den buddhistischen Skulpturen wird diese Mudra als »Geste der Lehrdarlegung oder der Diskussion« bezeichnet. Daumen und Zeigefinger formen das Rad der Lehre.

Die Abbildung auf Seite 101 zeigt Shiva als Verkünder und Herrn des Wissens (Jnana-Dakshina-Murti), dessen rechte vordere Hand die Geste der Lehrverkündung ausführt. Die Attribute des Lehrverkünders sind die Gebetskette (in der rechten oberen Hand), die den ewigen Zyklus der Zeit versinnbildlicht, und das Feuer (in der linken oberen Hand), das die Vernichtung der Welt symbolisiert. Shiva befindet sich im Virasana (Heldensitz), bei dem das rechte Bein zur Erde gestreckt und das linke Bein darüber gelegt ist.

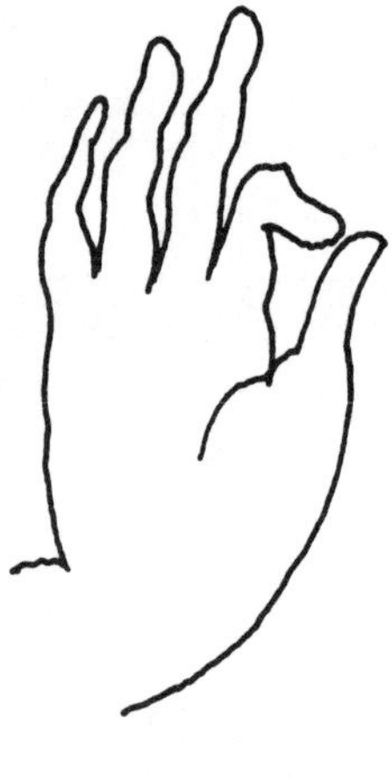

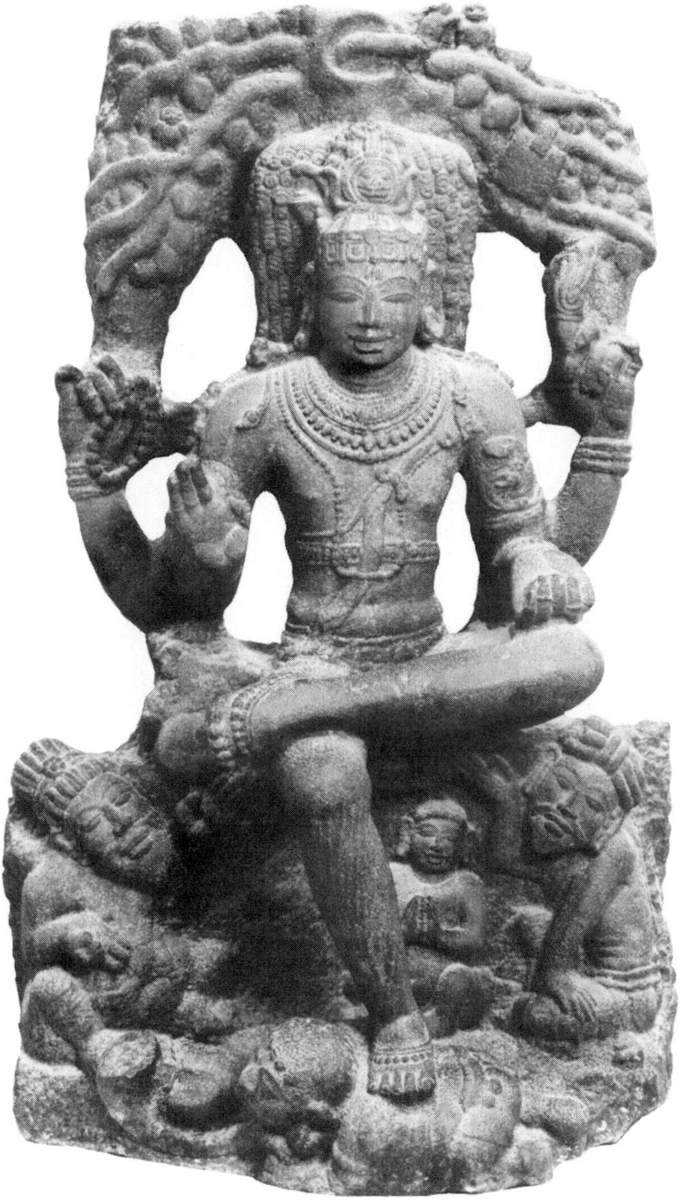

SHIVA *als Verkünder des Wissens (Südindien, 14. Jahrhundert)*

Die Geste der Weisheit · Jnana-Mudra

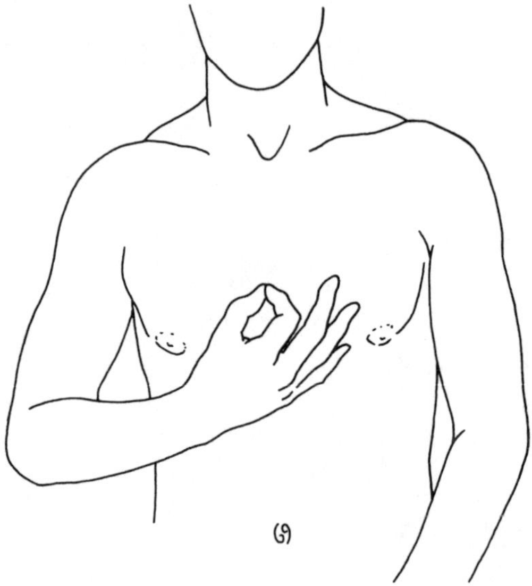

Im Gegensatz zur Geste der Lehrverkündung richtet sich diese Geste nicht an den Gläubigen, sondern symbolisiert lediglich die Weisheit des Gottes. Die Hand wird nicht dem Betrachter entgegengehalten, sondern liegt vor der Brust in Höhe des Herzens.

Die Geste der Meditation · Dhyana-Mudra

Die Handhaltung, bei der die rechte Hand in der Innenfläche der linken Hand liegt, symbolisiert die tiefe Meditation und wird nur in Verbindung mit dem Meditationssitz (Padmasana), bei dem die beiden Beine so gekreuzt sind, dass die Zehenspitzen die Innenseiten der Oberschenkel berühren und die Fußsohlen nach oben weisen, ausgeführt.

Die folgenden drei Abbildungen zeigen Brahma, Vishnu und Shiva in tiefer Meditation, mit den zwei unteren Händen die Geste der Versenkung ausführend.

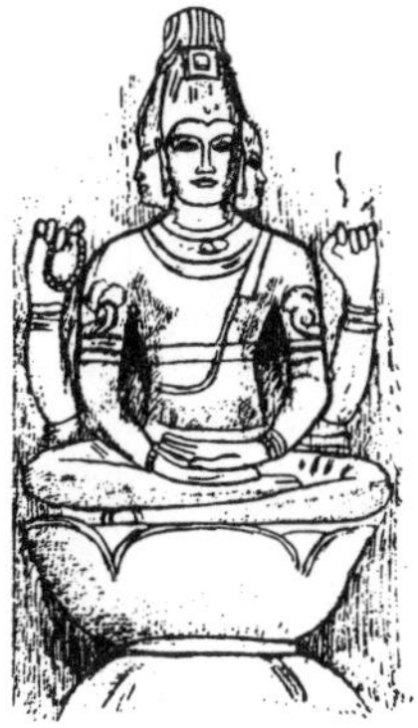

BRAHMA

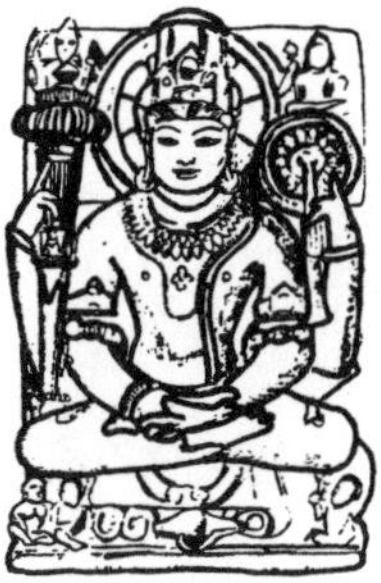

VISHNU

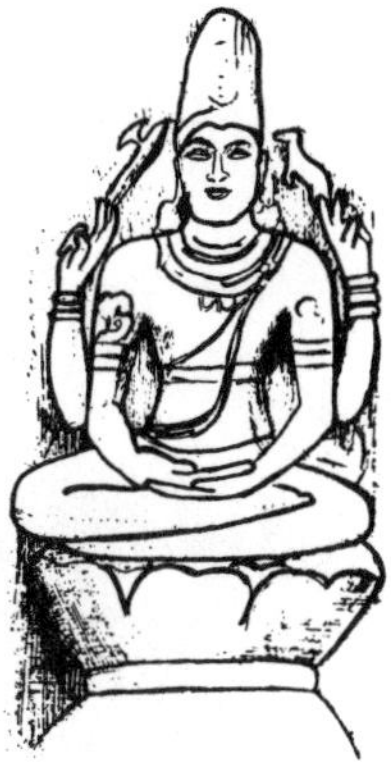

SHIVA

Die Geste der Schutzverheißung · Abhaya-Mudra

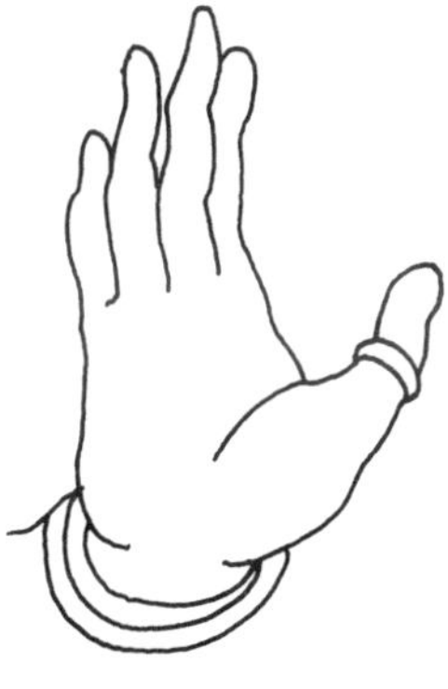

Die Geste, bei der die rechte Hand mit der Innenfläche nach vorne erhoben ist, wird als die Geste der Schutzverheißung oder der Abwesenheit von Furcht bezeichnet. Sie verheißt dem Gläubigen Schutz, befreit von Furcht und wehrt das Böse ab. Diese Handpose, die zu einer der beliebtesten Gesten der Gottheiten gehört, findet man in vielen Darstellungen von Gottheiten.

Die Abbildung auf Seite 104 zeigt Vishnu, der mit seiner rechten unteren Hand diese Geste ausführt. In seiner rechten oberen Hand hält er das Rad, in seiner linken oberen die Muschel, und die linke untere Hand ruht auf der Keule. Vishnu nimmt die Pose ohne Biegung (Samabhanga) ein, die als die Grundhaltung aller anderen stehenden Posen angesehen wird.

In der Abbildung auf Seite 105 erscheint Shiva in androgyner Form als Ardhanarisvara, eine Darstellung, in der er und seine Gemahlin Parvati in einer Gestalt vereint sind. In dieser Gestalt

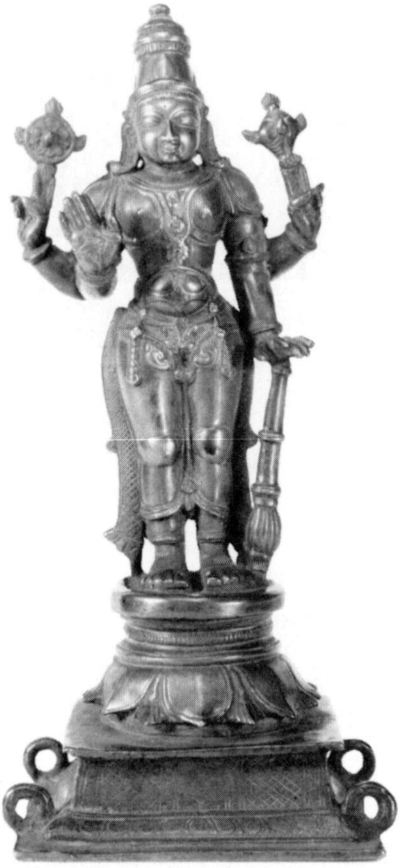

VISHNU *(Südindien, 18. Jahrhundert)*

symbolisiert er die innige Verknüpfung der Dualität der Geschlechter als Grundprinzip des Seins. Shiva hält in seiner linken oberen Hand einen Spiegel, der sowohl die Weisheit als auch die Eitelkeit symbolisiert. Die rechte untere Hand führt die Schutzverheißungsgeste aus. In seiner rechten oberen Hand hält er als Zeichen seiner göttlichen Macht und Stärke eine Axt, mit deren Hilfe er jegliche Unwissenheit vernichtet und alle Fesseln, die den Menschen an das Dasein binden, durchtrennt. Die Abbildung auf Seite 105 zeigt Sarasvati, die Göttin der Poesie, die ursprünglich gemeinsam mit der Flussgöttin Ganga als Gemahlin Vishnus galt.

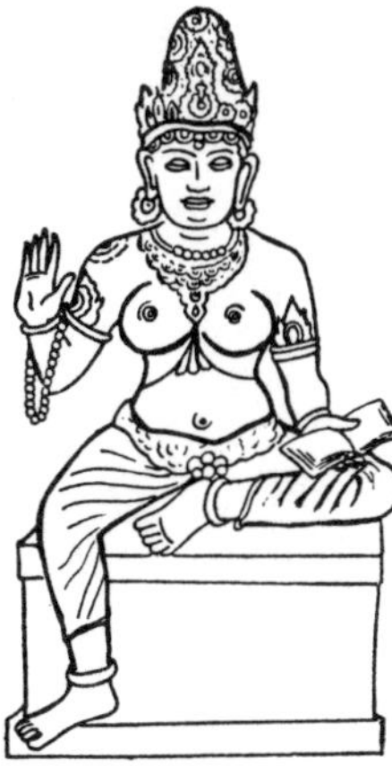

Sarasvati

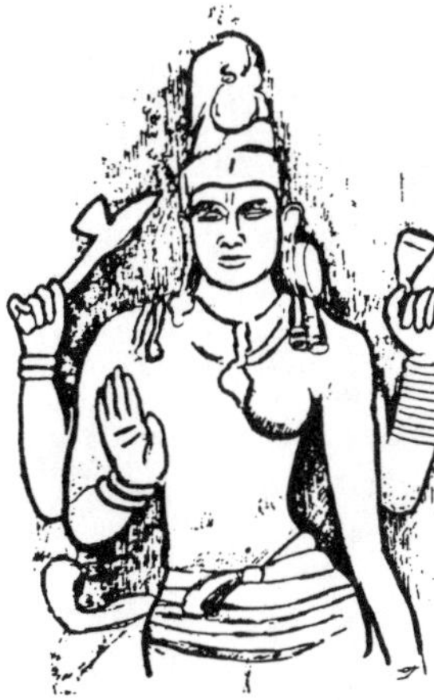

Shiva

Da es zwischen den beiden jedoch oft zu Eifersüchteleien kam, gab Vishnu Ganga an Shiva und Sarasavati an Brahma weiter. Sarasavati hat ihre rechte Hand zur Schutzverheißungsgeste erhoben, in der linken hält sie ein Buch, das Symbol der Weisheit.

Die Geste der Wunschgewährung · Varada-Mudra

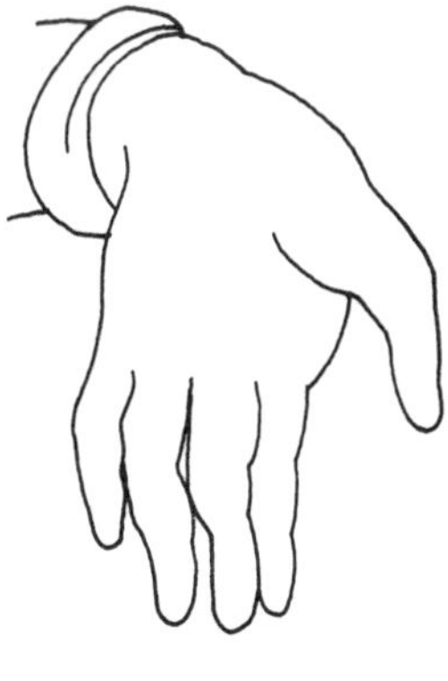

Die Mudra, bei der die linke Hand mit der Innenfläche nach unten weist, wird als die »Geste der Wunschgewährung« oder als »Barmherzigkeitsgeste« bezeichnet. Die Gottheit führt sie oft parallel zu der Geste der Schutzverheißung aus. Diese Handpose, die anzeigt, dass die Gottheit bereit ist, dem Gläubigen einen Wunsch zu gewähren, bildet eine bevorzugte Geste in der Ikonographie.

Die Abbildung auf Seite 106 zeigt den elefantenköpfigen Ganesha, eine der populärsten indischen Gottheiten, mit dieser Geste. Der dickbäuchige, untersetzte Gott mit den kurzen Beinen, der als Sinnbild

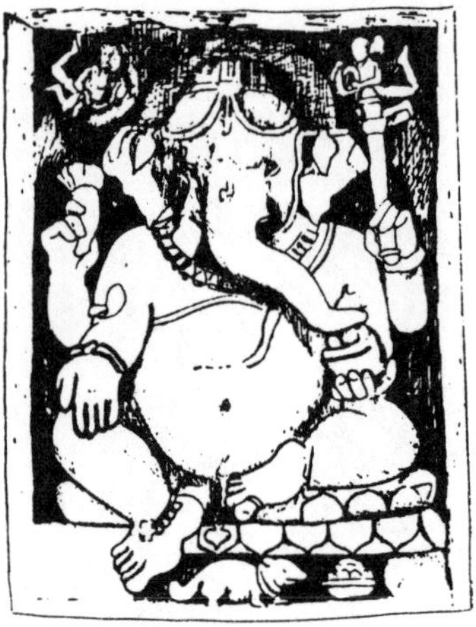

Ganesha

des Glücks und der Weisheit gilt, wird im Allgemeinen als Sohn Shivas und Parvatis angesehen. Bilder von Ganesha, der auch als »Herr über alle Hindernisse« bezeichnet wird, gibt es erst seit dem 5. Jahrhundert nach Christus. In der Ikonographie zeigt er sich vier- oder sechsarmig. Seine charakteristischen Mudras sind die Gesten der Schutzverheißung und der Wunschgewährung. Der heitere und gemütvolle Ganesha wird stets mit einem dicken Bauch dargestellt, der Wohlergehen und Reichtum anzeigt. Sein Rüssel liegt meist zur linken Seite und greift in eine Schale mit Süßigkeiten, die er in seiner linken unteren Hand hält. Als Attribute trägt er Früchte, eine Schale mit Süßigkeiten, Gebetskette, Schlinge, Axt und Keule.

Die Abbildung auf Seite 107 zeigt Shiva zusammen mit seiner Gemahlin Parvati, die mit der linken Hand die Geste der Wunschgewährung ausführt und in ihrer rechten Hand eine Blume hält. Shiva führt mit seiner rechten unteren Hand die Geste der Schutzverheißung und mit der linken unteren die Geste der Lotosblüte (Kataka-Mudra) aus. Seine oberen Hände tragen die Antilope, die die Natur verkörpert, und die Axt als Zeichen seiner großen göttlichen Macht und Stärke. Die Darstellung Shivas mit seiner Shakti Parvati wird als zweifältige Personalisierung des Absoluten angesehen.

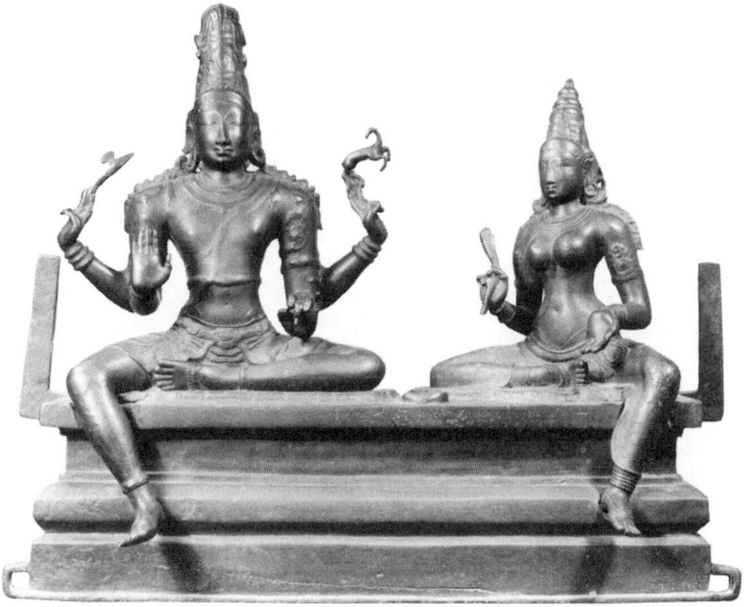

SHIVA *und* PARVATI *(Südindien, 15. Jahrhundert)*

Die Geste der Anbetung und des Grußes · Anjali-Mudra

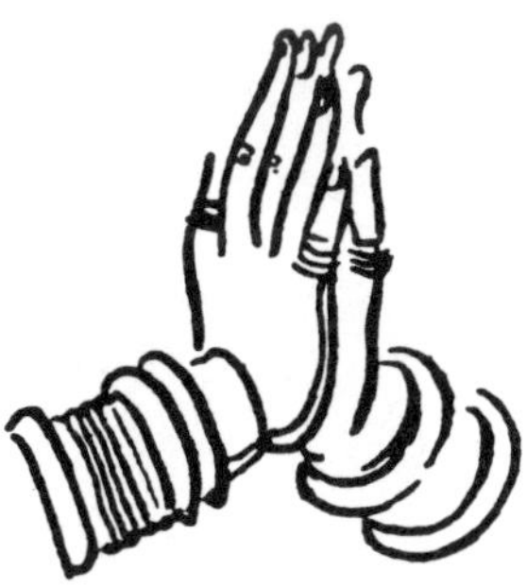

Diese Geste, bei der die Fingerspitzen sich berühren und die Handflächen einen kleinen Hohlraum bilden, drückt tiefste Verehrung aus. In der Ikonographie werden meist untergeordnete Gottheiten, Heilige und Gottesanbeter mit dieser Geste gezeigt. Im täglichen Leben der Hindus wird diese Mudra auch als allgemeine Begrüßungsgeste benutzt. Eine Variation der Anjali-Mudra bildet Ardhanjali-Mudra, bei der lediglich eine Hand vor die Brust gehalten wird.

Die Abbildungen auf Seite 108 zeigen eine Gottesverehrerin und einen Yogi mit der Anbetungsgeste.

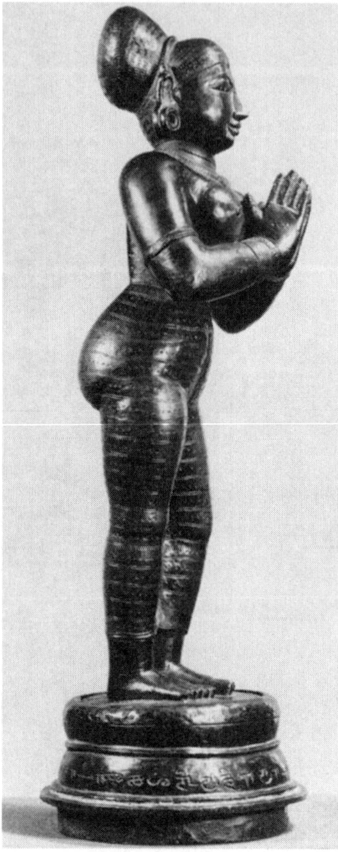

Anbeterin eines Gottes
(Südindien, 16. Jahrhundert)

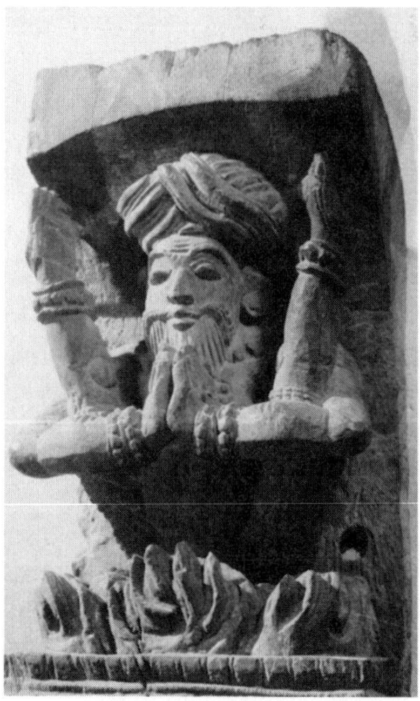

Yogi mit Anbetungsgeste
(Südindien)

Die Flügelgeste · Arala-Mudra oder Pataka-Hasta

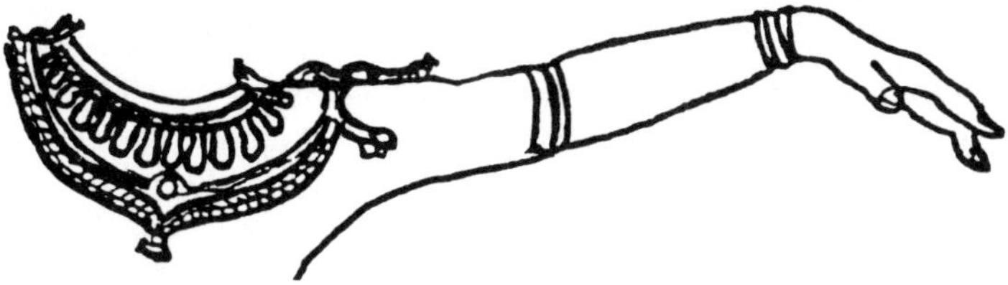

Diese Pose, bei der der Arm waagerecht von der Schulter ausgestreckt wird, drückt ebenso wie die Elefantengeste (siehe Seite 110) Stärke und Kraft aus. Die Abbildung unten zeigt den tanzenden Krishna mit der Flügelgeste.

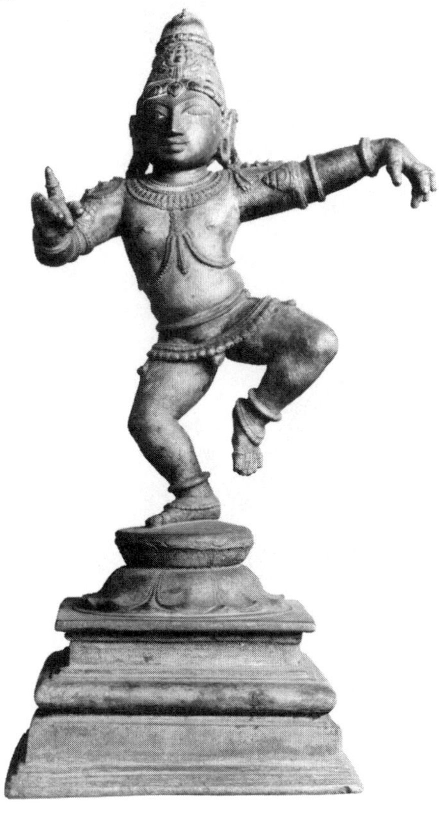

KRISHNA *(Südindien, ca. 10. Jahrhundert)*

Die Elefantengeste · Gaja-Hasta-Mudra

Die Pose, bei der der Arm quer vor der Brust ausgestreckt und die abgewinkelte Hand nach unten zeigt, ist vor allem für die Darstellung des tanzenden Shiva charakteristisch. Diese Armhaltung, die Stärke und Macht zum Ausdruck bringt, soll an den Rüssel des Elefanten erinnern. Die Abbildung unten zeigt Vishnu mit dieser Geste.

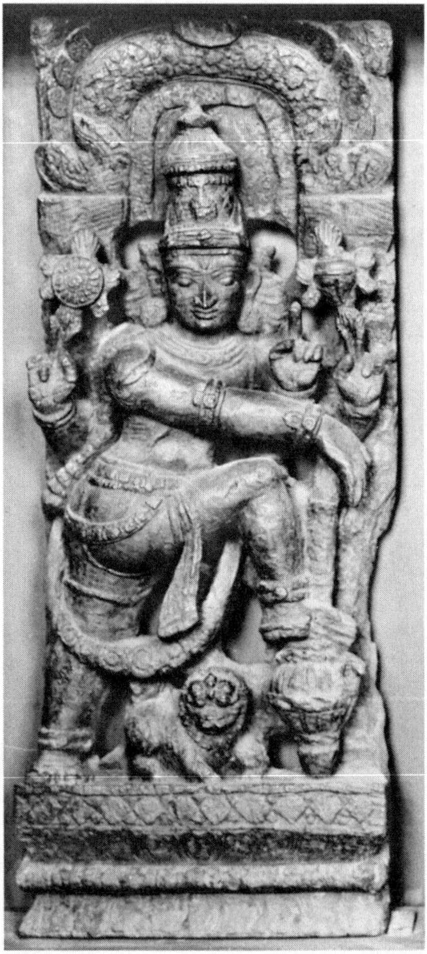

VISHNU *(Südindien)*

Die Geste der Drohung · Tarjani-Mudra

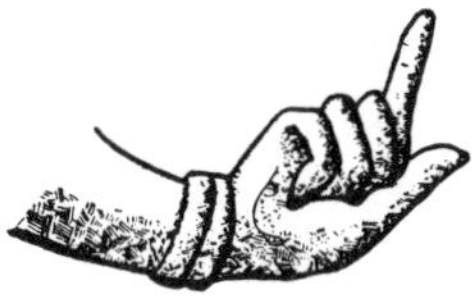

Diese Geste, bei der der ausgestreckte Zeigefinger nach oben weist, drückt Warnung oder Belehrung aus. Die Abbildungen auf den Seiten 109 und 110 zeigen Krishna und Vishnu mit dieser Geste.

Die Geste der Weisung · Suchi-Mudra

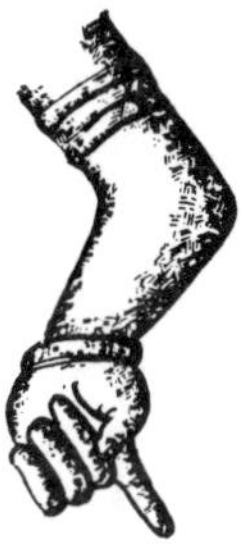

Die Geste, bei der der Zeigefinger nach unten weist, symbolisiert das Losgelöstsein von Gegenständlichkeit. Die mit dieser Mudra dargestellte Gottheit weist auf einen imaginären Gegenstand, den sich der Gläubige selbst vorzustellen hat.

Die Geste der verschränkten Arme · Hastasvastika

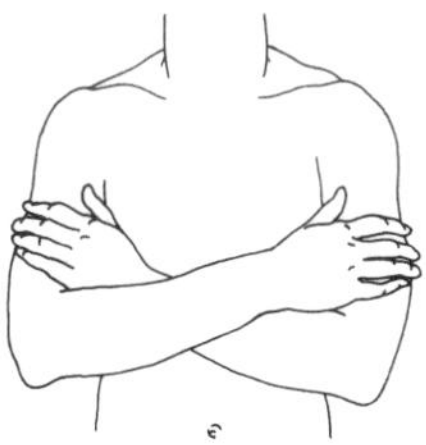

Wird eine Gottheit mit vor der Brust verschränkten Armen dargestellt, drückt sie tiefste religiöse Hingabe aus und ist anderen Gottheiten untergeordnet.

Die Geste der Verwunderung · Vismaya-Mudra

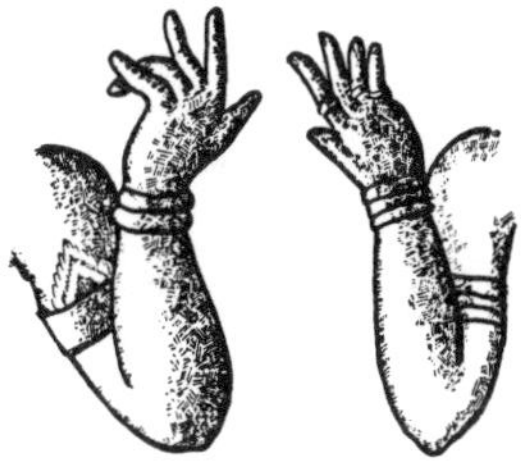

Die Mudra, bei der der Unterarm und die Hände seitlich von der Brust erhoben und die Finger leicht gekrümmt sind, drückt Erstaunen oder Verwunderung aus.

Die Halbmondgeste mit dem Feuer · Ardachandra-Mudra

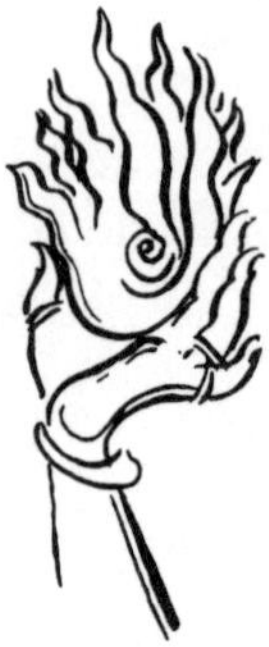

Diese Geste, die entweder mit oder ohne das Feuer von einer Gottheit ausgeführt wird, ist eine charakteristische Pose für Skulpturen, die von Anhängern der shivaitischen Sekte verehrt werden. Das Feuer symbolisiert die Vernichtung der Welt, die durch die Flammen am Ende eines jeden Zeitalters zerstört wird.

Die Geste, mit der die Trommel gehalten wird · Damaru-Mudra

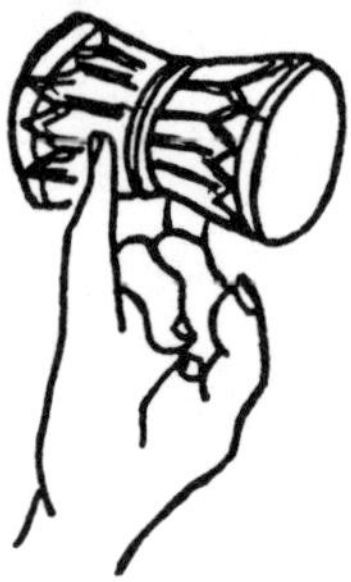

Die Trommel, ein Attribut Shivas, wird zwischen dem ausgestreckten Zeigefinger und dem kleinen Finger getragen. Sie symbolisiert den Urlaut, der alles Entstehen und Vergehen in Bewegung setzt. Auch diese Mudra kann mit oder ohne Attribut ausgeführt werden.

Die Geste, mit der man eine Blüte hält · Kataka-Hasta-Mudra

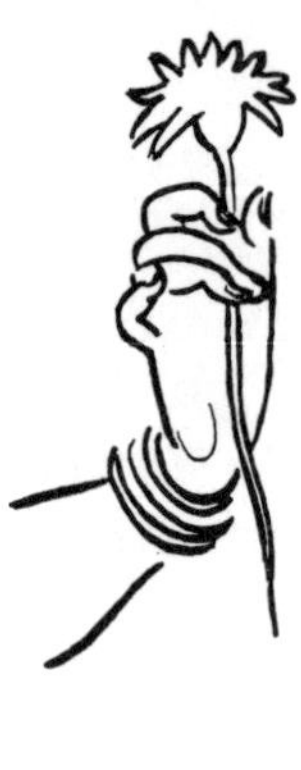

Diese Mudra, die entweder mit oder ohne Attribut ausgeführt wird, ist typisch für das Halten von Blumen, die als ein beliebtes Opfer für die Götter gelten. Blüten, vor allem der Lotos und die Lilie, werden vor die Skulptur der Gottheit gelegt, Skulpturen umgehängt oder in die Hand gegeben.

Die in der Ikonographie am häufigsten dargestellte Blüte ist der Indische Lotos, dessen rote oder weiße Blüten von langen Stielen getragen werden. Der Lotos, der nicht nur ein Attribut vieler Götter und insbesondere von Göttinnen ist, sondern auch als Thron der Gottheit dient, versinnbildlicht Reinheit, Schönheit und Frische in der sich ewig erneuernden Schöpfung.

Die folgenden zwei Abbildungen zeigen Devi und Parvati in anmutiger Pose mit der Kataka-Hasta-Mudra. Devi (große Göttin)

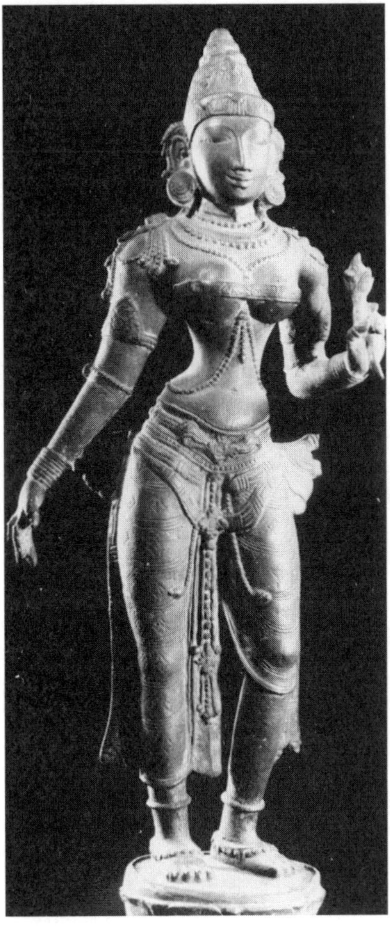

DEVI *(Südindien, 15. Jahrhundert)*

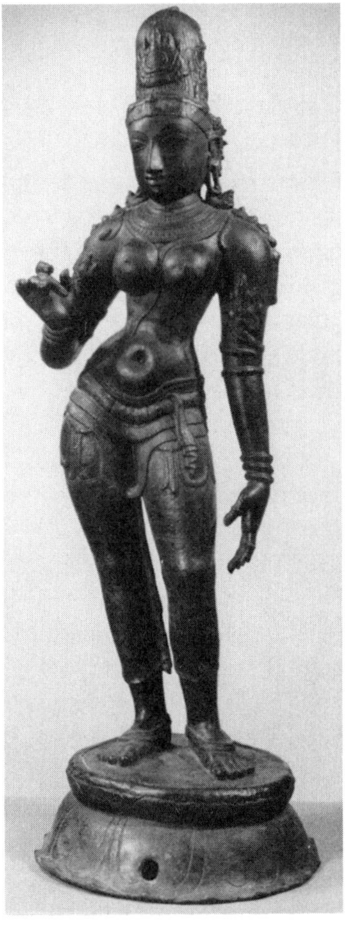

PARVATI *(Südindien, 10. Jahrhundert)*

hält außerdem noch in ihrer zu dieser Geste geformten linken Hand eine Blume. Der Name Devi bezieht sich seit der epischen Dichtung auf alle großen Göttinnen, die die männlichen Gottheiten begleiten. Devi, die große Mutter, gilt als Symbol der schöpferischen und kosmischen Energie, ohne die die männliche kontemplative sich nicht entfalten kann.

Die beiden Göttinnen führen die zweifach geschwungene Pose (Dvibangha) aus, bei dem das Gewicht auf einem Bein ruht und das andere ein wenig nach vorne oder seitwärts verschoben ist.

Die Armhaltung der Zwanglosigkeit ·

Katyvalambita-Hasta

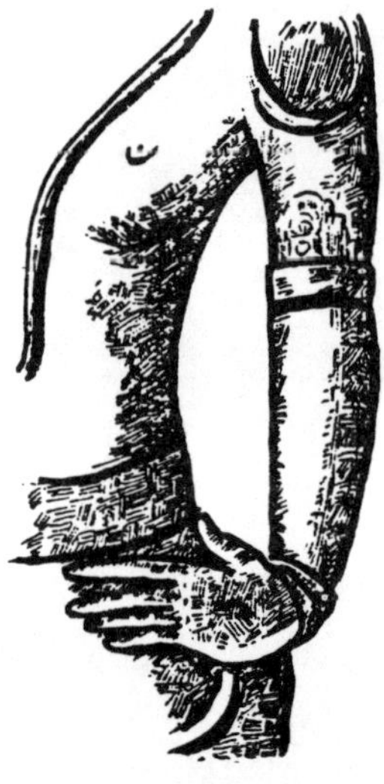

Diese Armpose, bei der die linke Hand an der Hüfte oder am Oberschenkel einer stehenden Gottheit ruht, findet man oft, wenn sie ohne Attribute dargestellt wird. Auf den folgenden Abbildungen werden Durga und Hari-Hara mit der Armhaltung der Zwanglosigkeit dargestellt.

Durga, die schwer Zugängliche, gilt als eine der mächtigsten Göttinnen, die zerstörerische und Leben spendende Kräfte in sich vereinigt. In mildtätiger Form gleicht sie in vieler Hinsicht Parvati, der Gemahlin Shivas. In den shivaitischen Kulten wird sie als Shakti von Shiva, in den vishnuitischen als Schwester Krishnas gesehen. Zu ihren Attributen gehören die Muschel, das Rad und viele Waffen, die ihr von verschiedenen Göttern verliehen wurden. Hari-Hara zeigt die Vereinigung von Shiva und Vishnu, wobei die rechte Hälfte Shiva und die linke Vishnu darstellt. Hari-Hara symbolisiert nicht nur die Vereinigung von Zeit und Raum, sondern drückt den Versuch aus, die beiden Glaubensrichtungen der Shivaiten und Vishnuiten miteinander zu verbinden.

Hari-Hara

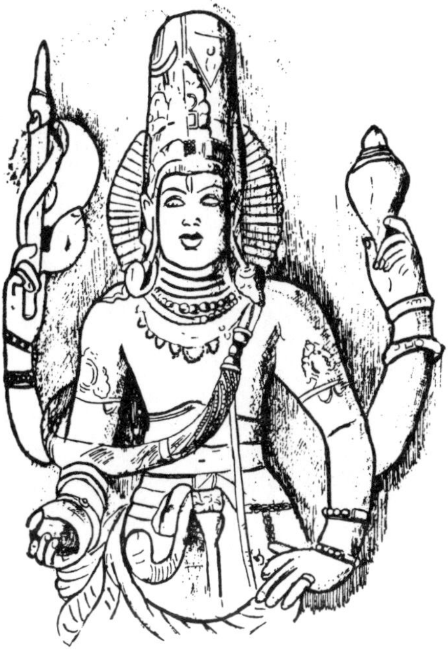

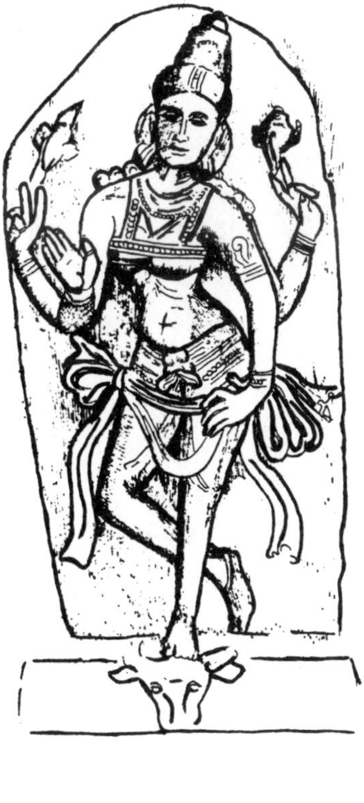

Durga

Der schlafende Arm · Nidrata-Hasta

Die Armhaltung, bei der die Hand flach auf dem Boden liegt und der Arm durchgedrückt ist, wird als »schlafender Arm« bezeichnet. Diese zwanglose Pose drückt die entspannte Haltung der Gottheit aus.

Die folgende Abbildung zeigt Parvati mit der Armhaltung des schlafenden Armes.

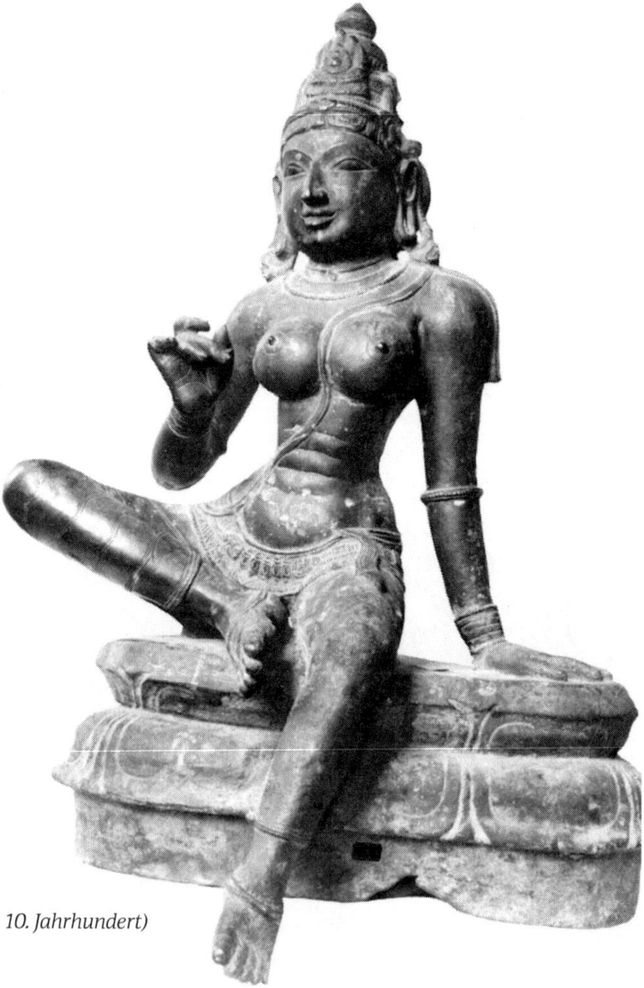

PARVATI
(Südindien, 10. Jahrhundert)

Dola-Hasta

Diese anmutige Armhaltung, bei der ein Arm locker mit leicht abgewinkelter Hand herabhängt, ist eine typische Haltung für Göttinnen.

Die Abbildung unten zeigt Lakshmi, die Göttin der Schönheit, des Überflusses und des Glücks in dieser Stellung. Lakshmi, die ursprünglich eine Erdgöttin war, gilt seit der epischen Dichtung

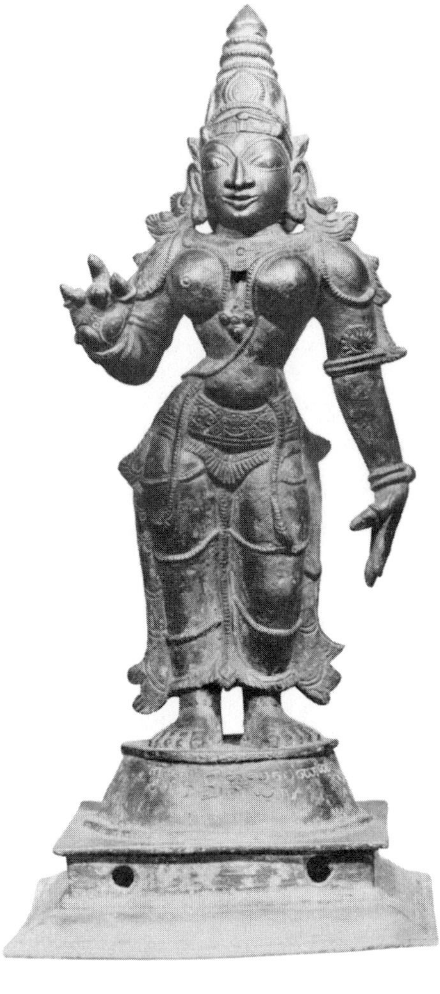

LAKSHMI
(Südindien, 17. Jahrhundert)

als Gemahlin von Vishnu. Sie soll voll erblüht als eine der »vierzehn Kostbarkeiten« aus dem Milchmeer hervorgekommen sein. Die freundliche, Leben spendende Urmutter erscheint wie ihr Gemahl in verschiedenen Inkarnationen auf Erden. Als Sita, der standhaften und treu ergebenen Ehefrau Ramas, wurde sie zum indischen Inbegriff einer idealen Frauengestalt.

Kapitel 3

Die Handsymbole Buddhas

Die spirituelle Bedeutung der Hände fand ihren vollkommenen Ausdruck in der buddhistischen Kunst, die vom 2. bis zum 4. Jahrhundert eine Phase ausgesprochenen Formenreichtums erlebte. Um bestimmte Episoden aus dem Leben Buddhas und seiner Lehre darzustellen, verwendeten die Künstler sechs Handgesten, die zu ikonographischen Symbolen wurden. Im Laufe der Jahrhunderte förderten die ikonographisch dargestellten Buddhas und Bodhisattvas mit ihren symbolischen Gesten und Attributen die meditative Stimmung und schufen eine tiefe Atmosphäre des Glaubens.

In der frühen buddhistischen Kunst hatte es keine bildlichen Darstellungen des Buddha gegeben. Die Ikonographie der Frühepoche stellte Ereignisse aus dem Leben des Buddhas vor der Erleuchtung oder Episoden aus den legendären früheren Existenzen des Vollendeten dar. Die frühen Buddhisten scheuten sich, Gautama Buddha, der das Verlöschen alles Formhaften gepredigt hatte, durch die Kunst eine zweite Gestalt, eine den Körper überdauernde Form zu geben.

Die bildlichen Darstellungen des Gautama Buddha gehen auf die Hellenen zurück, denen es unmöglich war, einen Gott zu verehren, von dem sie sich kein Bild machen konnten. Die Eroberungen Alexanders des Großen, der 325 nach Christus bis nach Indien vordrang, eröffneten der griechischen Kultur den Weg nach Asien. Obwohl Alexanders Feldzug nach Indien ohne direkte Folgen blieb und sein Name schnell in Vergessenheit geriet, hat er hellenistisches Gedankengut in diesen Teil der Welt gebracht und damit eine Saat ausgestreut, die Jahrhunderte später vor allem in der Kunst reiche Frucht tragen sollte.

In der Gandhara-Kunst (im Norden Pakistans) wird die Abhängigkeit vom hellenistischen Formempfinden deutlich sichtbar. In den Gandhara-Buddhas vereint sich wie durch einen Zauber die Mystik der buddhistischen Lehre mit der apollinischen Klarheit der Hellenen.

Die nichtindischen Merkmale der Gandhara-Buddhas sind ihre etwas gedrungenen Gestalten, ihre klassisch-mediterranen Profile, ihr welliges, zu einem Knoten gebundenes Haar (dieser Haarknoten ist ein missverstandenes Ushnisha, die Erhöhung in Buddhas Kopf, die Weisheit symbolisiert) und der um die Schultern hängende Mantel, der einer Toga ähnelt. Die weichen Konturen der Gesichter, die schweren Augenlider, die langen Ohrläppchen und der leuchtende Punkt zwischen den Augenbrauen (Urna) sind indische Charakteristika und entsprechen den Beschreibungen der Schriften.

Die Kunst von Mathura (südlich von Delhi) stellte Buddha als einen Nachfahren der urwüchsigen traditionellen Yakshas (Naturgeister) vor. Sein Gesicht ist puppenhaft glatt und lächelnd, die Augen treten hervor und sind weit geöffnet. Sein glatt rasiertes Haupt ist von einer turbanförmigen gerollten Haarlocke gekrönt, die man jedoch bald zu einer Ausbuchtung (Ushmisha) stilisierte.

Im 1. Jahrhundert nach Christus entwickelte sich im Nordosten des Dekkhan, in Andra, der bezaubernde Amaravati-Stil. Die Künstler von Amaravati zeigen eine Vorliebe für kreisförmige, außerordentlich dichte Kompositionen, deren zahlreiche Buddha-Figuren erstaunlich dynamisch wirken. Die Stile von Gandhara, Mathura und Amaravati bereiteten die Blüte der klassischen indischen Kunst vor.

Das Leben Buddhas zwischen Wirklichkeit und Legende

Über den historischen Buddha wissen wir nur wenig. Er soll zwischen 560 und 600 vor Christus gelebt haben. An Beschreibungen über das Leben des Gautama Buddha mangelt es nicht, aber alle diese Biografien haben einen stark legendenhaften Charakter, sodass es schwer fällt, Wahrheit und Mythos zu unterscheiden.

Für den Buddhisten, der an die Wiedergeburt glaubt, ist es selbstverständlich, dass Gautama oder Shakyamuni (das heißt der Weise aus dem Stamme der Shakyas) nicht zum ersten Mal in der Welt erschienen ist. Wie jeder andere hatte er bereits viele Geburten durchgemacht und die Welt als Tier, Mensch und als Gott erlebt. Schon als Häschen soll Buddha eine moralisch gute Tat vollbracht haben. Er selbst berichtet von seinem Leben als Häschen in einem Bergwald: »Ich aß Gras und Kraut, Blätter und Früchte und tat keinem Wesen etwas zuleide. Ein Affe, ein Schakal, ein junger Fischotter und ich, wir wohnten beieinander ... Ich aber unterwies jene in den Pflichten und lehrte sie, was gut und was böse ist: Vom Bösen haltet euch fern, neiget euch zum Guten« – Aber damit nicht genug. Das fromme Häschen achtete auch streng auf die Feiertage: »Am Feiertage, wenn ich den Mond voll sah, sprach ich zu jenen: ›Heute ist Feiertag. Haltet Gaben bereit, dass ihr sie Würdigen gebet ... und begeht den Feiertag mit Fasten!‹ Dann sprachen sie: ›So sei es‹, und nach Kraft und Vermögen bereiteten sie Gaben ...

Eines Tages nun kam ein hungriger Brahmane in den Wald, und da es ihm nicht erlaubt war, ein Tier zu töten, beschloss das Häschen, sich selbst zu opfern ... Meinen ganzen Leib mit allen Gliedern habe ich dem Brahmanen gegeben.«[7]

Buddha hat während all seiner Wiedergeburten an dem Schicksal teilgehabt, das allem Lebendigen gemeinsam ist. Seine Reise muss sehr lang gewesen sein, da eine geistige Vollendung wie die eines Buddha unmöglich das Resultat eines einzigen Lebens sein kann.

Buddhas Geburt, Kindheit und Jugend

Die Figur Gautama Buddhas ist nach und nach mit einer solchen Fülle von Legenden umwoben worden, dass seine tatsächliche Erscheinung weitgehend entstellt und ins Symbolhafte verkehrt wurde. So machte die Legende mehrere Jahrhunderte nach dem Tod Buddhas auch aus seiner natürlichen Geburt ein Wunder. Es wird berichtet, dass Maya, die Gattin des Königs Shuddodana aus dem adligen Geschlecht der Shakyas, im Traum einen weißen Elefanten sah, der in ihre Seite eindrang. Nach zehnmonatiger Schwangerschaft gebar sie im Park Lumbini, dem Sommersitz des Fürstenhauses, den künftigen Buddha. »Tretend aus ihrer rechten Seite, macht der Mitleidvolle der Mutter weder Angst noch Schmerzen ... langsam dem Mutterleib entsteigend, ließ er in jede Richtung seinen Ruhm ausstrahlen ... ruhig aufgerichtet, und nicht kopfüber fallend, glorreich scheinend, herrlich geschmückt, Licht strahlend – so verließ er den Mutterleib, wie wenn die Sonne aufgeht.«[8]

Bei seiner Geburt erfüllte ein wunderbarer Glanz den gesamten Weltraum, die Götter jubelten und priesen das Kind. Der Weise Asita prophezeite ihm, er werde ein großer Kaiser oder ziehe sich von der Welt zurück und werde ein Buddha. Die Geburt Buddhas brachte dem ganzen Land Reichtum: Elefanten, Pferde, Wagen, kostbare Gefäße und vieles mehr. Der junge Prinz erhielt den Vornamen Siddhartha, der, welcher sein Ziel erreicht hat. Vielfach wird er auch Gautama nach dem Namen eines Sehers oder Shakyamuni, der Einsiedler aus dem Stamm der Shakyas, genannt.

Da seine Mutter sieben Tage nach der Geburt starb, wurde das Kind von ihrer Schwester erzogen. Fern von den Leiden und dem Elend der Welt wuchs es im Wohlstand auf.

Sein Vater hielt alles von ihm fern, was ihn an das Leid des Daseins erinnern könnte, hoffte er doch, sein Sohn werde ein großer Weltherrscher werden und nicht ein weltabgewandter Asket, wie es Asita geweissagt hatte. Siddhartha heiratete eine junge Adelige, mit der er bis zu seinem 29. Lebensjahr ein glückliches Leben im Palast seines Vaters führte.

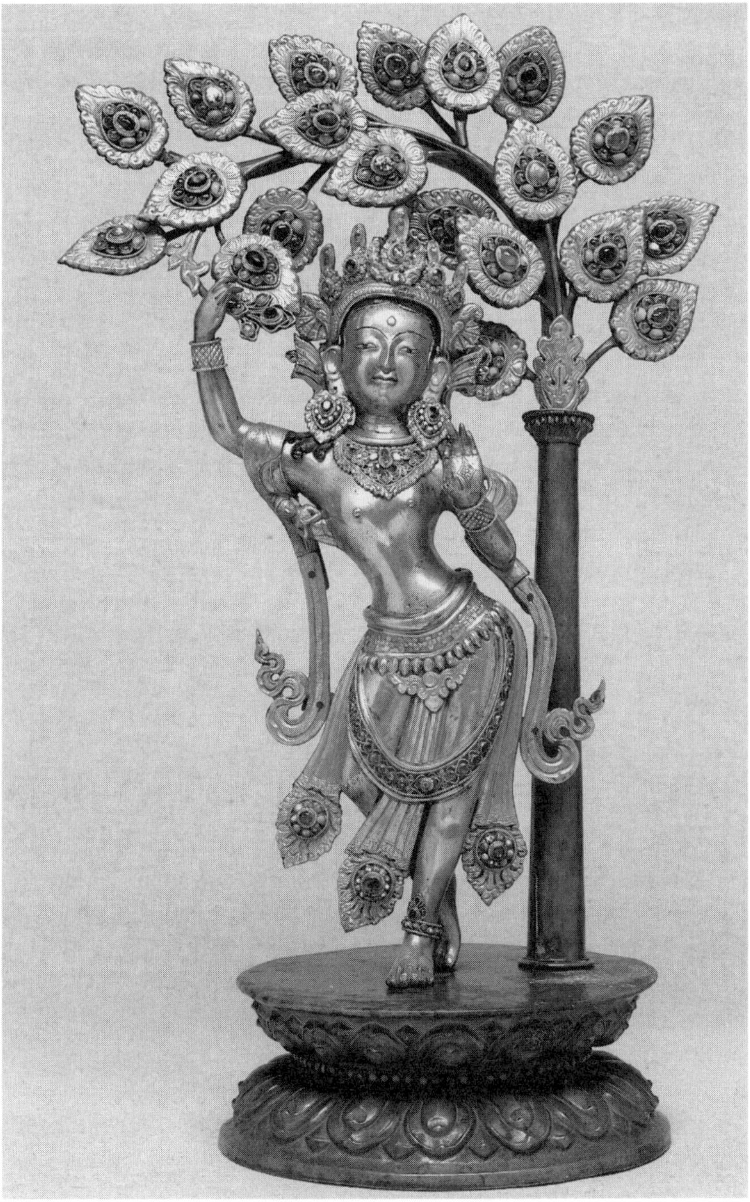

Die Geburt BUDDHAS *(Nepal, 19. Jahrhundert)*

Die Legende von den vier Ausfahrten

Diese Legende erzählt, dass Siddhartha eines Tages den Wunsch äußerte, eine Ausfahrt in die königlichen Gärten zu unternehmen und seinem treuen Wagenlenker Chandaka befahl, den Wagen anzuspannen und in die Stadt zu fahren. Auf dem Weg begegnete ihm ein hinfälliger Greis, der unter der Last seines Gebrechens kaum noch aufrecht zu gehen vermochte. Der Prinz, der eine derartige Person noch nie gesehen hatte, fragte seinen Wagenlenker nach der Bedeutung dieser Erscheinung und erhielt die folgende Antwort: »Veränderung des Aussehens, Verfall der Lebenskraft, des Kummers Wachstum, der Lust Entschwinden, Abstumpfung des Geistes, Kraftlosigkeit der Glieder sind Zeichen von dem, was Alter heißt. Ein Säugling war einst der Mann, an seiner Mutter Brust genährt, dann, voll von Lebensdurst, ein schöner Jüngling ... doch mit den Jahren trat ein Verfall des Leibes ein, und jetzt hat Alter ihn verwüstet.«[9]

Als Siddhartha ein zweites Mal ausfuhr, gewahrte er einen Kranken, der vor Schmerzen laut schrie. Wieder fragte er den Wagenlenker, wer das sei, und erfuhr: »Hindurch die ganze Welt trifft die Menschen eben dieses Geschick, erdulden muss Krankheit eines jeden Leib, des Reichen und Großen wie des Armen und Beschränkten.«[10]

Auf einer dritten Ausfahrt begegnete er einem Trauerzug und vernahm voller Mitleid das Klagen und Weinen der Angehörigen, die den Toten begleiteten. Auf die Frage, ob dieser allein gestorben sei oder ob es noch andere in der Welt gebe, denen das Gleiche widerfahren sei, erhielt er zur Antwort: »An allen Orten findet man seinesgleichen, wer ins Leben eintritt, verlässt es ebenso. In mittleren Jahren zwar stark und munter, geht er unvermeidlich dem Tode entgegen, weil er einen Leib hat.«[11]

Bei einer vierten Ausfahrt schließlich traf er auf einen Bettelmönch, dessen Antlitz jedoch heiter und hell glänzend wie der Vollmond war. Da erkannte Siddhartha seine Bestimmung und entschloss sich, den Weg in die Heimatlosigkeit anzutreten. Selbst die Nachricht, dass ihm ein Sohn geboren worden sei, vermochte ihn nicht von seinem Vorhaben abzubringen. Nachdem er von seiner schlafenden Gattin und dem neugeborenen Sohn in der Nacht stillen Abschied genommen hatte, bestieg er sein Pferd und wandte sich in Begleitung seines Dieners dem Wald zu. Er schnitt sich das lange Haar ab, vertauschte seine fürstlichen Kleider mit einem Bettlergewand und schickte seinen Diener ins Schloss zurück, um seiner untröstlichen Gattin von seinem Schritt Kenntnis zu geben.

Die vier Begegnungen brachten eine entscheidende Wende in das Leben Buddhas und beendeten seine »bürgerliche Biografie«. »Jung an Jahren habe ich einstmals, in blühender Jugendkraft als Jüngling mit schwarzem Haar, im ersten Mannesalter, mir Haupthaare und Bart scheren lassen, habe die Mönchsgewänder angelegt und bin aus dem Haus in die Hauslosigkeit gezogen, obgleich meine Eltern dies nicht wünschten, obgleich sie Tränen vergossen und weinten.«[12]

Auf der Suche nach Erkenntnis

Gautama war 29 Jahre alt, als er sich entschloss, in die Hauslosigkeit zu ziehen. Sechs Jahre lang irrte er im Wald auf der Suche nach Wahrheit umher. Zunächst ging er zu dem brahmanischen Asketen Arada Kalama und wurde sein Schüler. Da ihn dessen Lehre nicht befriedigte, verließ er seinen Meister und schloss sich einem anderen, dem Asketen Udraka, an. Doch auch bei diesem fand er nicht, was er suchte. Die Lehre der brahmanischen Asketen erschien ihm wie eine Folge leerer ritueller Formeln, die seinen Erkenntnisdurst nicht befriedigen konnte. Er verließ deshalb auch Udraka und zog zusammen mit fünf Asketen, die sein Streben nach Vollendung bewunderten und sich ihm angeschlossen hatten, nach Uruvela im Staate Bihar, in der Nähe von Bod-Gaya.

Es war eine Zeit strenger Askese und mystischer Versenkung. Siddhartha versuchte durch schmerzvolle Kasteiung, durch Fasten und Kontemplationsübungen die Erleuchtung zu erzwingen. An manchen Tagen aß er nur ein Reiskorn und blieb oft wochenlang ohne Schlaf. Wieder war Siddhartha enttäuscht und erkannte, dass die Askese ihn der Wahrheit nicht näher brachte.

»Gestählt zwar war meine Willenskraft, unbeugsam, gegenwärtig die Einsicht, unverrückbar; aber regsam war mein Körper, nicht ruhig geworden durch die schmerzliche Askese, die mich antrieb.«[13]

Er entschloss sich für den Weg der »rechten Mitte« und betrachtete von nun an jede Übertreibung als verwerflich. »Zwei Enden gibt es, ihr Mönche. Welche Enden sind das? Das eine ist das Leben in Lüsten ... Das andere ist ein Leben in Selbstpeinigung: Das ist leidensreich, unwürdig, nichtig.«[14]

Als seine fünf Schüler sahen, dass Gautama den wahren Pfad der Asketen verlassen hatte, wandten sie sich enttäuscht von ihm ab und gingen nach Benares.

Die Erleuchtung

Es war, so erzählt die Legende, eine Vollmondnacht im Frühling, als Siddhartha mit 36 Jahren die Erleuchtung fand. Während er in Meditationshaltung unter einem Feigenbaum saß, wurde ihm endlich die Erleuchtung zuteil, um die er sieben Jahre lang gerungen hatte. Siddhartha erkannte, dass Leiden nicht durch freiwillig auferlegtes Leiden zu überwinden ist. Nicht durch krampfhafte Willensanspannung, sondern nur im gelösten Zustand, in der Entspannung, können seelische Entwicklungen herbeigeführt werden. Buddhas Erleuchtung ist das Endprodukt eines unbewussten Klärungsvorganges, das erst dann ins Bewusstsein aufsteigen kann, wenn dieses nicht mehr durch bewusste Willensakte blockiert ist. Im Zustand reiner Meditation, in dem jede Gedankenbewegung aufhört und jedes Gefühl verschwunden ist, kam dem Buddha plötzlich die Erleuchtung.

Was ihm passierte, war vermutlich eine blitzartige Erkenntnis, die ihn unerwartet überfiel. Die gesamte Lehre des Buddha geht auf diese nächtliche Erleuchtung im Wald zurück. Spätere Berichte haben dieses Ereignis aus pädagogischen Gründen in einzelne Phasen der Erkenntnis aufgeteilt.

Die Geschichte wurde gleichzeitig noch durch den Kampf mit Mara, dem Gott des sinnlichen Begehrens, dem Bösen, legendär ausgeschmückt. Es wird berichtet, dass Mara vom Himmel herabkam, um Buddha zu bewegen, sofort ins Nirvana einzugehen und damit der Welt die erlösende Lehre vorzuenthalten. Er schleuderte Blitze, Regengüsse und wilde Stürme gegen ihn; nichts konnte jedoch den Asketen in seiner Kontemplation beeinträchtigen. Die Mächte des Bösen konnten ihn nicht bezwingen, er riss den Schleier der Unwissenheit auseinander und erblickte die große Wahrheit. So wurde er der Buddha, der Erleuchtete.

Die Lehrzeit

Buddhas Erleuchtung unter dem Bodhi-Baum (Baum der Erleuchtung) war der Beginn eines langen Weges, auf dem er der Menschheit eine neue Welt der Wahrheit und des beispielhaften Lebens eröffnete. Predigend wanderte er durch das Land, um den Menschen den Frieden zu bringen, dessen sie so sehr bedurften. Die Wärme seines Mitgefühls strahlt und strömt aus allen überlieferten Beschreibungen der Ereignisse seines tatenreichen Lebens. Stets wiederholte er, dass er weder ein Gott noch ein göttliches Wesen sei, sondern ein Mensch wie alle anderen. Er lehrte sie, dass auch sie sich so entfalten könnten, da allen Menschen das Wesen eines Buddha innewohne. Ausdrücklich verlangte er von seinen Anhängern, seine Lehre der »Vier Wahrheiten« nicht als gottgegeben hinzunehmen, sondern sie stets im Alltag zu überprüfen:

»Glaubt nicht irgendwelche Überlieferungen, nur weil sie für lange Zeit in vielen Ländern Gültigkeit besessen haben. Glaubt nicht an etwas, nur weil es viele dauernd wiederholen. Akzeptiert nichts, nur weil es ein anderer gesagt hat, weil es auf der Autorität eines Weisen beruht oder weil es in einer heiligen Schrift geschrieben steht. Glaubt nichts, nur weil es wahrscheinlich ist. Glaubt nicht an Einbildungen oder Visionen, die ihr für gottgegeben haltet. Glaubt nichts, nur weil die Autorität eines Lehrers oder Priesters dahintersteht. Glaubt an das, was ihr durch lange Prüfung für richtig erkannt habt, was sich mit eurem Wohlergehen und dem der anderen vereinbaren lässt.«[15]

Der Tod des Gautama Buddha

Achtzig Jahre war Buddha alt, als er sein Ende kommen fühlte. Mehr als vierzig Jahre lang waren seine Tage im Gleichmaß von Lehren, Meditieren und Schweigen, Wandern, Betteln und Ruhen vergangen. Jeder Tag war mit dem anderen austauschbar. Nichts ereignete sich, was ein Biograf hätte notieren können. Was aus jenen Jahren blieb, waren Reden und Diskussionen, die seine Schüler sammelten und weitergaben. Erst die letzten Monate seines Lebens sind dann wieder in einer zusammenhängenden Schilderung dargestellt worden. Es ist der Bericht seiner letzten Wanderung von Rajagaha nach Kusinara und die Schilderung seines endgültigen Eingangs ins Nirvana.

Kusinara, das heutige Kasia, etwa fünfzig Kilometer östlich von Gorakhpur, war die letzte Station, die der Erleuchtete erreichte. An Geist und Körper noch frisch und rüstig, schien ihm das Alter nichts anhaben zu können. Doch war die Zeit seines Erdendaseins abgelaufen. Als die Zeit gekommen war, kündigte Buddha den Jüngern seinen bevorstehenden Tod an und zog dann langsam weiter nach Norden, seiner Heimat am Fuße des Himalaya entgegen, die er jedoch nicht mehr erreichen sollte. Als er unterwegs in der Ortschaft Pava Halt machte, kehrte er bei dem Schmied Chunda ein und aß ein Gericht mit Eberfleisch, nach dessen Genuss er sich wahrscheinlich eine Fleischvergiftung zugezogen hatte. Trotz seiner Erkrankung wollte Buddha nicht in Pava bleiben, sondern zog nach Kusinara weiter. Lange sprach er dort zu seinen Getreuen, erläuterte ihnen die Lehre, ermahnte sie zum unablässigen Suchen nach der Wahrheit. Von seinem Lieblingsmönch Ananda ließ er sich im »Garten der Heimkehr« das letzte Lager errichten und legte sich, wie ein Löwe sich hinlegt, auf die rechte Seite, den einen Fuß über den anderen, in klarer Besinnung, und versank in tiefe Meditation. Niemand der Anwesenden bemerkte den Augenblick, in dem Buddha aus der Versenkung in das ewige Schweigen des Nirvana hinüberging.

»Ohn' alle Regung ging er ein zur Ruhe,
der Herr des Schweigens, da er von uns schied.

Mit einem Geist, der frei vom Ird'schen war,
ertrug gefasst er allen Todesschmerz,
wie das Verlöschen eines Lampenlichtes,
war seines Geistes Lösung anzuschauen.«[16]

Sieben Tage nach Buddhas Tod brachten die Fürsten von Kusinara seinem Leichnam ihre Huldigung dar, indem sie ihn vor den Toren der Stadt mit den gleichen Ehren, wie sie einem großen Herrscher zuteil werden, verbrannten. Die Legende berichtet, dass der Scheiterhaufen, auf dem der Leichnam Buddhas verbrannt werden sollte, von selbst zu brennen begonnen habe und dass bei der Verbrennung ein herrlicher Jasminduft die Luft durchströmte.

Die Wirkung der Lehre Buddhas

Manches an der Lehre des Erhabenen zeigt für die damalige Zeit erstaunliche Aufgeschlossenheit. So predigte Buddha in der Volkssprache Pali und nicht im schwer verständlichen Sanskrit, in dem die Lehren der Upanischaden bewahrt wurden. So konnte er einer weit größeren Zahl von Menschen religiöse Gedanken zugänglich machen, als es zuvor der Fall war. Die Grundgedanken seiner Lehre gewannen ihre Kraft der Mitteilung durch die Aufnahme einer Fülle bildhafter Überlieferung. Er öffnete einen zur Erlösung führenden Weg, der keine komplizierten Riten vorschrieb und dem jeder, vorausgesetzt er bemühte sich darum, folgen konnte. Damit wurde zum ersten Mal in der Geschichte der Gedanke einer Weltreligion wirklich. Vergleicht man die Lehre Buddhas mit den späteren Religionen des Christentums oder des Islams, so ist das Kennzeichnende an seiner Lehre, dass sie nicht nur alle Menschen, sondern alles Lebendige überhaupt im Auge hatte.

Was in Indien bisher sorgsam gehütete Wahrheit für Eingeweihte war, sollte nun öffentlich allen mitgeteilt werden. Da sich die Verkündigung grundsätzlich an alle wandte, hatte Buddha von Anfang an die Mönchsgemeinde gegründet, die die Lehre im Wandern durch die Welt verbreiten sollte. Wenn der Buddhismus

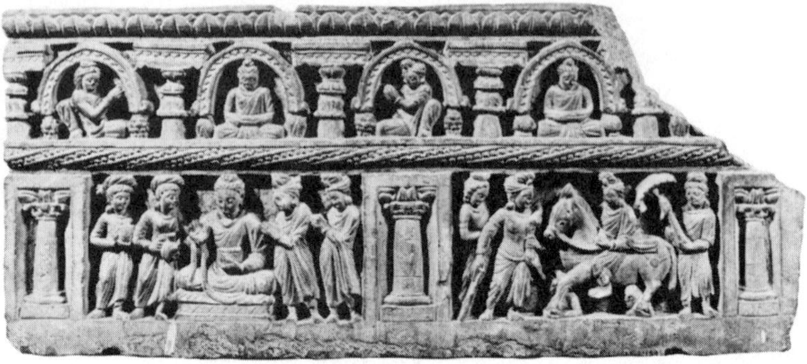

Szenen aus dem Leben des BUDDHA *(Gandhara-Stil, 2. Jahrhundert)*

auch als Religion ohne Gott und ohne Gottesdienst einzigartig war, so blieb er es dennoch nicht lange. Bereits während der Lebenszeit Buddhas versuchten manche seiner Anhänger, ihn zu vergöttlichen. Fast unerschöpflich sind die Namen, die dem Buddha bereits in den alten Texten gegeben werden: der Vollendete, der Erwachte, der Allseher, der Überwinder, der Lehrer der Götter und Menschen, der Beste der Menschen, ein Unvergleichlicher und so weiter.

Nach der Lehre des Buddha bringen weder Gebet noch Opfer oder Kultakte die Erlösung, sondern einzig und allein die Erkenntnis und der Glaube an die eigene Kraft. Nach dem Tod Buddhas wurde der Glaube an die Erlösung aus eigenen Kräften mehr und mehr erschüttert. Die Gläubigen riefen nach dem helfenden Gott. Sie nahmen ihre Zuflucht zu Buddha, den sie selbst zur göttlichen Gestalt über alle Götter erhoben. Der Glaube an Buddhas Einsicht war nun nicht mehr philosophischer Glaube, sondern Glaube an Buddha selbst.

Die letzten überlieferten Worte Buddhas vor seinem Tod bezeugen, dass er seine Erkenntnis nicht an seine Person binden wollte:

»Erhofft euch keine Hilfe von den Göttern, sie sind wie ihr dem Gesetz des Karman unterworfen, werden geboren, altern und müssen sterben, um wiedergeboren zu werden. Sie können ihr eigenes Schicksal nicht wandeln. Erwartet alles nur von euch selbst. Vergesst nicht: … jeder kann jene höhere Macht erlangen …«[17]

Die Hauptströmungen des Buddhismus

Die Geschichte des Buddhismus

Schon bald nach seiner Erleuchtung im Jahre 528 vor Christus gelang es Gautama Buddha, die mächtigsten Herrscher Nordindiens als Anhänger seiner Lehre zu gewinnen. Die buddhistische Religion wurde damit staatlich gebilligt und breitete sich im Gebiet des heutigen Nepal aus. Rund drei Jahrhunderte später begann unter Kaiser Ashoka (269–232 vor Christus) der Aufstieg des Buddhismus zu einer Weltreligion. Ashoka, einer der größten Herrscher der indischen Geschichte, schuf das erste indische Großreich, das den gesamten Subkontinent mit Ausnahme der Südspitze unter seiner Herrschaft vereinigte. Er erhob den Buddhismus in seinem Herrschaftsbereich zur vorrangigen Religion und förderte seine segensreichen humanen Ideale. Von den Gebieten, in die Ashoka Missionare aussandte, war besonders die Insel Ceylon, das heutige Sri Lanka, eine wertvolle Erwerbung für die Zukunft des Buddhismus. Es ist ceylonesischen Mönchen zu verdanken, dass sie die bis dahin mündlich überlieferten Lehrreden des Buddha auf Palmblättern niederschrieben.

In den folgenden Jahrhunderten machte die Ausbreitung des Buddhismus weitere Fortschritte. In Nordwestindien schlossen sich sogar griechische Fürsten wie Memandros (Milinda) diesem Glauben an. Ein großer Gönner war der Indoskythe Kanishka (78–120), der Herrscher eines Staatsgebietes, zu dem das heutige Afghanistan, Kaschmir und Nordwestindien gehörten.

372 nach Christus fand der Buddhismus von China aus Eingang nach Korea, und 552 von Korea nach Japan. Im 7. Jahrhundert hatte er sich in allen Teilen Ostasiens etabliert. Im

5. Jahrhundert kam die buddhistische Lehre nach Java und Burma, von wo sie sich zwischen dem 9. und 11. Jahrhundert im übrigen Südostasien weiter ausbreitete. Tibet empfing die buddhistische Lehre im 7. Jahrhundert durch den Mönch Padmasambhava. Obwohl er sich nur 18 Monate in Tibet aufgehalten haben soll, gelang es ihm, große Teile der Bevölkerung für die Lehre zu gewinnen.

In Vorderindien wurde in der zweiten Hälfte des 1. Jahrtausends der Buddha-Glaube von der Gegenreform des orthodoxen Brahmanismus und von den mit religiöser Inbrunst erfüllten vishnuitischen und shivaitischen Sekten mehr und mehr zurückgedrängt. Dies wird verständlich, wenn man sich klar macht, dass der Buddhismus nie die ausschließliche Glaubensform des indischen Reiches gewesen ist. Obwohl der Buddhismus über den gesamten Subkontinent verbreitet war, hatte er in vielen Landesteilen keine bedeutende Anhängerschaft. Um den Wünschen der Massen entgegenzukommen, zeigte die spätere Geschichte des Buddhismus eine zunehmende Annäherung an hinduistische Gedanken und Gebräuche. Diese Anpassung führte jedoch schließlich zu einer Zersetzung und zu einem Aufgehen des Buddhismus im Hinduismus.

Im 8. und 9. Jahrhundert war der Buddhismus lediglich auf seine Heimatprovinz Bihar und auf Bengalen beschränkt. Von hier aus wurden im 10. und im 11. Jahrhundert Missionare nach Tibet geschickt, die den buddhistischen Glauben beleben sollten.

Die mohammedanische Invasion in Bihar im Jahre 1195 versetzte dem Buddhismus den Todesstoß. Seit jener Zeit hat der Buddhismus in Vorderindien nur noch vereinzelte Anhänger. Heute ist er noch in Orissa und in einigen Himalayastaaten, besonders in Nepal, wo er mehrere Sekten hervorgebracht hat, verbreitet.

Obwohl der Buddhismus in Vorderindien, in seinem Ursprungsland, fast völlig erloschen ist, hat er in Sri Lanka, dem Land mit der längsten buddhistischen Tradition, in Hinterindien, Mittel- und Ostasien eine so große Anhängerschaft, dass ihm unter den Weltreligionen ein hervorragender Platz eingeräumt werden muss.

Das Hinayana und das Mahayana

Bereits hundert Jahre nach dem Tod Buddhas konnten sich die Mönche auf einem Konzil nicht mehr über einige Änderungen der Lehre einigen. Eine konservative Minderheit hielt an der »Lehre der Alten« fest, während die Mehrheit die Änderung annahm. Dreihundert Jahre später entwickelten sich aus diesen beiden Richtungen zwei getrennte Heilswege, das Hinayana (Kleines Fahrzeug) und das Mahayana (Großes Fahrzeug).

Die so genannte Alte Schule der Weisheit, das Hinayana, entspricht nach Alter und Tradition am ehesten der tatsächlichen Lehre des Gautama Buddha. Die Schriften dieser Schule sind im so genannten Palikanon, der im 1. Jahrhundert vor Christus auf königlichen Befehl in Ceylon, dem heutigen Sri Lanka, niedergeschrieben wurde, überliefert. Die Schriften wurden mit einem scharfen Stichel auf Palmblätter eingeritzt und dann mit Ruß aus verbranntem Reis oder Zucker sichtbar gemacht. Diese Palmblätter wurden gebündelt, sodass ein streifenartiges Buch entstand, welches in Körben aufbewahrt wurde. Die buddhistischen Mönche Ceylons ordneten die riesige Anzahl von Palmblättern und verteilten sie entsprechend ihrem Inhalt in verschiedene Körbe (Tipitaka). Im ersten Korb befanden sich die Ordensregeln, im zweiten Schriften über Buddhas Leben und im dritten Korb die höhere Lehre mit philosophischen und scholastischen Fragen.

Um den Geist der »Alten Weisheitsschule« zu verstehen, ist es wichtig, sich klar zu machen, welches Vollkommenheitsideal sie ihren Schülern zur Nacheiferung vor Augen stellte. Der ideale Mensch war der Arhat, ein »Vernichter der Feinde«, ein Heiliger, der sich von allen Leidenschaften befreit hatte. Zur Zeit der Entstehung des Buddhismus wurde die Bezeichnung Arhat auf alle Asketen angewendet, selbst Buddha wird als ein solcher bezeichnet. In den Schriften wird der Arhat als ein Mensch beschrieben, »der die Last abgeworfen hat, der sein Ziel erreicht hat und nicht mehr dem Werden unterworfen ist«.[18]

Als höchstes Ziel des »Kleinen Fahrzeugs« galt es, das Leiden durch den von Buddha aufgezeigten mühevollen Pfad zu überwinden und ein Arhat zu werden. Das Hinayana, eine Religion der Affektlosigkeit, in der das Gefühl nicht zu stark zum Ausdruck kommen darf, legt wenig Wert auf die Gebärden. Das lebhafte Gestikulieren wird verworfen. Das ernste abgeklärte Antlitz des Buddha mit einem nach innen gerichteten Blick und die bewegungslose Haltung des Buddha, gänzlich in sich versunken, um Ursache und Wirkung wissend, gilt dem Gläubigen der »Alten Weisheitsschule« als Vorbild.

Das Mahayana, dessen Texte alle in reinem Sanskrit abgefasst sind, wurde das »Große Fahrzeug« genannt, da es größer war als das Fahrzeug der ursprünglicheren reineren Lehre und mehr Menschen Platz bot für die Fahrt über das Meer des Leidens ins Nirvana. Ziel des Mahayana war nicht, ein Erleuchteter zu werden, sondern ein Bodhisattva (Erleuchtungswesen), der bis an die Schwelle des Nirvana gelangt ist und umkehrt, um diejenigen zu retten, die noch im Blendwerk des Irdischen gefangen sind. Es wäre jedoch ein Irrtum anzunehmen, der Begriff »Bodhisattva« sei vom Mahayana geschaffen worden. Alle Buddhisten sind der Ansicht, dass jeder Buddha lange vor seiner Erleuchtung ein Bodhisattva war, der nur darum nicht ins Nirvana eingeht, weil er noch einmal als Buddha wiedergeboren werden will, um den anderen das Heil zu bringen.

Im Laufe der Entwicklung des Mahayana wurde mehr und mehr Wert auf die Verehrung (Bhakti) der Buddhas und Bodhisattvas gelegt, die in großer Zahl und zu allen Zeiten auf der Erde erscheinen. Handlungen wie das Preisen der Tugenden Buddhas, die Anbetung seiner Schönheit, das Entzücken bei dem Gedanken an ihn und die Darbietung von Geschenken galten als wichtige Mittel zur Erwerbung von Verdiensten. Für die Mahayanisten, die das Heil von der Gnade höherer Wesen erwarten, bedeutet die Gebärde sehr viel. Sie ist nicht nur Ausdruck, sondern auch Heilmittel.

»Diejenigen, welche bei einem Stupa die Verehrung mit erhobenen Händen in vollständiger Weise vollzogen haben, oder auch nur durch Vorstrecken einer Handfläche, ebenso diejenigen, welche ein einziges

Mal das Haupt geneigt oder einen Augenblick den Körper niedergebeugt haben, und diejenigen, die bei diesen Reliquienbehältern auch nur ein einziges Mal ›Verehrung sei dem Buddha‹ gesagt haben, sei es selbst mit unaufmerksamen Geist, sie alle haben eine vorzügliche Erleuchtung erlangt.«[19]

Keine Tat ist dem Mahayanisten ohne Wirkung, nicht einmal eine flüchtige Geste:

»Die Geste der Adoration einer demütigen Frau, die dem Mitleidenden einige Blumen opfert, ist für sie eine Pforte des Lichtes in die Zukunft.«[20]

Hinayana und Mahayana fuhren jahrhundertelang friedlich nebeneinander her. Obwohl die Anhänger des Mahayana die »Alte Weisheitsschule« geringschätzig als das »Kleine Fahrzeug« bezeichneten, sahen sie keinen Grund darin, es zu bekämpfen.

Das Hinayana breitete sich vor allem in Ceylon, Burma, Siam, Laos und Vietnam aus. Die Zahl seiner Anhänger wird zweieinhalbtausend Jahre nach dem Tod Buddhas noch auf 150 Millionen geschätzt. Das Mahayana, das etwa 180 Millionen Anhänger besitzen soll, ist heute in verschiedenen Ausprägungen in den Himalayastaaten, in Korea, China und Japan lebendig.

Die sechs Gesten Buddhas

Buddha in der Ikonographie

In dem Maße, in dem der Buddhismus zu einer Religion immer weiterer Volkskreise wurde, stieg das Bedürfnis nach äußeren Formen. In der Ikonographie der Frühepoche tauchen nur Ereignisse aus dem Leben des Buddha vor seiner Erleuchtung oder Episoden aus seinen legendären früheren Existenzen auf. Man hatte sich gescheut, Buddha bildlich darzustellen. Seine Gestalt wurde durch Fußabdrücke, durch den heiligen Feigenbaum, das Rad des Gesetzes, einen Thron, Stupas (Reliquiendenkmäler) und dergleichen dargestellt.

Im ersten nachchristlichen Jahrhundert wich man von der Regel, den Vollendeten nicht darzustellen, ab. Es ist anzunehmen, dass die figürliche Darstellung des Buddha nicht nur Ausdruck buddhistischen Glaubenseifers war, sondern vor allem parthischen, iranischen und hellenistischen Einflüssen zu verdanken ist.

Sowohl im Hinayana als auch im Mahayana wird die Darstellung des Buddha als ein Mittel angesehen, das die Verinnerlichung fördert und eine tiefe Atmosphäre des Glaubens schafft.

Nach einer Legende soll das erste Buddha-Bild seine Entstehung folgender Geschichte verdanken. Nachdem der König Rudrayana von Roruka dem König Bimbisara vom Königreich Magadha einen sehr wertvollen Harnisch geschenkt hatte, wusste dieser nicht, wie er diese Freundlichkeit erwidern könne und fragte den Buddha um Rat. Buddha riet ihm, sein Bild auf ein Stück Stoff malen zu lassen und es dem König Rudrayana zu verehren. Sofort ließ der König Bimbisara Maler kommen und befahl ihnen, den Vollendeten zu porträtieren. Die Maler waren so gefesselt von der göttlichen Erhabenheit des Buddha, dass sie nicht müde wurden, ihn anzusehen und nicht dazu kamen, auch nur einen Strich auf die Leinwand zu setzen. Da erbarmte sich Gautama ihrer, warf seinen Schatten auf das Tuch und ließ die Umrisse mit Farbe ausfüllen. Nach dieser Legende ist das erste Buddha-Bild noch zu Lebzeiten des Buddha entstanden.

Alle Buddha-Statuen stimmen, so verschieden sie auch im Einzelnen (Körperstellung, Haltung der Hände und so weiter) sind, in vielen Dingen überein. Sie haben alle die Urna, einen leuchtenden Punkt zwischen den Augenbrauen, überlange Ohrläppchen und einen eigenartigen Schädelwuchs (Ushnisha). Die Urna, die entweder durch einen einfachen Fleck oder einen Edelstein dargestellt ist, symbolisiert das Auge der Weisheit. Nach Ansicht der Yogis liegen in der Nähe dieser Stelle bedeutsame psychische und spirituelle Kräfte. Die fast bis zu den Schultern herabgezogenen Ohrläppchen deuten auf das Tragen der schweren Ohrgehänge hin, die Buddha ablegte, als er dem Leben im Wohlstand den Rücken kehrte. In der buddhistischen Kunst wurden die langen Ohrläppchen aus diesem Grund zum Symbol der Entsagung. Die hellenistischen Bildhauer gaben dem Buddha den bei den Griechen üblichen Haarknoten, der später von den indischen Künstlern richtiger als Schädelwulst (Ushnisha) aufgefasst wurde.

Ferner hat der Buddha Arme, die so lang sind, dass beim Aufstehen die Hände bis zu den Knien reichen. Die langen Arme sind nach den indischen Shastras (Lehrbüchern) Körpermerkmale von Weltenherrschern (Chakravartins). Chakravartin wurde später auch eine Bezeichnung für den Buddha, dessen Lehre universell ist und den ganzen Kosmos enthält.

Die magische Kraft Buddhas wird durch einen um den Kopf liegenden Heiligenschein dargestellt, der im 4. Jahrhundert auch von der christlichen Kunst als Symbol übernommen wurde.

Der Lotos oder das Lebensrad zieren in stilisierter Form die Fußsohlen und Handinnenflächen des Buddha. Oft dient die Lotosblüte dem Buddha als Sitz. Dem Lotos kommt in der buddhistischen Tradition als Symbol der Reinheit und Erleuchtung eine besondere Bedeutung zu. Die Buddhas oder Bodhisattvas, die auf den Lotosblüten sitzen, symbolisieren den reinen erleuchteten Seinszustand. Genauso wie die Lotosblüten unbefleckt und trocken bleiben, obwohl sie ihre Nahrung aus dem Schlamm des Teiches beziehen, bleibt der Erleuchtete von den Täuschungen der Welt unberührt.

Die drei Hauptsymbole des Buddhismus, die Erleuchtung, die Neugeburt und das Nirvana werden durch die drei Grundstellungen, Sitzen, Stehen und Liegen, versinnbildlicht.

Als Buddha seine höchste Erleuchtung zuteil wurde, befand er sich in sitzender Haltung. Er war weder von der Erde gelöst noch an sie gefesselt. Er war eins mit ihr und war ihr dennoch nicht untertan.

»Eine sitzende Figur vermittelt uns die Vorstellung von Zuverlässigkeit, fester Überzeugung und Unerschütterlichkeit. Der Körper sitzt mit den

Hüften und gekreuzten Beinen sicher auf dem Boden. Der Schwerpunkt liegt in den Lenden. Das ist die sicherste Stellung, die ein zweifüßiges Wesen im Leben einnehmen kann. Sie ist zugleich ein Sinnbild von Frieden, Ruhe und Selbstvertrauen.«[21]

Die stehende Haltung symbolisiert den Buddha als Neugeborenen.

»Als Neugeborener, frei von allen Sankharas, erklärte er, aufrecht stehend, die eine Hand zum Himmel empor-, die andere zur Erde hinabweisend: »Über mir Himmel, unter mir Himmel, ich allein bin der Gepriesene.«[22]

Das Eingehen ins Nirvana wird durch die liegende Stellung symbolisiert. Die waagerechte Haltung versinnbildlicht Ruhe, Frieden, Duldsamkeit, Weichherzigkeit und Ewigkeit.

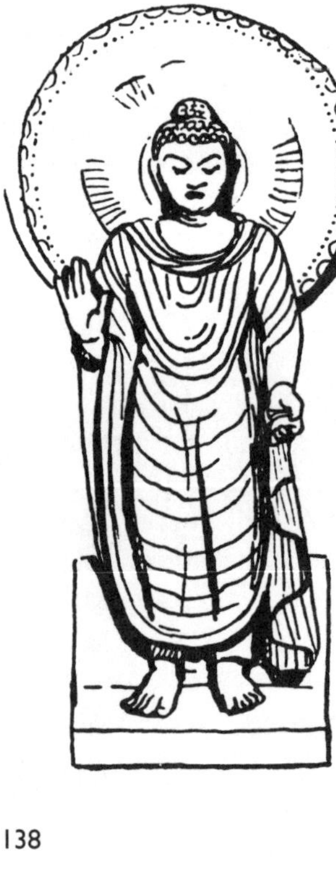

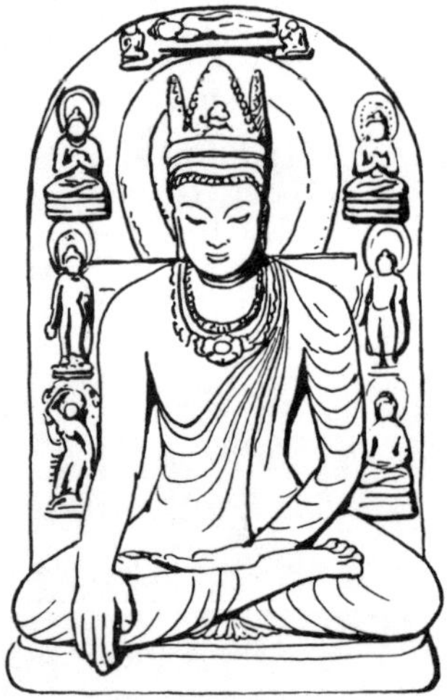

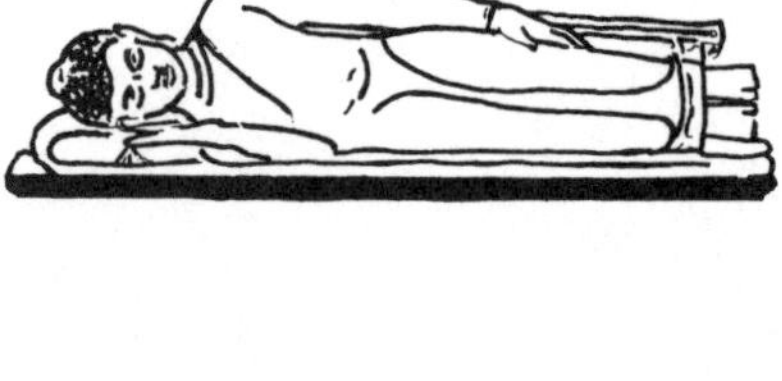

»Die horizontale Lage des Nirvana-Buddha mag manchmal den Eindruck von Indolenz, Indifferenz und Tatenlosigkeit erwecken, obwohl der Buddhismus in Wirklichkeit die Religion der Tapferkeit und einer unendlichen Geduld ist – eine Religion des Friedens, der Heiterkeit, des Gleichmuts und des Gleichgewichts.«[23]

Die sechs Mudras

Sechs Gesten der Hände sind uns aus der Ikonographie des Gautama Buddha bekannt: die Geste der Meditation (Dhyana-Mudra), die Erleuchtungsgeste (Bhumisparsha-Mudra), die Predigergeste (Dharma-Chakra-Mudra), die Geste der Diskussion (Vitarka-Mudra), die Geste der Barmherzigkeit (Varada-Mudra) und die Geste der Furchtabwendung (Abhaya-Mudra).

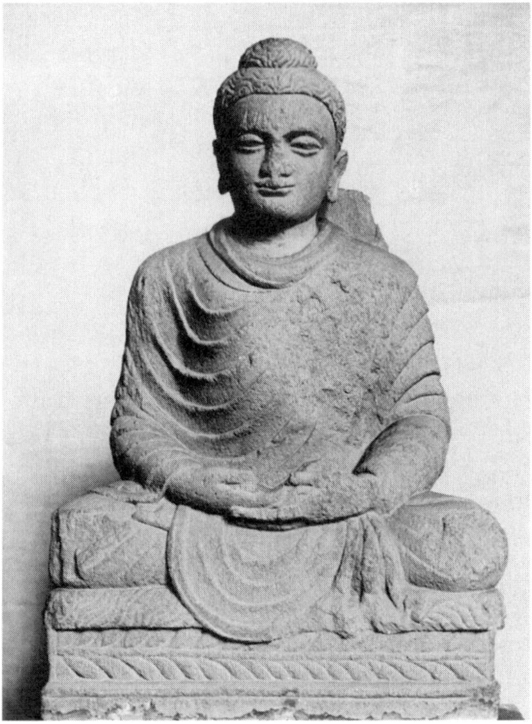

BUDDHA
(Gandhara, 2. Jahrhundert)

Während der Buddha diese Mudras ausführt, sitzt er gewöhnlich im so genannten Lotossitz (Padmasana) mit gekreuzten Beinen, wobei die Füße jeweils auf den Oberschenkeln des anderen Beines ruhen. Eine andere bekannte Stellung ist der Heldensitz (Virasana), bei dem der linke Fuß auf dem rechten Oberschenkel liegt.

Die Geste der Meditation · Dhyana-Mudra

»Im Zustand der Ruhe steht der Meditierende der Welt in vollkommenster Gleichgültigkeit gegenüber, jeglichen Widerschein der materiellen Welt aus seinem Bewusstsein entlassend, ganz in die Wahrnehmung des unbegrenzten Raumes versenkt.«[24]

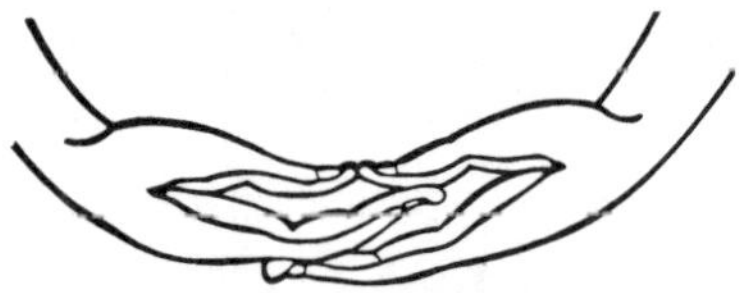

Die Geste der Meditation, in der die Hände entspannt ineinander ruhen, symbolisiert den Zustand tiefster Meditation (Samadhi), in welchem das gegenständliche Bewusstsein aufgehoben ist. Die Inder nehmen an, dass die ungegenständliche Form des Bewusstseins (Prana-Pförtchen) im Nacken zwischen den Schultern liegt. Es ist die Stätte des Bewusstseins, in der der Mensch eine Verbindung mit den kosmischen Kräften zu spüren vermag. Nur im Freiwerden von der Vorherrschaft des gegenständlichen Bewusstseins, welches in der Stirn zu lokalisieren ist, kann sich die bewusste Annäherung an die gesuchte Tiefe vollziehen.

Diese Geste nahm Buddha ein, als er sich unter einen Feigenbaum setzte und in tiefe Meditation versank. In dieser Haltung erreichte er den Zustand tiefer Versenkung, dessen erste Stufe sich durch ein Gefühl des Wohlbehagens charakterisieren lässt. Die zweite Stufe bestand darin, dass die Geistestätigkeit aufhörte und bei einem inneren Stillwerden die Konzentration nur noch auf einen Gegenstand fixiert wurde. »Nach Vollendung des Sinnens und Nachdenkens erwirkte ich die innere Meeresstille, die

Einheit des Gemüts, die von Sinnen, vom Denken frei, in der Einigung geborene selige Heiterkeit.«[25]

Die dritte Stufe führte zu Gleichmut, Andacht und Wissensklarheit: »In heiterer Ruhe weilte ich gleichmütig, einsichtig, klar, bewusst; ein Glück empfand ich im Körper, von dem die Heiligen sagen: ›Der gleichmütig Einsichtige lebt beglückt.‹«[26]

Die vierte Stufe, von den Buddhisten auch Nirvana genannt, beschreibt der Buddha als einen Zustand, in dem alles Sehnen und Wünschen, alles zielgerichtete Handeln erloschen ist. Das Nirvana ist das Aufhören allen irdischen Bewusstseins, allen Denkens, Fühlens und Wollens; es ist völlig verschieden von allen Erscheinungen der Welt. Das Nirvana wird oft mit dem Verlöschen einer Flamme verglichen. Es ist jener Zustand, in dem sämtliche Begierden, Wünsche und Handlungen erloschen sind, so wie eine Kerze erlischt, wenn das Wachs geschmolzen ist. Es ist ein Seinszustand, den man paradoxerweise gerade dann erreicht, wenn man sich nicht bemüht.

Die Wahrheit enthüllte sich dem Buddha in mehreren aufeinander folgenden Erleuchtungen immer klarer. Im ersten Teil der Nacht hatte er die Vision alles dessen, was er in seinen früheren Existenzen erlebt hatte. All seine früheren Geburten tauchten in seinem Geiste auf, und er erkannte, dass alle Lebewesen dem Gesetz der ständigen Wiedergeburt unterworfen sind: »Ihm öffnete sich um Mitternacht der reinen Gottheit Auge. Er sah vor sich die Lebewesen alle, wie man ein Bild im Spiegel sieht, geboren und wiederum geboren, um zu sterben ohne Ausnahme, hoch und niedrig, reich und dürftig – die Frucht der bösen und guten Taten als Elend oder Glück einerntend.«[27]

Buddha erkannte, dass das Leben ein Lohn oder eine Strafe für das vorige Leben ist, denn was man auch tut oder nicht tut, man sammelt gute oder böse Taten, die dann im nächsten Leben belohnt oder bestraft werden.

Im dritten Teil der Nacht erhielt er in tiefster Einsicht Antwort auf die Frage, warum gute oder böse Taten überhaupt entstehen, die immer wieder neue Existenzen hervorrufen.

»Wie ist diese Welt doch leidvoll! Sie altert und stirbt, um wiedergeboren zu werden, um von neuem zu altern und zu sterben, ohne Ende. Aber ist die Ursache für dieses Altern, für dieses Sterben nicht die Geburt und der Durst nach Wiedergeburt?«[28]

Es war ihm offensichtlich der Urgrund allen Übels, das »Anhaften«, das durch die Begierde hervorgerufen wird, bewusst geworden. Sinneslust, Daseinslust, die Liebe und der Hass, jedes Gefühl, das sich auf ein Lebewesen oder einen Gegenstand bezieht, hält den Menschen am Leben fest. Nicht mehr teilnehmen, sich lösen von allem, das löscht den Durst nach Sein und Werden aus. Wie ein weißer Lotos vom Wasser nicht befleckt wird, so soll der Wissende von der Welt nicht befleckt werden. Nicht durch logische Gedankengänge und Sinnesanschauung gewann Buddha die Erleuchtung, sondern durch die in der Meditation gewonnenen Erkenntnisse wusste er sich mit Wesen und Welten transzendenter Herkunft in Verbindung und sah die Welt mit einem hellsichtigen, übersinnlichen Auge. In dieser Nacht befreite er sich von der Gegenwart des gegenständlichen Bewusstseins und konnte so die Annäherung an die gesuchte Tiefe vollziehen. Die Meditation, die Buddha die Erleuchtung brachte, ist an eine sittliche Lebensweise gebunden. Nur eine geläuterte Seele ist fähig zu einer Bewusstseinswandlung.

»Die Meditation ist keine Technik, die als solche gelingt. Es ist gefährlich, über einen Bewusstseinsvorgang methodisch zu verfügen, den einen hervorzurufen, den anderen zum Vergehen zu bringen. Das ruiniert den Menschen, der es ohne die rechte Voraussetzung versucht. Diese Voraussetzung ist die gesamte Lebensführung, ihre Reinheit. In dieser Lebensführung ist ein Hauptmoment die wachsame Besonnenheit. Sie setzt sich in der Meditation fort und gewinnt durch sie den weitesten Umfang. Die Bewusstheit durchdringt die Körperlichkeit, hellt das Unbewusste bis in die letzten Schlupfwinkel auf. Es ist in jedem Fall das Prinzip sowohl des Ethos wie der Meditation, wie der Spekulation: die Helligkeit bis in den Grund zu treiben. Die Meditationsstufen sollen nicht Rausch, Ekstase, Genuss, sonderbare Zustände sein, wie durch Haschisch und Opium hervorgerufen, sondern hellste, alles normale Bewusstsein an Helligkeit übertreffende Erkenntnis durch Gegenwärtigkeit, nicht durch bloßes Meinen von etwas. Die allumgreifende Forderung ist: nichts im Unbewussten schlummern und sein verhängnisvolles Spiel treiben zu lassen; alles, was wir tun und erfahren, mit dem wachsten Bewusstsein zu begleiten.«[29] Die Erlösung im Buddhismus geschieht auf dem Wege einer praktischen Therapie, die durch gesteigerte Konzentration und Versenkung zu einer schonungslosen Selbstanalyse führt.

Vier weitere Wochen verharrte der Buddha in völliger Unbeweglichkeit des Körpers, die Hände stets in Dhyana-Mudra ineinander ruhend, ohne sich aus der Meditationshaltung zu erheben.

Die Erleuchtungsgeste oder die Geste der Zeugenanrufung · Bhumisparsha-Mudra

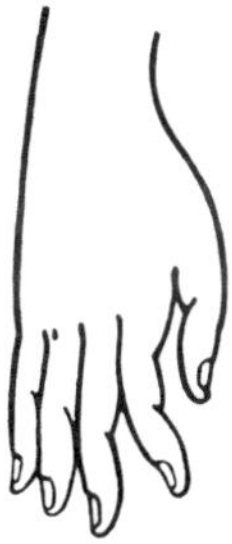

Die Mudra, bei der die rechte Hand mit den Fingerspitzen den Boden berührt und die linke Hand mit dem Handrücken auf den übereinander geschlagenen Füßen ruht, wird als Geste der Erleuchtung, der Erdberührung oder der Zeugenanrufung bezeichnet, die Buddha nach vierwöchiger Meditation unter dem Bodhi-Baum (Baum der Erleuchtung) gewann.

»Diese Erfahrung kann nicht als bloßes Gefühl bezeichnet und abgetan werden. Darin erschöpft sich der ganze Inhalt der Erleuchtung nicht … Das Gefühl der Erleuchtung hat etwas durchaus Fundamentales und gibt einem die Empfindung absoluter Gewissheit und Endgültigkeit, was den herkömmlichen Arten des Fühlens allgemein fehlt. Gelegentlich mag ein Gefühl die Empfindung von Verzücktheit und Zuversicht geben, doch wird das nach einer Weile vorübergehen und keine bleibende Wirkung in dem hinterlassen, der die Erfahrung gemacht hat. Das Gefühl der Erleuchtung dagegen durchdringt die ganze Persönlichkeit, beeinflusst ihr

Verhalten gegenüber dem Leben und der Welt nicht nur moralisch und geistig – sondern führt zur metaphysischen Durchleuchtung des Daseins als Ganzem. Die Erfahrung Buddhas war nicht einfach eine Angelegenheit des Gefühls, die sich am Rande seines Bewusstseins abspielte, sondern etwas, das in der verborgensten Tiefe eines menschlichen Wesens erwacht.«[30]

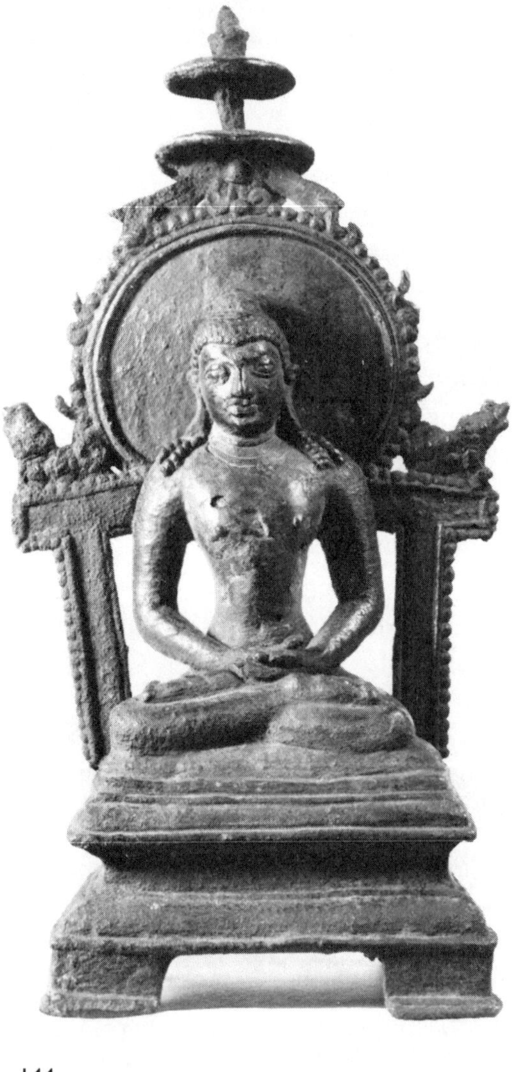

BUDDHA *mit Meditationsgeste (8. Jahrhundert)*

Das Erfahren der Erleuchtung ist die Manifestation einer höheren Macht, einer höheren Einsicht, die ein Mensch nur dann haben kann, wenn er alle Illusionen und Fiktionen abgelegt hat und die Wirklichkeit so sieht, wie sie ist. Diese Erfahrung, die von der absoluten Gegenwart ausgeht, wird als »reine Erfahrung« bezeichnet, in dem jedes Ding dem Bewusstsein so erscheint, wie es ist.

»Die Erleuchtungserfahrung ist daher jene Erfahrung, die wir haben, wenn wir den höchsten Gipfel erklommen haben, von dem sich das ganze Feld der Wirklichkeit überblicken lässt.«[31]

Der erleuchtete Mensch erwirbt wieder die Einfachheit und Spontaneität des Kindes und erlebt die Wirklichkeit unmittelbar und unverzerrt. Er hat jene Harmonie erreicht, die ein Mensch nur dann empfinden kann, wenn er seine Isolation und das Stadium der Entfremdung von sich selbst und von der Welt durchlaufen hat und ganz geboren wurde.

»Es ist das wahre Erwachen, das an der Wurzel sowohl des schöpferischen intellektuellen Denkens als auch des intuitiven, unmittelbaren Erfassens liegt.«[32]

Die Mudra der Erleuchtung hat ihren Ursprung in der folgenden Legende:

Während Buddha vier Wochen lang unter dem Bodhi-Baum in der Meditationshaltung saß und in Gedanken den Kosmos durchwanderte, versuchte Mara, der Gott des Bösen, ihn in seiner Versenkung zu stören, indem er ihm seine schönen Töchter schickte, die ihn ablenken sollten. Ein einziger Blick aus den Augen des Erleuchteten ließ ihre Schönheit jedoch welken. In den Augen des Vollendeten verkörperten sie lediglich den schönen, aber leeren Schein. Darauf lockte Mara den Buddha mit dem Angebot, die Weltherrschaft zu übernehmen. Als auch dies nichts nützte, forderte er ihn auf, sein Leben zu beenden und auch mit seinem Körper in jenen Zustand einzugehen, den sein Geist bereits erreicht hatte: das Nirvana. Mara versuchte ihm zu suggerieren, wie schwer es sei, seine Erkenntnisse einer von Unwissenheit, Argwohn und Hass verblendeten Menschheit zu übermitteln. Tatsächlich begannen Zweifel das Herz des Buddha zu bedrängen. Er selbst war sich im Klaren darüber, dass seine Lehre nur Menschen von hohem geistigen Rang verstehen könnten: »Tief ist die Lehre, schwer zu schauen, fein, nur dem Weisen erlernbar.«[33] Er überlegte, ob er die in der Meditation gewonnene Einsicht weitergeben sollte, da er Zweifel hatte, ob es ihm gelingen könne, das Unaussprechliche in Worte zu fassen. Aber dann widerstand er doch der Versuchung Maras, und Erbarmen ergriff ihn mit allem Lebendigen. Er entschloss sich endgültig, ein Buddha für alle zu werden und dafür zu wirken, dass auch andere Menschen die Befreiung fänden.

Mara, der Gott der sinnlichen Begierden, der Herr dieser Welt, versuchte noch einmal, Buddha davon zu überzeugen, dass er als Vertreter all dessen, was jenseits dieser Welt liegt und der Erde unwiderruflich feindselig ist, nicht einmal ein Anrecht auf den Boden habe, auf dem er sich in der Meditationshaltung niedergelassen hatte.

Buddha bestand jedoch darauf, dass er sich durch zahlreiche gute Taten in früheren Leben ein Anrecht auf dieses Fleckchen Erde erworben habe. In diesem Moment rief er die Erde als Zeugin an, indem er mit der rechten Hand den Boden berührte (Bhumisparsha-Mudra). Die Gottheit der Erde stieg aus dem Abgrund auf, um seine Behauptung zu bestätigen und zu bezeugen, dass er alle Pflichten eines Bodhisattva erfüllt und ein Recht habe, auf dieser Erde zu bleiben, um seine Lehre zu verkündigen.

»Entschlossen denn, Nirvana zu verkünden, wie durch das Dunkel strahlend bricht die Sonne, macht er sich auf den Weg zur Stadt Benares … mit Augen, sanft wie die des Rinderfürsten, gleichmäßig auftretend wie ein Löwe; weil zu bekehren er die Welt gedachte, begab er sich nach der berühmten Stadt, Schritt vor Schritt vorrückend, wie der König der Tiere, wachsam durch den Hain der Weisheit.«[34]

So entschloss sich Buddha jemanden zu suchen, dem er zuerst seine Heilsbotschaft verkünden könnte. Er entsann sich der fünf Asketen, die mit ihm im Wald von Uruvela die Askese praktiziert hatten und irre geworden waren, als er die Selbstpeinigung aufgegeben hatte. Sie, so meinte er, würden ihn verstehen. Dank seiner übersinnlichen Kräfte wusste er, dass sie sich in Benares aufhielten, und er machte sich auf den Weg dorthin.

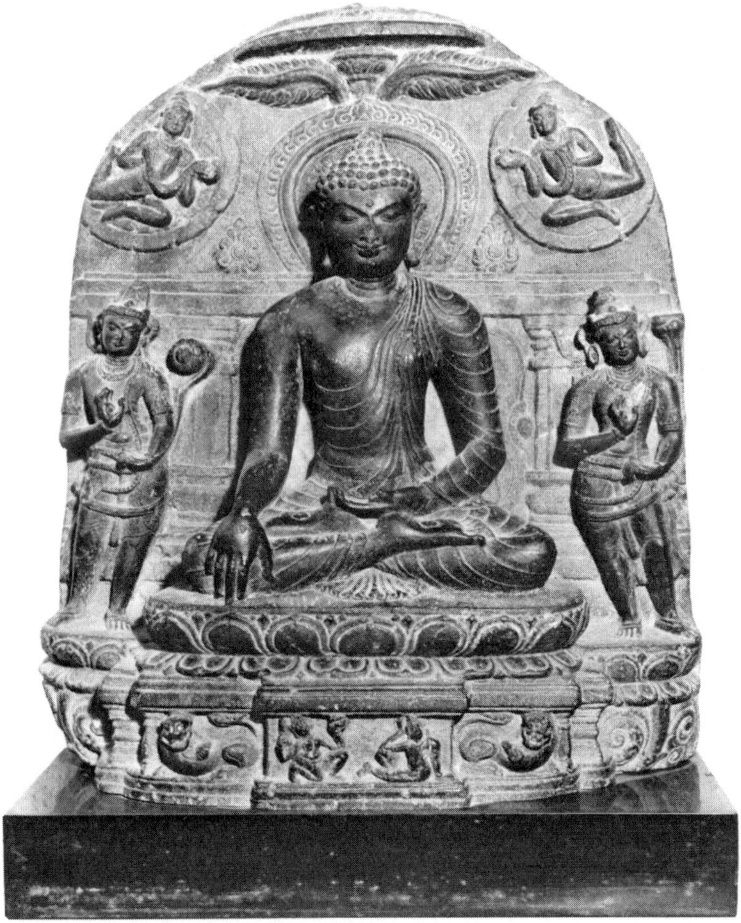

BUDDHA *mit Erdberührungsgeste (10./11. Jahrhundert)*

Die Predigergeste oder die Geste der Drehung des Rades · Dharma-Chakra-Mudra

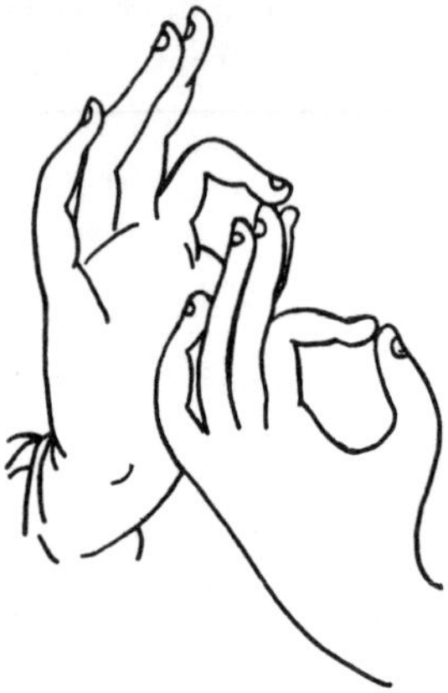

Bei dieser Mudra sind beide Hände vor der Brust erhoben, die rechte etwas höher als die linke. Es scheint, als ob sie das Rad der Lehre drehten, denn die eine Hand zeigt mit der Handfläche zum Körper, die andere vom Körper weg. Daumen und Zeigefinger beider Hände berühren sich, sodass sie einen Kreis bilden. Der linke Mittelfinger berührt die Stelle, an der Daumen und Zeigefinger der rechten Hand zum Kreis geschlossen sind. Diese Mudra symbolisiert den Augenblick, in dem Buddha im Gazellenhain von Benares das Rad der Lehre zu seiner ersten Drehung in Bewegung setzte. Das Rad selbst, das noch heute in der indischen Nationalflagge zu sehen ist, symbolisiert die Lehre des Vollendeten.

»Seines Rades Speichen sind die Vorschriften rechten Handelns, ihrer Länge Gleichmaß entspricht dem Gleichmut der Betrachtung, des Rades Schiene ist die feste Weisheit, Nachdenken und Bescheidenheit als Lager der Achse dienen, rechte Überlegenheit als Nabe.«[35]

In der berühmten Rede von Benares verkündete Buddha im Gazellenhain, einem Ort der Ruhe, seinen fünf Schülern seine Lehre, die nicht nur ein Erkenntnissystem, sondern einen Heilspfad darstellt. Durch diesen Pfad, auf dem logische Gedankengänge ihren Platz haben, kommt der Gläubige jedoch nicht primär durch logische Operationen zum Ziel, sondern vielmehr durch die in Meditationen gewonnenen Bewusstseinsverwandlungen.

Die folgende Rede der »Vier Heiligen Wahrheiten«, die Buddha nach seiner Erleuchtung in Benares hielt, formuliert das Wesentliche der besonderen Lehre des Buddhismus.

»Dies, ihr Mönche, ist die heilige Wahrheit vom Leiden: Geburt ist Leiden, Alter ist Leiden, Krankheit ist Leiden, Tod ist Leiden, mit Unliebem vereint sein ist Leiden, von Liebem getrennt sein ist Leiden, nicht erlangen, was man begehrt, ist Leiden, kurz, die fünferlei Objekte des Ergreifens (gemeint sind Körperlichkeit, Empfindungen, Vorstellungen, Gestaltungen und Erkennen) sind Leiden. Dies, ihr Mönche, ist die heilige Wahrheit von der Entstehung des Leidens: Es ist der Durst, der von Wiedergeburt zu Wiedergeburt führt, samt Freude und Begier, der hier und dort seine Freude findet: der Lüstedurst, der Werdedurst, der Vergänglichkeitsdurst.

Dies, ihr Mönche, ist die heilige Wahrheit von der Aufhebung des Leidens: Die Aufhebung dieses Durstes durch gänzliche Vernichtung des Begehrens, ihn fahren lassen, sich seiner entäußern, sich von ihm lösen, ihm keine Stätte gewähren.

Dies, ihr Mönche, ist die heilige Wahrheit von dem Wege zur Aufhebung des Leidens: Es ist dieser heilige, achtteilige Pfad, der da heißt: rechter Glaube, rechtes Entschließen, rechtes Wort, rechte Tat, rechtes Leben, rechtes Streben, rechtes Gedenken, rechtes Sichversenken.

Dies ist die heilige Wahrheit vom Leiden: Also, ihr Mönche, ging mir über diese Begriffe, von denen zuvor niemand vernommen hatte, das Auge auf, ging mir die Erkenntnis, die Kunde, das Wissen, der Blick auf.«[36]

Die ganze Lehre des Buddha gründet auf dem Satz von der Leidhaftigkeit des menschlichen Daseins. Alles Dasein ist für Buddha leidvoll, weil es vergänglich ist. Die irdischen Freuden sind so unbeständig wie die Wasserblasen, die schnell zerrinnen. Alles auf dieser Welt ist unbeständig, ewig wechselnd, völlig unzuverlässig, so sehr wir auch versuchen mögen, es festzuhalten. Die Welt ist Maya, Schein und Trug, und wir können sie nicht erfassen, da es keinen Fixpunkt gibt, nichts was dauert, kein Absolutes, nichts Ewiges. Alles fließt und vergeht, nichts bleibt, was es war. Die ganze Welt ist für den Buddha ein ständig fließender Strom von subtilen Molekülen, die im Buddhismus als Dharmas bezeichnet werden. Sie entstehen und vergehen in jedem Augenblick und haben keine Dauer. Selbst eine Seele gibt es für den Buddha nicht. Er vertritt die Lehre des Nichtselbst (Anatman). Was uns als eine Seele erscheint, ist in Wahrheit nur ein unaufhörliches Werden, eine Kette von Momentexistenzen.

»Es wäre besser, ihr Schüler, ihr würdet den Körper, wenn überhaupt, für das Ich halten als etwas Geistiges. Denn der Körper hat wenigstens für eine kurze Zeitspanne Bestand. Aber alles Geistige entsteht und vergeht in einem Augenblick … Wie ein Affe sich im Walde von Baum zu Baum schwingt, einen Ast ergreift und wieder loslässt, um einen neuen zu packen, so entsteht und vergeht das Geistige und das Denken.«[37]

Hatte der erste Satz festgestellt, dass alles Leben Leiden ist, weil der Mensch an den vergänglichen Dingen haftet, so wird im zweiten Satz erklärt, aus welchen Gründen er am irdischen Leben hängt. Es ist die dreifache Gier, die den Menschen daran hindert, sich von der vergänglichen Welt zu lösen. Die vollkommene Aufhebung des Durstes, wie sie im dritten Satz beschrieben wird, führt dann schließlich zum Nirvana, einem Zustand, der definiert wird als etwas, was völlig außerhalb der Sinneswelt der Illusion und Unwissenheit liegt.

Das Nirvana ist »der Bereich, wo weder Erde noch Wasser, nicht Feuer noch Luft ist; nicht der Bereich der Unendlichkeit des Raums, nicht der Bereich der Unendlichkeit des Bewusstseins, nicht der Bereich der Nichtsheit noch der Bereich der Nichtwahrnehmung oder Wahrnehmung. Nicht diese Welt noch eine jenseitige Welt, nicht beide: Sonne noch Mond. Dies, ihr Mönche, nenne ich Kommen und Gehen, nicht Zustand noch Verfall oder Entstehung; ohne Grundlage, Fortentwicklung und Beendigung ist es: Eben dies ist das Ende des Leidens.«[38]

Wie man diesen Durst überwinden kann, wird im vierten Satz mit einem Verhaltenskatalog erklärt, in dem der gesamte Heilsweg beschrieben ist. Dieser achtteilige Pfad kann in drei Bereiche eingeteilt werden. Die ersten beiden Glieder werden der Weisheit (Prajna) zugeordnet, die Glieder drei bis fünf dem Begriff der »Zucht« (Sila) und die drei letzten Glieder der Meditation (Samadhi).

Die Welt mag zwar ein Tal der Tränen sein, aber durch Erkenntnis oder höchste Weisheit (Prajna) vermag der Glaubende die Illusion zerstören, das für beständig zu halten, was in Wirklichkeit nur von kurzer Dauer ist.

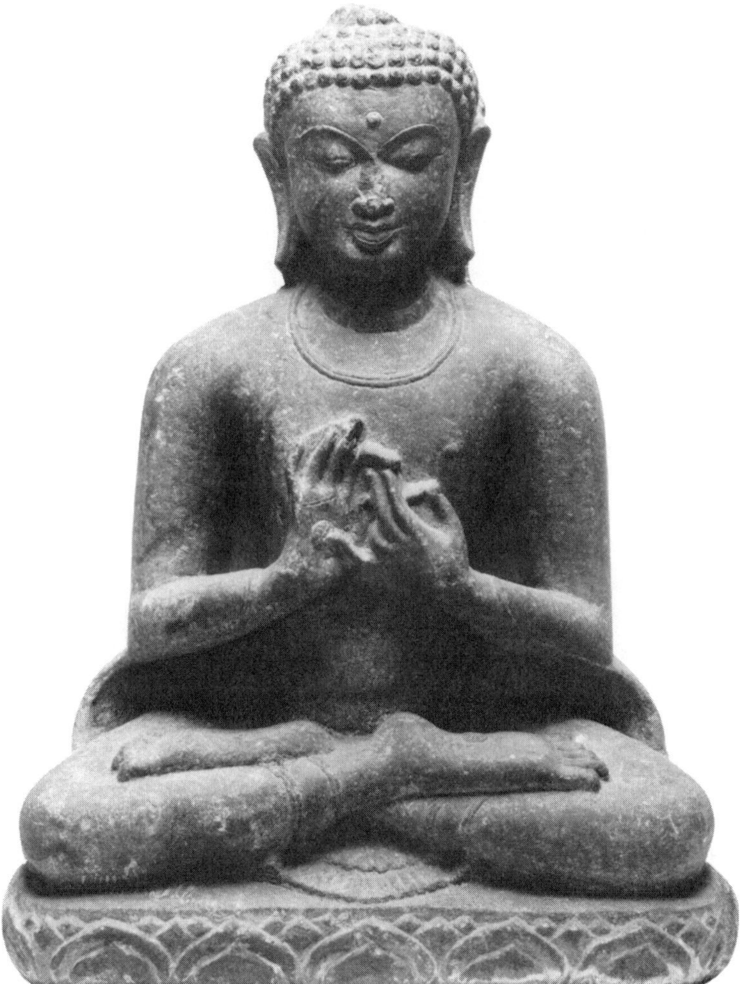

BUDDHA *mit Predigergeste (Bodhgaya, 9. Jahrhundert)*

Mit dieser Predigt hatte Buddha das Rad der Lehre in Bewegung gesetzt. Am Ende seiner Rede zeichnete er auf den Boden das Rad des Lebens mit den drei Ursachen des Leidens, den sechs Speichen der Seelenwanderung und den zwölf Zapfen der menschlichen Existenz.

Die Diskussionsgeste oder die Geste der Lehrverkündigung · Vitarka-Mudra

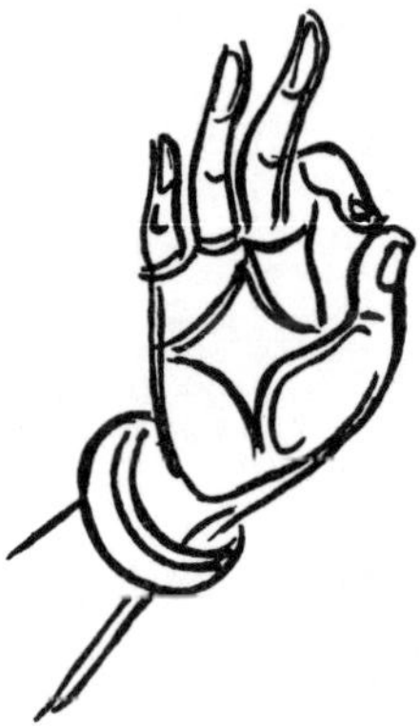

Die Diskussionsgeste, bei der die Handfläche nach vorn erhoben ist und der Daumen den Zeigefinger berührt, ist eine Geste, durch die Buddha als Lehrender charakterisiert wird und die er in seinen Lehrreden und Diskussionen zur Unterstreichung seiner Worte benutzte. Im Christentum steht diese Mudra mit dem Wort in Zusammenhang (siehe Seiten 323–325).

Als Buddha sich entschieden hatte, den Weg der helfenden Verkündigung zu gehen, erkannte er die Bedeutung der Sprache, mit deren Hilfe er auszudrücken versuchte, was ihm unter dem Feigenbaum als unaussprechliche Lehre zuteil geworden war. Obwohl er sich im Klaren darüber war, dass der letzte Rest einer im Grunde nicht mitteilbaren Intuition in Worten und Begriffen nicht darzustellen war, versuchte er, seine Lehre der Welt mitzuteilen. Er legte in seinen Reden die Ursachen, Wirkungen und das Wesen der menschlichen Existenz dar, wobei er alles mit einer Logik vortrug, die jeden Widerspruch entkräftete und gleichzeitig zu den verschiedensten Auslegungen anregte. Vom Aufbau des Weltalls und dem menschlichen Organismus als parallele Manifestationen wollte er nichts wissen, weil sie nicht zur Erleuchtung beitrügen. Die metaphysischen Fragen hielt Buddha für verderblich, weil sie nicht zweckdienlich für den Weg zum Nirvana sind.

»Es ist, wie wenn ein Mann von einem Pfeil getroffen wäre, einem vergifteten, und seine Freunde einen Arzt riefen. Wenn jener nun sagte: ›Ich werde mir den Pfeil so lange nicht herausziehen lassen, als ich den Mann nicht kenne, der mich geschossen hat, als ich den Bogen nicht kenne, mit dem ich geschossen bin‹, ehe der Mann das in Erfahrung gebracht hätte, würde er sterben. So steht es auch mit dem, der spräche: ›So lange will ich nicht als des Erhabenen Jünger den Wandel der Heiligkeit führen, als der Erhabene mir nicht erklären wird ‚Die Welt ist ewig …'‹ Ehe der Vollendete darüber eine Erklärung gegeben hätte, würde der Mensch sterben. Mag die Ansicht bestehen ›Die Welt ist ewig‹ oder mag die Ansicht bestehen ›Die Welt ist nicht ewig‹: In jedem Fall gibt es Geburt, gibt es Alter, gibt es Tod, gibt es Leid und Klagen, Schmerz, Kümmernis und Verzweiflung, deren Überwindung schon auf dieser Erde ich verkünde. Darum, was von mir nicht erklärt ist, das lasst unerklärt bleiben.«[39]

Der Buddhismus, der seiner Herkunft und Zielsetzung nach eine Heilslehre ist und sich durch eine auf das Praktische gerichtete Haltung auszeichnet, vermeidet jede Spekulation über Fragen, die nicht direkt mit der Heilslehre zusammenhängen. In einem Land, wo Diskussionen und metaphysische Demonstrationen seit Jahrhunderten die eigentlichen Vergnügungen der gebildeten Klasse waren, wo selbst das einfache Volk sein Ideal im weisen Mann, im Philosophen sah, wo ein Wettstreit im Redestadion vor einem gelehrten Publikum zu den höchsten Genüssen gehörte, ist es Gautama Buddha gelungen, eine wachsende Zahl von Jüngern aus allen Ständen und Berufen für seinen pragmatischen Heilsweg zu begeistern. Er sprach sowohl zu Einzelpersonen als auch in größeren Kreisen. Seine Lehrreden und Gespräche bereiteten die Einsicht vor, die jeder durch eigene Anstrengung zu gewinnen hatte. Wie die Macht seines Wortes dies erleichterte, wie es den Menschen ganz plötzlich wie Schuppen von den Augen fiel, wird oft in den Texten beschrieben:

»Es ist wunderbar, es ist erstaunlich, wie wenn man etwas Niedergebeugtes aufrichtet (etwas Verborgenes zurechtbiegt) oder Verborgenes enthüllt (Zugedecktes aufdeckt) oder einem Verirrten den Weg weist oder im Finstern ein Licht anzündet, also hat der Heilige in mannigfacher Weise die Lehre verkündet.«[40]

Obwohl die Tiefe und Verschlungenheit seiner Lehre nur schwer mitteilbar war, versuchte Gautama Buddha, seine Sätze klar und in rationaler Gedankenfolge zu formulieren, damit sie für das normale Bewusstsein verständlich waren. Die Denkweise Buddhas zeichnete sich durch eine große Bildhaftigkeit aus. Eine der wichtigsten Metaphern, die Gautama benutzte, um seine Lehre zu vermitteln, ist das Bild der Fähre. Die Lehre des Buddhismus selbst wird als Fähre (Yana) oder Fahrzeug bezeichnet. Um die Kraft dieses Sinnbildes zu verstehen, muss man sich klar machen, welch ungemein wichtige Rolle das Fährboot im Alltagsleben der Inder spielt. In einem von vielen Flüssen durchströmten Kontinent, wo es praktisch keine Brücken gibt, ist die Fähre ein unentbehrliches Verkehrsmittel, um ans Ziel zu kommen. Im gleichen Sinn benutzte Buddha das Bild der Fähre, das über den reißenden Fluss zum fernen Ufer der Befreiung (Moksha) führt. Durch den Erleuchtungsgeist (Bodhi) wird der Einzelne vom Ufer der geistigen Unwissenheit (Avidya), des Begehrens (Kama) und des Todes (Mara) zur jenseitigen Küste transzendenter Weisheit (Vidya) geführt.

Die Lehrreden, die nicht darauf angelegt sind, zu überzeugen, sondern zu informieren, sind im Grunde philosophische Traktate, die durch zahlreiche Gleichnisse und Bilder an Lebendigkeit gewinnen. Nicht nur durch seine gewaltige Löwenstimme und die Intensität, mit der er seine Lehre vortrug, soll Buddha gewirkt haben, sondern durch seine gesamte Erscheinung, die anziehend gewirkt haben muss.

Die Geste der Barmherzigkeit · Varada-Mudra

»Ein Weiser denkt an sein Heil, an das der anderen, an das beidseitige und an das der ganzen Welt.«[41]

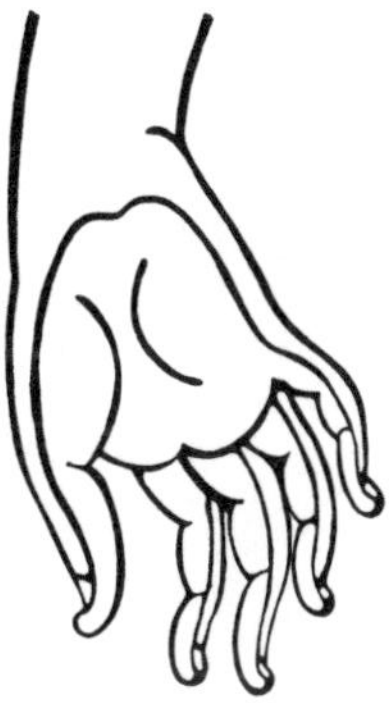

Varada-Mudra, die Geste, bei der die Handfläche nach vorn zeigt und die Hand nach unten weist, symbolisiert das Gelübde Buddhas, allen menschlichen Wesen den Weg zur Erlösung zu weisen. Diese Geste der offenen Hand ist das Symbol für das »Geschenk der Wahrheit«, das Buddha der ganzen Welt anbot. Auch wenn er sich von allen gefühlsmäßigen Bindungen an die Welt gelöst hatte, blieb er ihr doch verbunden, um auch andere Menschen aus dem Strom des Leidens zu retten. Nachdem er sich selbst von allen ichzentrierten Bewusstseinszuständen, die durch Eigenschaften wie »Begierde«, »Anhaften« oder »Leidenschaften« charakterisiert werden, befreit hatte, wollte er den verborgenen Samen der Erleuchtung in anderen zur Reifung bringen.

Im späteren Mahayana-Buddhismus (Großes Fahrzeug) lebte sich die Mitleidsidee des historischen Buddha voll aus.

Der Bodhisattva des Mahayana-Buddhismus brauchte nur eine große Tugend zu üben, in der dann alle Buddha-Tugenden vereint waren: das große Mitleid. Damit war die Selbstverwirklichung durch den heiligen »achtteiligen Pfad« auf eine einzige Verhaltensweise zusammengeschrumpft. Der Bodhisattva, ein zukünftiger Buddha, möchte durch den Akt größter Selbstverwirklichung dem Unglück in der Welt ein Ende bereiten. Sein Mitleid und seine Barmherzigkeit sind so groß, dass er sogar stellvertretend für andere Leid auf sich nehmen kann, um ihnen die Erlösung zu erleichtern.

»Ich nehme die Last des Leidens auf mich«, gelobte der Bodhisattva, »ich bin entschlossen, ich ertrage es … Und warum? Unbedingt muss ich

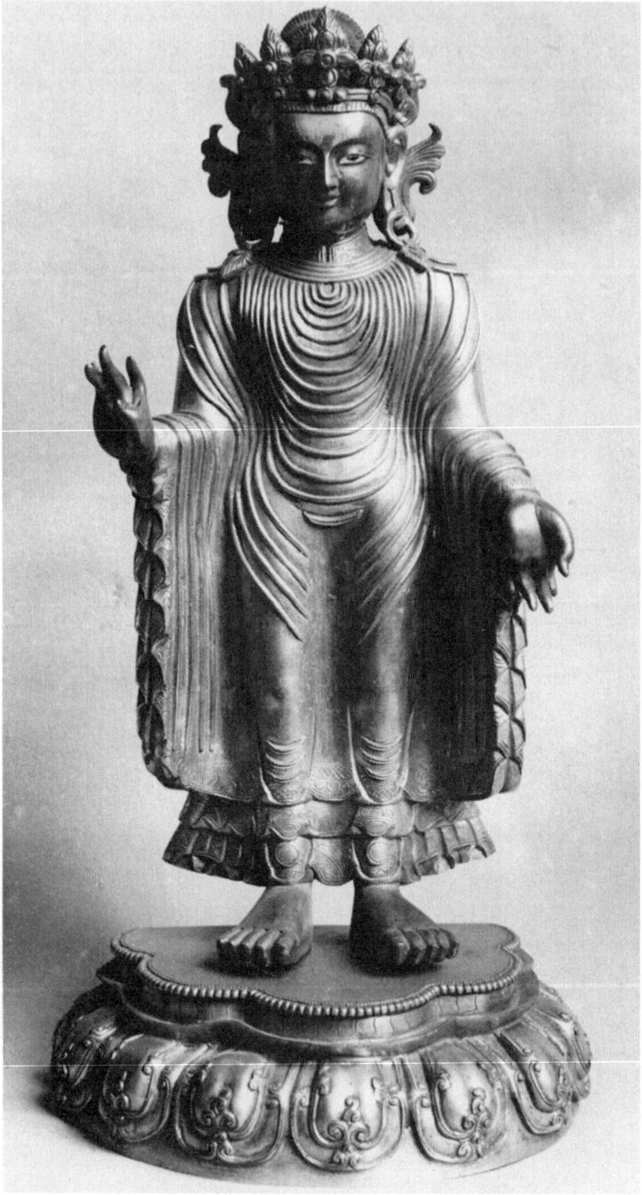

BUDDHA *mit Barmherzigkeits- und Furchtabwendungsgeste (Tibet, 18. Jahrhundert)*

allen Wesen die (Leidens-)Last abnehmen, die Veranlassung (zu diesem Entschluss) ist nicht, dass ich Lust hätte. (Vielmehr) habe ich das Flehen aller Wesen um Rettung (gehört). Alle Wesen muss ich zur Erlösung führen, die ganze Welt muss ich retten ... Ich bin entschlossen, in jedem einzelnen Elendszustand ungezählte Jahrmillionen von Weltzeitaltern zu verweilen ... Es ist ja fürwahr besser, dass ich allein mit Leiden beschwert bin, als dass alle diese Wesen in Elendswelten gerieten.«[42]

Die Barmherzigkeit Gautama Buddhas hat mit dem grenzenlosen Mitleid eines Bodhisattvas nichts zu tun. Wenn er nach seiner Erleuchtung nicht sofort ins endgültige Nirvana einging, so geschah dies einzig und allein mit der Begründung, anderen wenigstens den gleichen Weg zur Erlösung zu zeigen. Den Weg muss jeder allerdings allein gehen. Buddhas Mitleid bestand darin zu wissen, dass alles Leben Leiden ist. Dieses Leiden kann jedoch nicht von mitleidigen Bodhisattvas abgenommen, sondern einzig und allein aus eigener Kraft abgeworfen werden. Was er der Menschheit schenkte, war »die Wahrheit der Lehre«.

»Beglückt ist, wer sich in dieser und in jener Welt an die Lehre Buddhas hält.«[43]

Die Geste der Furchtabwendung oder der Abwesenheit von Furcht · Abhaya-Mudra

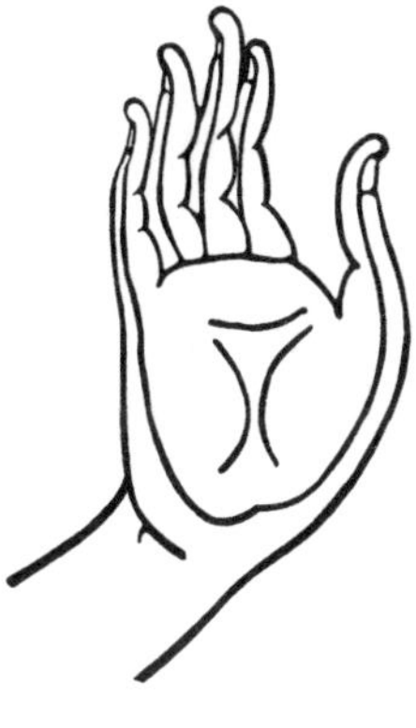

Diese Mudra, bei der die Hand mit erhobenen Fingern und nach vorn gewandter Handfläche ausgestreckt wird, hat ihren Ursprung in der Legende vom Verrat des Devadatta, eines Neffen Buddhas. Dieser Devadatta war einer seiner Anhänger. Er hatte lange Jahre bescheiden und still in der Ordensgemeinschaft abgeklärter Heiliger zusammen mit Buddha gelebt. Der Erfolg des Erhabenen aber erfüllte ihn mit eifersüchtigem Hass. Aus einem Anhänger war er zu einem Judas geworden, der aus niedrigen Motiven nach dem Leben Buddhas trachtete.

Er machte deshalb dem alternden Buddha den Vorschlag, sich zur Ruhe zu setzen und ihm die Leitung des Ordens zu überlassen. Da Buddha dies ablehnte, beschloss Devadatta, ihn mit Gewalt zu beseitigen. Er verbündete sich mit Ajatasattu, dem machtgierigen Sohn des Königs Bimbisara, dessen königliche Unterstützung für die Ausbreitung der buddhistischen Lehre von größter Bedeutung war. König Bimbisara wird als derjenige geschildert, der mit dem brahmanischen Opferkult nichts mehr anfangen konnte. Jahrhundertelang hatten einzig die Brahmanen das Mittel in der Hand, die Götter gnädig zu stimmen: das Opfer. Ohne ihre Opferhandlungen am Morgen, so glaubte man, könne die Sonne nicht aufgehen. Der Glaube an die Macht des Ritus war im indischen Volk so groß, dass es sich zunächst nur wenig für die Lehre des Buddhismus, bei der die Befreiung allein vom Tun eines Einzelnen und nicht von der Mitwirkung vermittelnder Priester abhängig ist, erwärmen konnte. Buddha selbst soll später resigniert gesagt haben: »Die Masse ist ohne Einsicht, sie bleibt dem Aberglauben verschworen und richtet sich nach dem, was irgendein dunkles Gefühl ihr eingibt.«[44]

Ajatasattu steckte seinen für die Lehre Buddhas entflammten Vater ins Gefängnis und ließ ihn verhungern. Nachdem nun der mächtige Gönner Buddhas beseitigt war, wurden Mörder ausgesandt, um ihn umzubringen. In den alten Überlieferungen ist das ein Anlass, eine Reihe schöner Wundergeschichten zu erzählen: So wurden die Mörder, sobald sie sich Buddha näherten, von einem hellen Licht geblendet und gingen dann bekehrt von dannen. Darauf gedachte Devadatta, Buddha durch eine stürzende Säule zu erschlagen, die jedoch in wunderbarer Weise schräg in der Luft stehen blieb. Schließlich trieb er einen wilden Elefanten in einer engen Gasse auf den Erhabenen zu. In diesem Augenblick erhob Buddha seine rechte Hand (Abhaya-Mudra) und richtete die Kraft seiner barmherzigen Liebe auf das Tier, sodass es ehrfürchtig auf die Knie sank und dann friedlich von dannen zog. Die Legende berichtet, dass der abtrünnige Devadatta in den Orden zurückkehrte und Buddha um Verzeihung bat.

Abhaya-Mudra symbolisiert nicht nur die Furchtlosigkeit Buddhas, sondern auch seine völlige Gewaltlosigkeit (Ahimsa). Er, der den Elefanten einzig und allein dank seiner spirituellen Kräfte überwand, wollte beweisen, dass die Kräfte der Gewaltlosigkeit unendlich subtiler und mächtiger sind als die Kraft sämtlicher Waffen.

Mit dieser Geste überreichte Buddha der Menschheit das Geschenk des Lebens ohne Furcht. Dieses Geschenk versinnbildlicht Buddhas Wohlwollen, die Menschen von den Schmerzen und Sorgen der Welt zu befreien.

Die Furchtlosigkeit, die Buddha kennzeichnete, wird im Buddhismus in vier Gruppen eingeteilt, die auf den vier Wahrheiten beruhen.

1. Die Furchtlosigkeit, die aus dem Allwissen entsteht.

Durch die Einsicht in die Allgemeinheit des Leidens und durch die Kenntnis aller Seiten des Daseins gewinnt der Buddhist Allwissenheit. Die Lehre des Buddha ist eine praktische Heilmethode, die den Menschen von der Krankheit der Unwissenheit befreien möchte. Buddha ist in gewisser Weise ein Arzt, der die ganze Menschheit für krank hält, weil sie nicht einsieht, wie das Dasein wirklich ist. Die Allwissenheit besteht nicht darin, den menschlichen Kopf mit Wissen anzufüllen, sondern sich leer beziehungsweise offen zu machen. Was der Mensch dabei entdeckt, ist kein Abgrund, sondern Fülle. Ist der Mensch in der Lage, sich von allen Stützen zu befreien, sein Bewusstsein zu erweitern und zu erkennen, dass es in der Welt nichts Dauerhaftes gibt, dann tritt eine innere Verwandlung ein, die aller Furcht ein Ende macht und zur Erlösung von der Beschränktheit des Ichs führt, um so am Ganzen Anteil zu nehmen. Die Allwissenheit, ein entscheidendes Attribut Buddhas, besteht in erster Linie in der Kenntnis der Mittel und Wege, durch die man die Erlösung zu erlangen vermag.

2. Die Furchtlosigkeit, die aus der Zerstörung der Illusionen besteht.
Die Erlösung für den Buddhisten besteht darin, sich von allen Illusionen zu befreien und den erscheinungshaften Charakter zu durchschauen:

»Die Welt ist Maya, Schein und Trug; wir können es nicht erfassen, denn alles ist vergänglich, ein pausenloses Flackerspiel von einzelnen Momenten, eine Aneinanderreihung von Augenblicken. Es gibt keinen Fixpunkt, nichts, was dauert, kein absolutes Sein, nichts Ewiges, kein ›Ding an sich‹ – alles fließt und vergeht, nichts bleibt, was es war.«[45]

3. Die Furchtlosigkeit, die aus der Erklärung der Hindernisse entsteht.
Hindernisse bedeuten für den Buddhisten, die Ursachen des Leidens nicht zu erkennen. Die Erkenntnis, dass das Leiden durch die Gier entsteht, führt zu einer klareren Einsicht des menschlichen Daseins und damit zur Furchtlosigkeit. Die Verbindung zwischen Leiden und Gier wird in einer Ergänzung zu den »Vier Heiligen Wahrheiten« auseinander gesetzt, die als die Kausalkette des Leidens bekannt ist. In dieser Kette werden die Bedingungen aufgezählt, die alles, was in dieser Welt vorgeht, umfassen:

I »Aus dem Nichtwissen entstehen die gestaltenden Triebkräfte.
II Aus den gestaltenden Triebkräften entsteht das Erkennen.
III Aus dem Erkennen entsteht Name und Persönlichkeit.
IV Aus Name und Persönlichkeit entstehen die sechs Gebiete (Sinne).
V Aus den sechs Gebieten entsteht die Berührung.
VI Aus der Berührung entsteht die Empfindung.
VII Aus der Empfindung entsteht Durst.
VIII Aus dem Durst entsteht das Ergreifen (der Existenz).
IX Aus dem Ergreifen entsteht Werden.
X Aus dem Werden entsteht Geburt.
XI Aus der Geburt entstehen Alter, Tod, Schmerz und Klagen, Leid, Kümmernis und Verzweiflung. Dieses ist die Entstehung des ganzen Leidens.«[46]

4. Die Furchtlosigkeit, die aus der Erklärung erwächst, dass das Leid beseitigt werden kann.
Durch die Überwindung der Gier, sei es nach Besitz, Lust oder Vergänglichkeit, könnte die Menschheit nach Ansicht des Buddhismus mühelos die Erlösung erreichen:

»Wen er besiegt, der Durst, der verächtliche, der an der Welt festhaltende, dessen Leid wächst wie Gras wächst. Wer ihn bezwingt, den Durst, den verächtlichen, dem schwer zu entrinnen ist in der Welt, von dem fällt das Leid ab wie der Wassertropfen von einer Lotosblume.«[47]

Wie man diesen Durst überwinden kann, wird im vierten Satz der »Heiligen Wahrheiten« mithilfe eines Verhaltenskatalogs erklärt. Der oft als »heilig« bezeichnete achtteilige Pfad, der in der vierten Wahrheit beschrieben wird, ist eine praktische Anleitung zur Furchtlosigkeit.

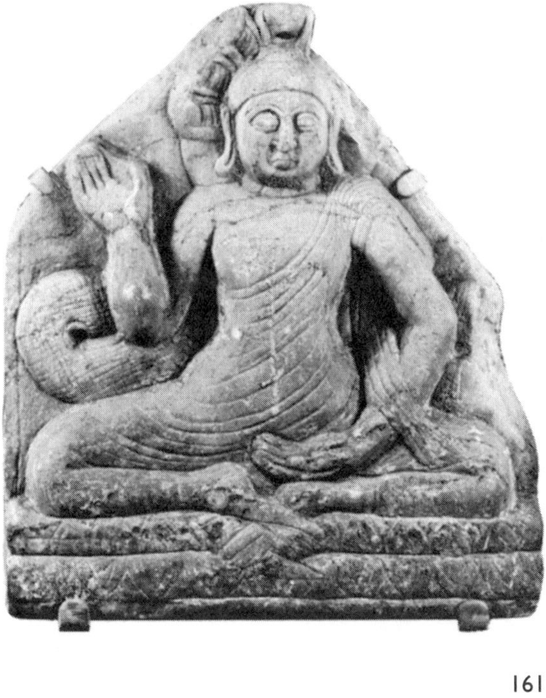

BUDDHA *mit der Geste der Furchtabwendung (Amaravati, 2./3. Jahrhundert)*

Die Mudras der Vorzeitbuddhas

Nach der buddhistischen Lehre ist Gautama Buddha, »der Erleuchtete«, bereits zu verschiedenen Zeiten in verschiedenen Persönlichkeiten auf die Welt gekommen. Obwohl der Buddhist eine Seelenwanderung leugnet, lehrt er dennoch eine Vergeltung der Taten und eine Wiedergeburt. Diesen Widerspruch lösen die Buddhisten, indem sie behaupten, dass sich der Komplex der Einheiten, aus dem ein Lebewesen zusammengesetzt ist, bei seinem Tod nicht auflöst. Durch das Karma (Taten) wird eine neue Vereinigung von Elementen, ein scheinbar neues Individuum hervorgebracht, das die Früchte der Taten seiner Vorgänger in sich trägt. So hatte auch Gautama Buddha, wie viele andere Wesen, bereits in verschiedenen Zeitaltern gelebt und die Welt als Tier, als Mensch und als Erleuchteter erlebt. Betrachten die Buddhisten den Buddha als einen aus der endlosen Reihe unzähliger Buddhas, die bereits auf der Welt erschienen sind, um die buddhistische Lehre zu verkünden, so bezeichnen sie ihn als Tathagata, den so Gekommenen oder den so Gegangenen.

Die Lehre (Dharma) ist in diesem Fall nicht die Aussage eines Individuums, sondern stammt aus dem geistigen Prinzip, aus der Buddha-Natur.

Buddha selbst soll sechs seiner Vorgänger namentlich genannt haben, die als menschliche Buddhas (Manusibuddha) bezeichnet werden, da sie wie er in menschlicher Gestalt auf der Erde lebten. Diese Buddhas, die alle unter verschiedenen Baumarten ihre Erleuchtung erlangten, unterscheiden sich lediglich durch ihre spezifischen Mudras.

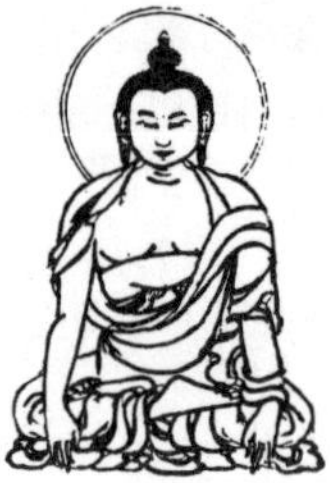

Der Vorzeitbuddha Vipashyin, der »Klarseher«, der seine Erleuchtung unter dem Patali-Baum erlangte, führt mit seinen beiden Händen die Erleuchtungsgeste (Bhumisparsha-Mudra) aus.

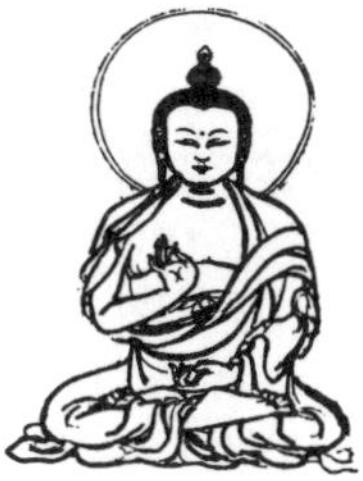

Shikin, dessen Erleuchtung unter einem Weißen Lotos stattgefunden haben soll, führt mit der rechten Hand die Diskussionsgeste (Vitarka-Mudra) aus. Die linke Hand, bei der sich Daumen und Mittelfinger berühren, liegt in seinem Schoß.

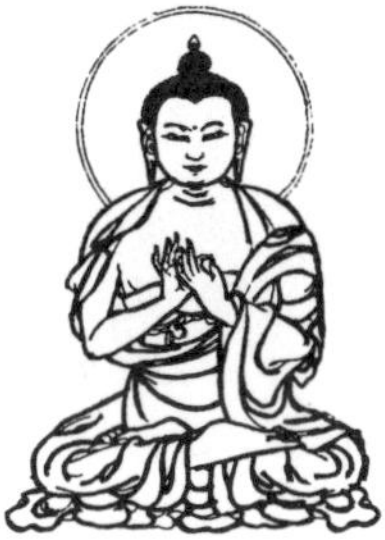

Vishvabhu, der »Allgenießer«, hatte sein Erleuchtungserlebnis unter einem Sala-Baum. Er wird mit der Predigergeste (Dharmachakra-Mudra) dargestellt.

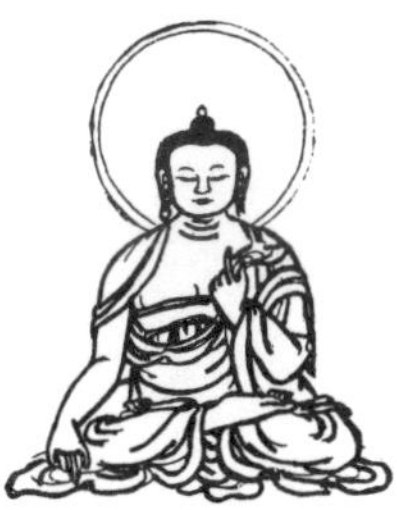

Krakucchanda, der unter einem Sirisa-Baum zur Buddhaschaft gelangte, führt mit der rechten Hand die Barmherzigkeitsgeste (Varada-Mudra) aus und hält mit der linken einen Zipfel seines Gewandes.

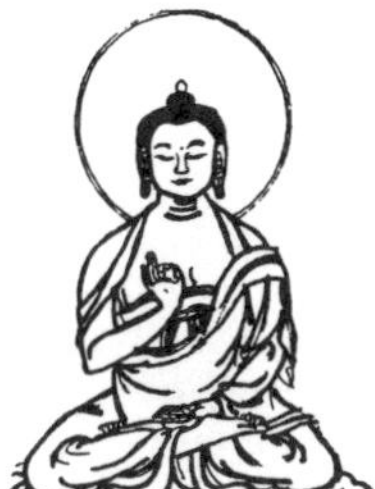

Kanakamuni, der »Gold-Weise«, wurde unter einem Udumbara-Baum zu einem Erleuchteten. Er wird mit der rechten Hand in der Diskussionsgeste (Vitarka-Mudra) und mit der linken in der Mußegeste (Avakasha-Mudra) abgebildet. Bei der Mußegeste hält der Buddha die Innenfläche der linken Hand, die auf dem Schoß ruht, nach oben.

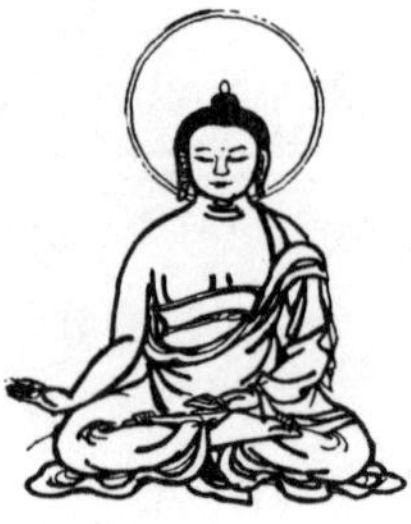

Kashyapa, der bei Benares im Gazellenhain geboren sein soll, wo später der historische Buddha seine erste Lehrrede hielt, erlangte die Erleuchtung unter einem Banyan-Baum. Seine charakteristische Mudra ist die Verzichtsgeste (Shramana-Mudra). Diese Geste, bei der die Hand vom Körper nach unten weggestreckt ist, deutet auf das Fallenlassen der weltlichen Genüsse hin.

Kapitel 4

Mudras und Rituale im Tantrismus

Die Mudra ist aufs Engste mit dem Ritual im Tantrismus verbunden, dessen wichtigste Hilfsmittel für das Fortschreiten auf dem spirituellen Weg Mantrarezitationen, die yogischen Techniken der Visualisation und die Anwendung der symbolischen Handgesten sind.

In jedem tantrischen Ritual wird durch die Dreiheit von Körper (Mudra), Rede (Mantra) und Geist (Visualisation) das Bild des Gottes oder der Göttin herbeigerufen, um mit ihm oder ihr zur Einheit zu gelangen und selbst zur Gottheit zu werden.

Die Mudras, die die physische Komponente darstellen, sind Ausdruck für Handlungen höherer Wesen, Sinnbilder sakraler Gefäße, Mittel zur Reinigung von Opfergaben, zur Vertreibung böser Geister und zur Verwandlung in bestimmte Gottheiten.

Der Tantriker zielt auf die Vereinigung des männlichen Prinzips mit dem weiblichen. Die daraus entstehende Einheit führt zum Erlebnis der großen Glückseligkeit, das jenseits der Dualität liegt.

Sowohl der Hinduismus als auch der Buddhismus erlebte eine tantrische Bewegung, die im 8. Jahrhundert zu einem gesamtindischen Phänomen geworden war. Obwohl der Tantrismus viele Bereiche des indischen Lebens, vor allem die Kunst, stark beeinflusst hat, konnte er nur in Form von mehr oder minder geheimen Kulten am Rande der indischen Gesellschaft überleben. Er konnte kein unbefangenes Verhältnis zur herrschenden religiösen Orthodoxie bekommen, da er sich stets über die orthodoxe Tradition mokiert und die konventionelle Moral abgelehnt hatte.

Shivaismus und Shaktismus

Die ersten literarischen Fundamente des hinduistischen Tantrismus befinden sich in den Shiva-Tantras (7. bis 9. Jahrhundert), in denen an erster Stelle immer das Streben nach der Einheitsschau des göttlichen Paares Shiva und Shakti zu finden ist. Shivaismus und Shaktismus sind aufs Engste miteinander verknüpft. Shiva ist Symbol für den Geist (Purusha), Shakti die Kraft der Natur (Prakriti), die Kraft der Schöpfung. Der Shaktismus wird auch als linkshändiger Tantrismus bezeichnet, der den tatsächlichen Genuss von Fleisch und Wein sowie die sexuelle Vereinigung (Maithuna) einschließt. Im rechtshändigen Tantrismus, der auch der Kult mit den Ersatzmitteln genannt wird, wird der sexuelle Akt durch die Meditation über die Vereinigung der Kundalini-Shakti mit dem obersten Shiva im tausendblättrigen Lotos ersetzt. Die beherrschende Stellung des Shaktismus vor allem in Gebieten mit überwiegend nichtarischer Bevölkerung deutet darauf hin, dass er in erster Linie ein nichtarischer Kult gewesen ist, der jedoch ohne Zweifel Beziehungen zu den arischen Religionen Indiens aufweist. Eine ganze Reihe von tantrischen Gebräuchen wie die Verwendung berauschender Getränke, die Anerkennung der sakralen Bedeutung des Koitus, die Verwendung mystischer Silben und so weiter spielten bereits im vedischen Kult eine große Rolle.

Die metaphysische Grundanschauung des Shaktismus ist monotheistisch. Das einzig wahrhaft Seiende ist das Brahman, der absolute Geist. In seinem statischen Aspekt ist das Brahman Shiva, der Unwandelbare, der von allen irdischen Veränderungen Unberührte. In seinem dynamischen Aspekt ist das Brahman Shakti, die Kraft der Natur, die ewig Wandelbare, die durch ihre Zaubermacht die Vielheit der Erscheinungen der Welt hervorbringt. Shiva und Shakti sind nur verschiedene Erscheinungsformen des Ewigen All-Einen. Wenn sie in den Tantras als zwei verschiedene Personen in Dialogen vorgeführt werden, so ist dies nur scheinbar ein Dialog, in Wahrheit handelt es sich um ein Selbstgespräch Gottes.

Eine shivaitische Gemeinde, die heute noch zahlreiche Anhänger besitzt, sind die Lingayats. Sie werden so genannt, weil sie stets einen kleinen Lingam (Phallus), den sie als Sinnbild des Gottes Shiva betrachten, um den Hals tragen.

Diese Gemeinde soll von Basava, dem Minister eines kanaresischen Königs, im 12. Jahrhundert gegründet beziehungsweise erneuert worden sein. Basava stellte die Frauen den Männern gleich, erlaubte die Wiederverheiratung von Witwen und schaffte das Kastensystem ab, das jedoch später wieder aufgekommen ist. Der Lingayat glaubt einzig und allein an den Gott Shiva. Um zum höchsten Sein vorzudringen, wählt der Schüler den Weg der Liebe, die fromme Hingabe (Bhakti). Seine Liebe, die sich nicht um Ergebnisse, Zweckerfüllung und Dankbarkeit kümmert, ist eine Vorbereitung für das Streben nach höchster Erleuchtung. Indem er seine Aufmerksamkeit einzig und allein auf den Gott Shiva richtet und ihn zum Mittelpunkt seines Bewusstseins macht, wird er fähig, sich von seinem individuellen Ich abzuwenden und die kollektive Identität aller Wesen mit Gott zu erkennen. Alle Seelen werden als eine erlebt, alle vereinigen sich in dem Gott Shiva. Alle Geschöpfe, wo und wann sie immer leben, sind »seine« ewig wechselnden Verkörperungen.

»Möchte ich, wenn ich die Augen, mich in Gott versenkend, schließe
Und der Gottesliebe Wunder staunend in mir selbst genieße,
Möchte ich als Dank verehren selbst das Gras am Boden hier,
Es verehren mit dem lauten Rufe: ›Heil dem Shiva mir.‹
Ob du, Höchster, gleich verehrt wirst von den Frommen, die dir dienen,
Bist du dennoch, Herr der Götter, eines Wesens stets mit ihnen,
Und obwohl du von uns allen sichtbar wirst genommen wahr,
Offenbarst du als der Ew'ge Geist dich dennoch wunderbar.«[48]

Die geheime Gestensprache in tantrischen Ritualen

Die tantrischen Texte sind oft in einer undurchsichtigen, doppelsinnigen Sprache abgefasst. Einige indische Gelehrte vertreten die Ansicht, dass der Zweck dieser Sprache (Sandhabhasa) darin besteht, dass sie nur für den Eingeweihten verständlich ist und den Nichteingeweihten davon abhält, mit Praktiken in Berührung zu kommen, die unheilsam für ihn sein könnten. Lama Govinda, einer der jüngsten Autoren zu diesem Thema, meint:

»... diese symbolische Sprache soll nicht nur das Heiligste vor der Verweltlichung durch intellektuelle Neugier, vor dem Missbrauch durch yogische Methoden und durch psychische Kräfte Unwissender und Uneingeweihter schützen, sondern sie entstand hauptsächlich aufgrund der Tatsache, dass die Allgemeinsprache nicht die höchsten Erfahrungen der Seele auszudrücken vermag.«[49]

Die meisten tantrischen Texte sind erotisch. Um diese Texte entziffern zu können, muss man jedoch unterscheiden lernen, ob es sich um einen konkreten Akt oder um einen sexuellen Symbolismus handelt. In dem Universum von Doppelsinnigkeiten ist es schwierig, zwischen dem Konkreten und dem Symbolischen zu unterscheiden. Bewusstseinszustände werden durch einen erotischen Terminus ausgedrückt, und der mythologische oder kosmologische Wortschatz ist mit hathayogischen, sexuellen Bedeutungen versehen. So werden beispielsweise die Vulva als Lotos (Padma), der Phallus als Donnerkeil (Vajra), die Monatsblutung als Sonne (Surya) und der Koitus als Erleuchtungsgeist (Bodhichitta) bezeichnet.

Für die Bezeichnung der tantrisch-yogischen Erlebnisse werden häufig Mantras (mystische Silben) verwendet. In der Gesamtheit der tantrischen Literatur stellt diejenige über das Mantra den größten Anteil dar. Bereits in den Veden ist von diesen Silben die Rede, mit deren Hilfe man übermenschliche Kräfte zu erlangen hoffte. Man nimmt an, dass die ursprüngliche Zahl der Mantras sieben Millionen betrug. In den buddhistischen Schriften des Mahayana findet man ebenfalls Mantras, die dafür sorgen sollen, Gefahren aller Art zu bannen, Krankheiten zu verhüten, eine glückliche Wiedergeburt zu sichern und so weiter. Obwohl Gautama Buddha selbst nicht an die Wirkung von Mantras glaubte und seine Schüler immer wieder vor ihrer Anwendung warnte, machte sich der Hang der Inder zu Ritualen, die mit mystischen Silben verbunden waren, nach seinem Tod wieder bemerkbar.

»Der Glaube an die Wirksamkeit der Atharva-vedischen Mantras, an die übermenschlichen Kräfte, welche die Mystiker erlangen … konnte aus dem indischen Denken nicht völlig ausgerottet werden, obwohl Buddha große Mühe darauf verwandte. Die umfangreiche religiöse Literatur, die in der nachvedischen Periode entstand, ist in solchem Maße in das indische Denken eingegangen, dass es beinahe unmöglich war, Religion vom rituellen Kult und mystischen Lauten (Mantra) zu trennen.«[50]

Das Mantra hat für den Tantrismus eine so zentrale Bedeutung, dass Tantriker auch oft als Mantriker bezeichnet werden. Mantras, so glaubt man, helfen nicht nur, unliebsame Kräfte jeder Art abzuwehren, erzürnte Götter wieder gnädig zu stimmen und sich religiöse Verdienste zu erwerben, sondern man ist auch überzeugt, mithilfe dieser Zauberformeln übernatürliche Kräfte zu erlangen.

Den Mantras kommt eine herausragende Bedeutung bei der Verwirklichung des tantrischen Ziels zu, die Identität des Adepten mit einer Göttin oder einem Gott herzustellen, und es hilft ihm, sich zu konzentrieren, um in den erwünschten seelischen Zustand zu gelangen.

Das Mantra ist eine Abfolge von Klangeinheiten mit charakteristischer Aussprache und Intonation, die der Adept meist von seinem Guru lernt. Jeder tantrische Text, sowohl im Hinduismus als auch im Buddhismus, wimmelt geradezu von Anweisungen über die korrekte Aussprache eines Mantras, das eine Kombination von Silben (Bijas) ist. Jede Gottheit hat ihr Bija, das beim Kult verwendet wird.

Die Tantriker nehmen an, dass einige Bijas besondere emotionale Zustände versinnbildlichen. So wird die Silbe *Klim* als das Bija des erotischen Begehrens angesehen, *Aim* ist das Bija des Staunens und *Sauh* das Bija der Erfüllung. Jeder seelische Zustand hat nach Ansicht der Tantriker ein ihm entsprechendes Klangmuster, und die Aktivierung dieses Klangmusters kann den betreffenden emotionalen Zustand hervorrufen. Die Wahrscheinlichkeit, dass ein Adept durch das Murmeln von Mantras in einen gewünschten Zustand gelangt, wird noch durch die Kontemplation über entsprechende visualisierte Bilder und die Verwendung entsprechender Gesten oder Haltungen (Mudras) erhöht.

Im tantrischen Ritual, das aus Mantras, Mudras und Visualisationen besteht, versucht der Adept, die tantrischen Gottheiten liebevoll zu umwerben. So wird beispielsweise ein Tantra-Schüler, der seinem Gott ein Gefäß mit Wasser anbietet, die Fischgebärde (Matsya-Mudra, siehe Seite 84) ausführen.

»Damit sollen Wunsch und Erwartung ausgedrückt werden, das Gefäß mit Wasser möge als ein Meer mit Fischen und allen sonstigen Wassertieren angesehen werden. Der Sadhaka spricht zur Gottheit, der seine Andacht gilt: ›Dies ist zwar nur eine kleine Darbietung von Wasser; wenn es aber meinem Wunsche, dich zu ehren, entsprechen soll, sieh es an, als böte ich Dir ein Meer dar.‹«[51]

Besondere Bedeutung wird dem Nyasa genannten Akt beigemessen. Dieser besteht darin, dass der Adept, wenn er ein Mantra spricht, mit der Fingerspitze der rechten Hand einen bestimmten Körperteil berührt. Dadurch soll das Eingehen der Gottheit, zu der das Mantra gehört, in den Körper des Verehrers gefördert beziehungsweise die Identität beider hergestellt werden:

»Der Mensch sollte eine Gottheit (Devatā) anbeten, indem er selbst zur Gottheit wird. Man sollte keine Gottheit anbeten, ohne selbst zur Gottheit zu werden.«[52]

In jedem tantrischen Ritual wird durch die verschiedenen Techniken des Yoga das Bild des Gottes oder der Göttin herbeigerufen, um mit ihm oder ihr zur Einheit zu gelangen.

Die Rolle des Gurus

»Dem Schüler, der sich ihm mit gebotener Höflichkeit genähert hat, dessen Gemüt vollkommen ruhig geworden ist und der die Herrschaft über die Sinne gewonnen hat, dem soll der weise Lehrer redlich die Kenntnis des Brahman vermitteln, durch das einer den unvergänglichen Menschen (Purusha), den Wahrhaft-und-ewig-Seienden erkennt.«[53] (Mundaka Upanishad).

Die meisten tantrischen Techniken sind geheim und nur einigen Eingeweihten zugänglich. Das geheime Wissen wird vom Meister zum Schüler weitergegeben. Die geheimen Methoden der Erlösung und ihre richtige Anwendung kann man nicht aus Büchern lernen, sondern nur durch persönliche Verbindung mit einem geistigen Lehrer, einem Guru. Nur dieser, dem sich seine Schüler in blindem Gehorsam unterwerfen, kann ihnen die wahren Geheimnisse und Mysterien der Lehre verständlich machen. Um einen Guru versammeln sich die Eingeweihten, und alles, was außerhalb dieses kleinen Kreises gelehrt wird, ist weit von der Wahrheit entfernt. Ohne eingeweiht zu sein, kann der Schüler seine geistige Ausbildung nicht beginnen. Wie einen Schatz hütet der Meister sein Wissen und gibt es nur sparsam weiter an denjenigen, der ein »Gefäß« dafür zu werden verspricht.

Der erfahrene Guru, der Meister über Seele, Körper und Leidenschaften, wird von dem Schüler wegen seiner übernatürlichen Seelenkraft verehrt. Er wird oft verglichen mit einer Kerze, die die Seele des Schülers anzündet und ihn von dem Schleier der Unwissenheit befreit. Er ist es auch, der dem Schüler das Mantra ins Ohr flüstert.

Der spirituelle Meister ist ein Mensch, dessen Handeln und Denken nicht mehr von sozialen und moralischen Forderungen beherrscht ist. Sein Innenleben ist verborgen, und er bewegt sich außerhalb des Rahmens anerkannter Tugenden. Er ist universell und einzigartig. Er hat erkannt, dass die absolute Wirklichkeit jenseits von Gut und Böse, von Freude und Schmerz liegt und dass die Regeln der Gesellschaft nicht unbedingt die des Universums sind. Er hat den Schleier der Maya (Illusion) zerrissen und ist ganz eins geworden mit dem Göttlichen, dem Absoluten. Er weiß auch, dass es eigentlich keine Dualität zwischen Schüler und Lehrer gibt. Dem unerleuchteten Schüler zuliebe stellt er sich auf den Dualismus ein und steigt von seinem transzendentalen Seinszustand auf die Ebene der empirischen Realität herab. Er erkennt in jedem Hilfesuchenden eine Erscheinung des Göttlichen und ist glücklich darüber, dass ihm die Ehre, jemandem zu helfen, zuteil wird. Er hilft seinem Schüler, sich aus den Verstrickungen seines Egos zu befreien und führt ihn zum geistigen Selbst, zu seiner göttlichen Natur.

Der tantrische Buddhismus

Zur gleichen Zeit, in der der hinduistische Tantrismus eine Hochblüte erlebte, zeigten sich auch ähnliche Tendenzen im Buddhismus. Für die tantrische Richtung des Buddhismus wurde der Begriff »esoterischer Buddhismus« geprägt, da alle mit den Tantras und ihrem Geheimwissen verbundenen Lehren in esoterische Sprache, Symbolik und Ikonographie gekleidet wurden.

Nachdem der Buddhismus in Indien besonders durch den Einfall des Islams weitgehend aufgelöst worden war, entwickelte er sich in Tibet zu einer neuen tantrischen Kultur, die teilweise auch die Einflüsse zentralasiatischer Glaubensformen integrierte. Durch die Vorliebe für die persönlichen Gottheiten, durch den Popanz des magischen Rituals und durch alle möglichen abergläubischen Vorstellungen wurde die verfeinerte abstrakte Metaphysik des Buddhismus allmählich zerstört. Erlösung ist im esoterischen Buddhismus nicht mehr Arbeit an sich selbst, sondern das Wissen um trickreiche Formeln und Handlungen. Bestimmte magische heilige Silben und Gesten wurden notwendig, um die eigene Psyche auf den Heilsweg einzustimmen, um zum Absoluten vorzudringen. Die Mudras sollten wie ein Zauberstab beliebige Wirkungen hervorrufen, und die Mönche, die solche Mudras beherrschten, wurden damit zu Wundertätern, die man um alles Mögliche bitten konnte.

Es scheint zunächst unerklärlich, wie es möglich war, dass sich aus der einfachen Lehre Gautama Buddhas ein Geheimwissen entwickeln konnte, das in jedem Punkt dem von Gautama verkündeten Weg zuwiderläuft. Das scheinbare Rätsel erklärt sich, wenn man bedenkt, dass der Buddhismus Völker erreichte, denen ein anderes Denken und Fühlen als den Zeitgenossen Gautamas in Bihar eigen war.

»Um den Vorstellungen und Gefühlen dessen, was man Volksseele nennt, Genüge zu tun, mussten mannigfaltige Zeremonien und Riten, die einen ausgesprochenen volkstümlichen Charakter haben, eingegliedert und Mantras in die Religion Buddhas eingeführt werden … Was bedeutet schon eine Religion für das gewöhnliche und gemeine Volk, wenn sie nicht aus einem Glauben an ein Pantheon von Göttern und Göttinnen besteht und aus der Ausführung von Riten und Zeremonien und einigen esoterischen Praktiken in Verbindung mit dem Murmeln mystischer Formeln usw., mit denen es bisher nur zu vertraut gewesen ist?«[54]

Vieles, was am tantrischen Buddhismus einmal geheim war, ist es heute nicht mehr. Die Hüter des geheimen Wissens haben ihr Gut der Öffentlichkeit überantwortet, da sie ihre Überlieferungen nicht völlig verloren gehen lassen wollten. Mandalas und Kultbilder, die man früher in den Klöstern vor der Allgemeinheit verbarg, werden heute als Poster oder Kalenderblätter gekauft. Jahrhundertelang hielt Tibet seine Grenzen verschlossen, um schädliche Einflüsse durch die Fremden zu vermeiden. Bis 1979 war es nur einigen westlichen Reisenden gelungen, die Hauptstadt des abgekapselten Reiches zu besuchen. Im Herbst 1985 öffneten sich die Grenzen für den Reiseverkehr, und eine Welle von Touristen zog durch das Land. Die Aura des Geheimnisvollen, die einst dieses Land umgab, droht im Motorenlärm der Touristenbusse und Düsenjets unterzugehen. Trotzdem bleibt das esoterische Wissen letztlich geheim, da es sich für jemanden, der noch nicht reif dafür ist, als wirkungslos erweist. In gewisser Weise verbirgt sich das Geheimnis selbst.

Der Überlieferung nach wurde der Buddhismus in Tibet von König Sron-tsan-gam-po im 7. Jahrhundert nach Christus eingeführt. In der Folgezeit breitete sich die Buddha-Lehre weiter aus. Mit der Ankunft des Acharya Padmasambhava, des »Lotosgeborenen«, im Jahre 747 begann die Ausbreitung der Lehre jenseits des Himalaya. Als Acharyas bezeichnet man die gelehrten indischen Mönche, die als Weiterentwickler des Buddhadharma gelten. Über keinen dieser Lehrer gibt es mehr Legenden als über Padmasambhava, der alle Formen des Buddhismus studiert haben soll. Um das Jahr 786 folgte Padmasambhava einer Einladung des tibetischen Königs Trhisong Detsen, um die Dämonen der Bön-Religion zu bekämpfen. Mit der Waffe seines Herzens, dem Donnerkeil (Vajra) und seinen magischen Fähigkeiten (Siddhis) zwang er die bösen Mächte zur Unterwerfung unter das buddhistische Gesetz.

Die Lehre Padmasambhavas ist im Wesentlichen ein Zweig des linkshändigen Tantrismus. Eine wichtige Rolle spielen die Anbetung von Schutzgottheiten und der Kult der Schrecken erregenden Gottheiten, die als die Zerstörer der Habgier, des Hasses und der Täuschung angesehen werden.

Besonders interessant ist die von Padmasambhava überlieferte Lehre vom Bardo Thödol (bekannt als das tibetanische Totenbuch). Bardo (wörtlich Lücke) bezeichnet den Schwebezustand des Menschen zwischen Tod und Wiedergeburt. Das Jenseits, von dem im Bardo die Rede ist, ist keineswegs nur ein Jenseits des Todes, sondern eine Umkehr der Gesinnung, eine Befreiung aus dem Zustand der Finsternis und des Unbewussten in einen Zustand der Erleuchtung. Padmasambhava vergrub die Texte des Bardo Thödol an abgelegenen Stellen in Zentraltibet, wo sie später von einem seiner Hauptschüler wiedergefunden wurden.

Obwohl Padmasambhava die buddhistische Lehre in Tibet etablierte, gab es gegen ihn und seine esoterischen Praktiken auch manche Opposition. Vor allem bei einem Teil des Adels rief sowohl die Zahl seiner Frauen als auch sein Anspruch, ein zweiter Gautama Buddha zu sein, großen Ärger hervor.

Der tibetische Buddhismus wird im Okzident oft als Lamaismus bezeichnet. Das Wort »Lama«, das eigentlich ein Ehrentitel für Mönche höheren Ranges ist, wird heute auf jeden ordinierten Mönch angewendet. Nach der lamaistischen Lehre gelten einige hoch gestellte Priester als Fleischwerdung von Göttern und Heiligen. Diese »lebenden Buddhas« werden bei den Gottesdiensten in derselben Weise wie Götterbilder angebetet. Die Zahl der kirchlichen Würdenträger, die als Wiedergeburten höherer Wesen gelten, ist sehr groß, und es lässt sich ein ganzes hierarchisches System aufbauen, an dessen Spitze der Dalai-Lama steht.

Als 1950 chinesische Truppen die Grenzen Tibets überschritten, um das göttliche Land von seinen »falschen Göttern« zu befreien, töteten sie Hunderttausende von Menschen und zerstörten unschätzbare Kulturwerte. Die von dem tibetischen Volk verehrten heiligen Männer wurden ermordet oder zur Zwangsarbeit abgeführt. Hunderttausend Tibeter flohen zusammen mit dem zuletzt regierenden Dalai-Lama ins Exil. Ein eiserner Vorhang umschloss das Land, und es begann eine lange dunkle Zeit für Tibet. Doch fast dreißig Jahre Unterdrückung jeglicher tibetischer Kultur und Umerziehungsmaßnahmen haben nicht vermocht, die Religion und die Tradition im Reich des Dalai-Lama zu ersticken.

Seitdem aus Peking ein lauerer Wind weht, wird heute wieder mit dem Wiederaufbau einiger Klöster begonnen. So wurde Tibets größtes Heiligtum, der Tempel Jokhang in der Hauptstadt Lhasa, mit chinesischer Hilfe wieder restauriert.

Tausende von Tibetern, die von einer Welle religiöser Begeisterung erfasst sind, drängen herbei, um vor dem Jokhang zu beten. Die Götter sind wieder in ihr Reich zurückgekehrt, und Buddha thront wieder auf seiner Lotosblüte.

Das Vajrayana (Diamantfahrzeug)

Der tantrische Buddhismus wird in seiner letzten Entwicklungsstufe auch als das Diamantfahrzeug (Vajrayana) bezeichnet. Vajra ist eigentlich ein Donnerkeil, den der Gott Indra mit großem Erfolg als Waffe benutzte. In der späteren buddhistischen Philosophie dienen die Donnerkeile als Attribute bestimmter Bodhisattvas und anderer hoher Wesen. In der mystischen Philosophie ist der Vajra das, was so unzerstörbar wie ein Diamant, so unwiderstehlich und machtvoll wie ein Donnerkeil ist. Der Diamant ist die göttliche Urkraft, die allem zugrunde liegt und sich deshalb in jedem Lebewesen manifestiert. Das Symbol des Diamanten weist auf die Strahlkraft des Individuums hin. Die Doktrin des Vajrayana besagt, dass sich jeder durch eine Anzahl verschiedener Riten in seine wahre Diamantennatur zurückversetzen und einen diamantenen Körper erhalten kann.

Der Diamant, klar und unzerstörbar, farblos und doch alle Farben reflektierend, ist ein Symbol für die Leere (Shunyata). Shunyata gilt als einer der am schwersten zu verstehenden Begriffe des Buddhismus. Übersetzer haben versucht, es mit »Leerheit«, »Leere« oder als Erfahrung des »Nichts« zu übersetzen. Diese alles durchdringende Leere gilt als ein Zustand der Befreiung, der ähnlich dem Nirvana durch keine Begriffe und Attribute mehr benannt werden kann.

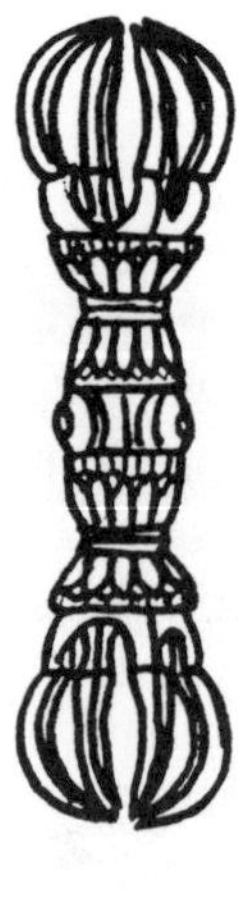

Der Tantriker versteht unter Leere auch die Verwirklichung der Erkenntnis, dass die empirische Welt den Charakter einer augenblicklichen Erscheinung hat und irrtümlicherweise für beständig gehalten wird. Da nichts Beständiges in dieser Welt zu finden ist, muss diese Welt als leer erkannt werden.

»Shunyata ... ist ganz deutlich kein Zustand von Trance oder Versunkenheit irgendeiner Art. Es ist ein Zustand ohne Furcht. Aufgrund dieser Furchtlosigkeit können wir es uns leisten, freigebig zu sein. Wir können es uns leisten, einen Raum zuzugestehen, der keinerlei Konflikte von diesem und jenem oder wie und warum enthält. An diesem Punkt existieren keinerlei Fragen. Innerhalb dieses Zustandes gibt es jedoch ein ungeheueres Gefühl von Freiheit. Es ist eine Erfahrung – so könnten wir es vielleicht ausdrücken –, über etwas hinausgegangen zu sein. Das heißt aber nicht, dass wir in der Art und Weise über etwas hinausgegangen sind, das »Hier« verlassen zu haben und deshalb über es hinaus zum »Dort« gekommen zu sein. Es ist vielmehr so, dass wir hier oder bereits dort sind.

Mit der Shunyata-Erfahrung entwickelt sich daher eine außerordentliche innere Überzeugung. Shunyata sorgt für die grundlegende Inspiration, sozusagen das Ideal eines Bodhisattva-ähnlichen Verhaltens zu entwickeln.«[55]

Der Begriff »Leere« tritt meist im Zusammenhang mit dem Sanskritwort Karuna (Mitgefühl) auf. Mitgefühl und Leere führen vereint zu einem Zustand höchster Bewusstheit, einem Zustand, in dem es keine Vorstellung von festen und dauerhaften Objekten gibt.

Es ist typisch für den tantrischen Buddhismus, dass er einen philosophischen Begriff wie den der Leere mit einem konkreten Gefühl wie Mitleid in Verbindung bringt. Mitgefühl ist ein natürlicher Bestandteil einer erleuchteten Seinsweise, die latent in jedem Menschen verborgen ist. Wie ein Juwel, das irgendwo im Schlamm verloren gegangen ist, liegen Eigenschaften wie Freude, Glück und Mitgefühl im menschlichen Bewusstsein verborgen. Durch genaue Beobachtung der Abläufe im eigenen Bewusstsein vermag jeder den natürlichen Zustand der Erleuchtung wiederzufinden. Der Pfad der Erleuchtung besteht für den Tantriker nicht darin, etwas zu werden oder zu erlangen, was man nicht ist oder hat, sondern in der Erforschung und Entdeckung des eigenen Selbst.

Die Tibeter betrachten das Vajrayana als eine Abkürzung zur Erleuchtung. Sie beschreiben das Hinayana als einen Pfad, der zum Fuße des Berges führt, das Mahayana als einen langen Weg zum Berg, zu dessen Gipfel man erst nach vielen Leben gelangt. Wer sich entschließt, den Weg des Vajrayana zu beschreiten, muss all seine Schritte aufeinander abstimmen und einen Führer haben, der den Weg kennt. Er kann es sich nicht erlauben, einen Fehler zu machen, da er sonst sehr tief fallen könnte.

Die Tibeter setzen Hinayana, Mahayana, Vajrayana mit den verschiedenen Stufen auf dem Weg zur Erleuchtung gleich. Das Hinayana entspricht der ersten Stufe, da es sich mit der Läuterung des Geistes beschäftigt. Das Mahayana ist die zweite Stufe, die sich vornehmlich mit der Entwicklung von Mitgefühl und Weisheit beschäftigt, und bereitet den Übenden auf den Diamant-Weg, die letzte Stufe, vor. Während sich das Hinayana und das Mahayana um die langwierige Läuterung des Bewusstseins bemühen, konzentriert sich das Vajrayana auf die Läuterung der Energie, ein schneller, aber gefährlicher Weg zur Befreiung. Das Vajrayana und insbesondere das Kalachakra lehrt, dass ein subtiler Energiefluss durch unseren Körper fließt. Dieses Energiesystem ist ein Netz von Nerven und Kanälen, die strahlenförmig von fünf psychischen Zentren ausgehen. Ebenso wie im Kundalini-Yoga des Hinduismus sind diese Zentren entlang eines zentralen Kanals angeordnet, der vom unteren Ende der Wirbelsäule bis zur Schädelkrone verläuft. Dadurch dass bestimmte Stauungen einen normalen Energiefluss nicht zulassen, entstehen die Täuschungen unseres Alltagsbewusstseins. Durch Mudras, Mantras und das Visualisieren der Gottheiten in diesen Zentren kann der Yogi die Stauungen auflösen. Er verlagert den Energiefluss dann in den zentralen Kanal, wo er geläutert wird und die tiefen Ebenen des Geistes aktiviert. Ist dies geschehen, erlebt der Yogi den Sahaja-Avastha oder den Zustand der Großen Glückseligkeit, der jenseits aller Dualität liegt.

Das Kalachakra

Das Kalachakra ist das vielschichtigste und umfangreichste Lehrsystem des tibetischen Buddhismus. Der Dalai-Lama betrachtet dieses System als eine der wirkungsvollsten und schnellsten Methoden, Erleuchtung zu erlangen.

Durch die Übungen des Kalachakra, das sich mit der Ewigkeit des flüchtigen Augenblicks befasst, wird dem Yogi bewusst, dass

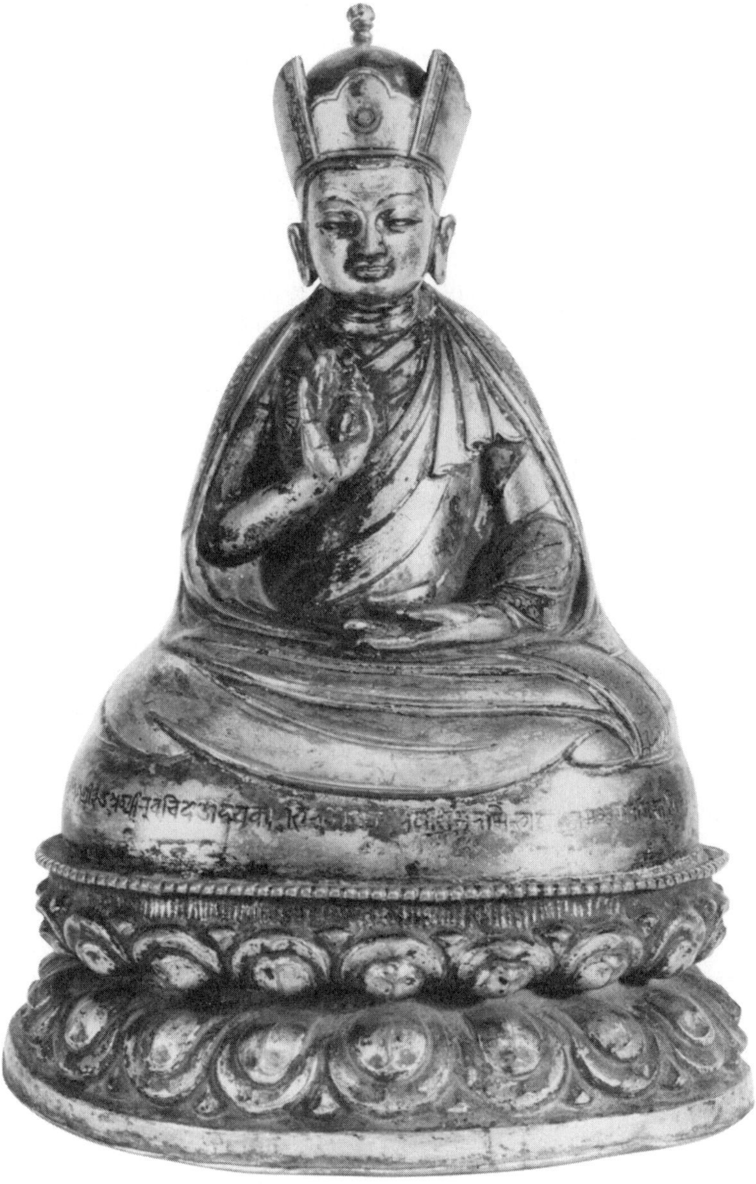

Padmasambhava *(Nepal)*

Vergangenheit und Zukunft nur in seinem Geist existieren. Das Gestern lebt nur in der Erinnerung weiter, das Morgen ist eine Vorstellung und das Heute wird bald vergangen sein. Bei genauer Beobachtung löst sich die Zeit in Leerheit (Shunyata) auf, und der Yogi erkennt, dass jedes Ereignis nur von kurzer Dauer ist und sich dann zu einer Erinnerung verflüchtigt. Hört er auf, an der Vergangenheit festzuhalten oder nach der Zukunft zu greifen, so löst sich sein Zeitempfinden auf. Ohne Zukunftssorgen und Sehnsucht nach Vergangenheit wird er sich des gegenwärtigen Augenblicks vollkommen bewusst. Nun erlebt er jeden Augenblick als tiefe Zeitlosigkeit und sieht die verschiedenen Zeitpunkte als Punkte auf einem kreisenden Rad, die vergehen und doch immer im Blickfeld bleiben.

Das Kalachakra-Tantra ist wie die meisten anderen Schriften in einer Geheimsprache abgefasst. Es wird aufgrund seiner komplizierten Rituale und seines vielschichtigen Symbolismus als die schwierigste aller tantrischen Lehren angesehen und wird wahrscheinlich die unzugänglichste bleiben.

Das Kalachakra ist in drei Teile, das »äußere«, das »innere« und das »andere« Rad der Zeit eingeteilt. Der erste Teil beschäftigt sich mit der Entstehung des Universums, der Astronomie und der Geographie. Im »inneren« und im »anderen« Kalachakra sind Gedanken und Übungen enthalten, die nur dem Eingeweihten enthüllt werden. Der »innere« Teil behandelt Methoden, mit denen Körper und Geist in der Meditation eingesetzt werden können. Das »andere« Kalachakra, das dem spirituellen Bereich gewidmet ist, beschreibt sowohl die Gottheiten als auch die Mandalas und ihre praktische Anwendung in der Meditation. Der Yogi wird mit den verschiedenartigsten Gottheiten vertraut gemacht und entwickelt ein intuitives Verständnis für ihren Symbolgehalt.

Die Lehre der drei Geheimnisse

Im Mittelpunkt des tantrischen Buddhismus steht die Lehre der drei Geheimnisse (Guhya) von Denken, Reden und Leib. Für alle indischen Religionen haben die drei Formen menschlicher Betätigung (Gedanken, Worte und Werke) eine transzendentale Bedeutung. Sie produzieren das Karma, das sich in einer neuen Existenz auswirkt. Der tantrische Buddhismus verleiht den drei Aktionen noch einen anderen esoterischen Sinn. Für ihn haben gewisse Gedanken, Worte und Handlungen von sich aus eine mystische Bedeutung und gewähren dem, der sich ihrer bedient, unbegrenzte Möglichkeiten.

Jedes tantrische Ritual, in das man durch einen geistigen Lehrer, den Guru, eingeführt wird, schließt die drei Seiten unseres Daseins ein: Körper, Sprache und Geist. Der Körper handelt durch die Gesten (Mudras), die Sprache durch die heiligen Silben (Mantras) und der Geist durch die Visualisation.

Die Mudras, die die physische Komponente darstellen, sind nach Ansicht der Tantriker nicht nur Symbole, sondern stehen auch in direktem Zusammenhang mit einem bestimmten Bewusstseinszustand. Eine bestimmte Mudra ist ein Zeichen dafür, dass ein bestimmter Zustand vorhanden ist. Umgekehrt gilt auch, dass sich durch die Ausführung der Mudras ein gewünschter Bewusstseinszustand herbeiführen lässt.

Das Tantra kennt sehr viele Mudras mit verschiedenen Bedeutungen, denen verschiedene Mantras zugeordnet sind. Meistens werden bei den Vajrayana-Meditationen die Mudras im Atemrhythmus mit entsprechenden Mantras kombiniert. Es gibt beispielsweise eine Meditation mit den Silben OM AH HUM. Man sitzt im Lotossitz auf dem Boden, die Hände liegen mit den Handflächen nach oben auf den Knien. Während des Einatmens spricht man die Silbe OM und dreht gleichzeitig die Handflächen nach unten. Nach dem Einatmen hält man den Atem für einen Moment an (dieses Anhalten des Atems ist nach Ansicht der Tantriker eine gute Gelegenheit, Shunyata zu erleben), führt die Fingerspitzen zur Brustmitte und spricht dabei die Silbe AH.

Während man ausatmet, intoniert man HUM und streckt die Arme und Hände so, als gäbe man etwas von sich. Dann legt man die nach oben geöffneten Handflächen wieder auf die Knie. Beim nächsten Atemzug dreht man die Hände wieder und wiederholt die Meditation.

Die tantrischen Buddhisten verfügen über zahllose Mantras und Mudras, durch deren Wiederholung der Atemfluss reguliert und der Geist beruhigt werden kann. Indem der Praktizierende dem Mantra-Gesang aufmerksam folgt, wird er von verwirrenden Gedanken abgelenkt und kann sich besser konzentrieren. Die Mantras sollen zur Klärung und Schärfung des Geistes beitragen. Mantras werden ferner als ein Werkzeug betrachtet, um die Energie im Körper zu beherrschen. Nach Auffassung der Tantriker reflektiert unser Atem einen Energiefluss, der untrennbar mit den tieferen Ebenen des Geistes verknüpft ist. Singt der Yogi das Mantra in der richtigen Weise, so vermag er seinen Atem und den damit verbundenen Energiefluss richtig zu kontrollieren. Der Klang des Mantras besitzt die Macht, in den tiefen Ebenen des Geistes mitzuschwingen und sie gewissermaßen zum Leben zu erwecken. Die Mantras müssen jedoch auf die richtige Art und Weise gesungen werden. Der Guru vermittelt dem Schüler, wie die Silben zu intonieren sind und welche Empfindungen sie erwecken sollen.

Der Mantrameditation, die von den dazugehörigen Mudras begleitet wird, kann durch entsprechende Visualisierung eine weitere Dimension gegeben werden. Die gesungene oder lautlose Intonation der Mantras wird von der Visualisierung bestimmter Symbole oder Gottheiten begleitet. Ehrfurcht gebietende Gottheiten oder Mandalas, die den Kosmos oder bestimmte geistige Zusammenhänge darstellen, dienen dem Tantriker als Visualisationsobjekte. Indem er sich mit ihnen identifiziert, beseitigt der Tantriker alle Täuschungen, die den Geist verdeckten, und verwandelt sie in Weisheiten.

Aus dem Zusammenspiel von Gesten, Klängen und Visualisationen ist im Vajrayana ein fließendes Kaleidoskop entstanden:

»Tantrische Symbole durchdringen einander gegenseitig. Immer wieder treffen wir auf Symbole, die uns einen Hinweis auf die Bedeutung anderer Symbole geben, welche uns wieder auf weitere Symbole verweisen und damit die gegenseitige Durchdringung aller Aspekte des Universums versinnbildlichen. Tantrische Übungen ähneln in ihrer Wirkung dem Öffnen einer Kugel, in der wir eine weitere Kugel entdecken. Diese zweite Kugel lässt sich ebenfalls aufbrechen und enthält eine dritte und so weiter, bis wir zu etwas vordringen, das uns ein fester Kern zu sein scheint. Doch rühren wir daran, so bricht auch er auf und enthüllt … genau die Kugel, die anfangs alle anderen enthielt. Der gleiche Vorgang wiederholt sich immer wieder, bis schließlich die Erleuchtung aufdämmert. Man sieht, wie viele Bedeutungen eine Bedeutung haben kann und bekommt ein Gefühl für die Präsenz des Ganzen.«[56]

Tantrische Gottheiten und ihre Mudras

Wie das Mahayana (Großes Fahrzeug) kennt das Vajrayana (Diamantfahrzeug) eine Anzahl von Buddhas und Bodhisattvas, die kraft ihrer Weisheit stets Mittel und Wege finden, den Menschen auf den Weg der Vollkommenheit zu führen. Die obersten Ränge im Pantheon nehmen die Buddhas und Bodhisattvas ein, deren Zahl so groß ist wie die der »Sandkörner der Ganga«. Während die Buddhas den Erlösungssuchenden lediglich den Weg zum Heil offenbaren, setzen sich die Bodhisattvas auch praktisch für die Leidensbefreiung anderer Wesen ein. Ein Bodhisattva ist nicht nur um seine eigene Buddhaschaft bemüht, sondern stellt die Erleuchtung der anderen Wesen über seine eigene. Der Weg eines Bodhisattvas wird in zehn Stufen gegliedert. Auf jeder Stufe erwirbt er eine neue Vollkommenheit, bis er mit dem Erreichen der siebten Stufe ein transzendenter Bodhisattva wird, der alle Leidenschaften abgelegt und jegliche Unwissenheit vernichtet hat.

Charakteristisch für das Vajrayana ist auch die Verehrung weiblicher Initiationsgottheiten, Dakinis genannt. Diese weiblichen Feengottheiten, die in der tibetanischen Kunst oft in ihrem schrecklichen Aspekt dargestellt werden, gelten als Übermittler der tantrischen Lehre. Die Yogis führen bei bestimmten Gelegenheiten Rituale aus, um diese Dakinis zu unterwerfen und sich die von ihnen verkörperten dunklen Kräfte nutzbar zu machen. Durch die Visualisation der Dakinis gewinnt der Yogi Kontrolle über seine Leidenschaften und kann diese dazu einsetzen, die lähmenden Kräfte des Zorns und der Eifersucht zu neutralisieren. Die Dakinis, die auch als verführerisch schöne Wesen dargestellt werden, werden ebenfalls in den tantrischen Meditationen benutzt, um den unwiderstehlichen Drang nach Erleuchtung zu entfachen.

Eine wichtige Rolle spielen im tantrischen Buddhismus die Sadhitas oder Yidams, Wesen, die kein objektives Dasein besitzen, sondern von einem Tantriker durch seine schöpferische Vorstellungskraft ins Leben gerufen werden. Sie sind Wunschgottheiten, die jeweils den Namen eines bestimmten Tantras, eines jener esoterischen Bücher, die vom 5. Jahrhundert an entstanden sind, tragen.

Der Tantriker glaubt, dass er sich durch die Visualisation dieser Götter das in dem Buch enthaltene Wissen zu Eigen machen könne.

Die ikonographisch dargestellten Buddhas, Bodhisattvas, Dakinis und Sadhitas mit ihren verschiedenen Attributen und Mudras gelten dem Tantriker als Grundlage für die optische Vorstellung der Gottheit. Sie bilden eine Art von geistiger Stütze für die Visualisation der Gottheit, die nicht mehr nötig ist, wenn diese stattgefunden hat. Die Gesten der Gottheiten und die Attribute, die sie in ihren Händen halten, sind ein Hinweis auf die Stufen und Erfahrungen, die der Yogi auf seinem Weg zur Erleuchtung durchschreitet. Die Ehrfurcht gebietende Erscheinung der Götter offenbart die befreiende Macht der Weisheit, die in den verblendeten Leidenschaften des Oberflächenbewusstseins verborgen liegt. Durch die Visualisation der Gottheiten vermag der Tantriker seine Täuschungen zu erschüttern und seine Leidenschaften in Weisheit zu verwandeln.

Gewöhnlich weist der Guru seinem Schüler eine besondere persönliche Schutzgottheit zu, die seine hauptsächlichen charakterlichen Mängel transformieren soll. Der Yogi, der in der Lage ist, eine psychische Verbindung zu seiner Schutzgottheit herzustellen, beschwört bei seinen täglichen Meditationen ihr Bild, das für ihn zu einer Quelle der Inspiration wird. Es erfordert große Anstrengung, bis er das Bild der Gottheit lebensvoll in sich wachzurufen vermag. Betrachtet er seine Schutzgottheit als seinen spirituellen Lehrer und gibt sich ihr völlig hin, so wird die Gottheit zum Sprachrohr seiner inneren Stimme und schließlich zur Verkörperung des innersten Geistes.

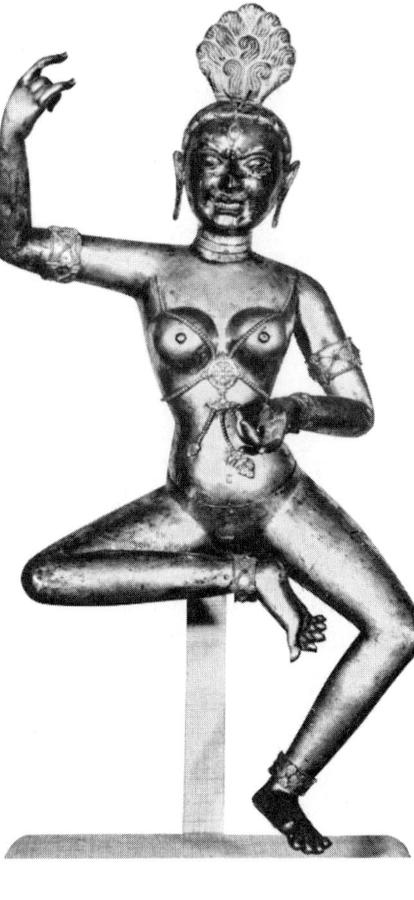

DAKINI *(Tibet, 18. Jahrhundert)*

Die fünf Meditationsbuddhas

Den obersten Rang im buddhistischen Pantheon nehmen die Buddhas ein, von denen besonders fünf die Stellung machtvoller Gnadenspieler erreicht haben. Es sind die fünf Meditationsbuddhas, die als Jinas oder Tathagatas bezeichnet werden. Jina bedeutet Sieger oder Eroberer und ist ein alter Beiname des Buddha, der die Überwindung der Leidenschaften bezeichnet. Diese fünf Jinas, die in gewissem Sinn nur einen einzigen Buddha verkörpern, weisen im Grunde auf die verschiedenen Aspekte der Erleuchtungserfahrung hin.

Diese fünf Jinas sind keine »menschlichen« Buddhas wie Gautama, sondern himmlische Wesen, die in überirdischen Welten thronen. Gelegentlich wird ihre kosmische Bedeutung dadurch unterstrichen, dass sie als Schirmherren bestimmter Himmelsrichtungen erscheinen. Sie symbolisieren die fünf Weisheiten des Buddha-Wesens, des völlig erwachten Bewusstseins. Jeder Jina steht jedoch nicht nur für eine Weisheit, sondern auch für ein verblendetes Gefühl, das in Weisheit umgewandelt werden muss. So repräsentiert Vairochana, der Erste der fünf, das Grundgift der Verblendung (Avidya), aber zur gleichen Zeit auch die reine absolute Weisheit. Akshobhyas Aggression (Krodha) und Hass (Dvesa) wird in spiegelgleiche Weisheit, Ratnasambhavas Stolz in die ausgleichende Weisheit des Gleichmuts, Amitabhas Leidenschaft (Raga) oder Gier (Lobha) in unterscheidende Weisheit und Amoghasiddhis Neid (Irsya) in die alles erfüllende Weisheit umgewandelt. Die fünf Jinas, die sowohl negative als auch positive Energien darstellen, symbolisieren die tieferen Geistesschichten, die im Unbewussten verborgen liegen.

Durch die Identifikation mit diesen Buddhas, durch die Nachahmung ihrer Mudras und das Aussprechen von Mantras erfährt der Yogi sich selbst als Gottheit und gewinnt Zugang zu den inneren Weisheitsquellen, die von den Buddhas verkörpert werden. Er überwindet jene negativen Gefühle und Illusionen, die den Geistesschichten sehr viel Energie rauben, und verwandelt sie in positive Energien.

Zu jedem Jina gehört eine weibliche Partnerin, Prajna oder

Mudra genannt. Diese Mudras, die mit der rechten Hand die Barmherzigkeitsgeste und mit der linken die Diskussionsgeste ausführen, lassen sich durch ihre Attribute und Farben, die denen der Jinas entsprechen, identifizieren.

Oft werden die fünf Buddhas in der geschlechtlichen Vereinigung mit ihren weiblichen Partnerinnen, in der Yab-Yum-(Vater-Mutter)-Haltung abgebildet, um die fünf Arten der Energien (Jinas) im Miteinanderwirken mit den fünf Arten der Weisheit (ihren Mudras) aufzuzeigen.

Visualisiert der Yogi sich selbst als Schutzgottheit in geschlechtlicher Vereinigung mit seiner Weisheitsgefährtin, vereinigt er die männlichen und weiblichen Seiten seines Seins und erfährt die Beseelung ihrer grundlegenden Einheit.

Die fünf Jinas symbolisieren auch die fünf Farben (Weiß, Rot, Gelb, Grün, Blau), die fünf Elemente (Raum, Erde, Feuer, Luft, Wasser) und die fünf Skandhas (physische und psychische Faktoren, aus denen eine Person besteht) wie Körper (Rupa), Empfindung (Vedana), Wahrnehmung (Samjna), Triebkräfte (Samskara) und Bewusstsein (Vijnana). Die Zahl 5 hat bei den Indern eine große mystische Bedeutung. Sie ist die heilige Zahl der Vereinigung von Himmel und Erde zwischen dem Sein und dem Strudel der Wiedergeburten. Diese fünf Jinas bilden das erste Glied einer unendlichen Kette, die das Absolute mit der Vielheit verbindet.

Oft werden die fünf Meditationsbuddhas in kreisförmiger Anordnung nach einem Schema, das Mandala genannt wird, dargestellt. Die Mandalas wurden zu einem unentbehrlichen Bestandteil der tantrischen Weltanschauung und Kontemplationspraxis. Das Mandala symbolisiert die untrennbare Gemeinschaft von gegensätzlichen Elementen. Im Mandala der fünf Meditationsbuddhas, der Jinas, befindet sich an den Kardinalpunkten und in der Mitte jeweils ein Buddha als Vertreter der fünf Weisheiten.

Die folgende Abbildung zeigt die fünf Buddhas zusammen mit ihren Prajnas in einem Mandala. Im Zentrum sitzt Vairochana mit Vajradhatishvari, im Westen Amitabha mit Pandara, im Norden Amoghasiddhi mit Tara, im Osten Akshobhya mit Lochana und im Süden Ratnasambhava mit Mamaki.

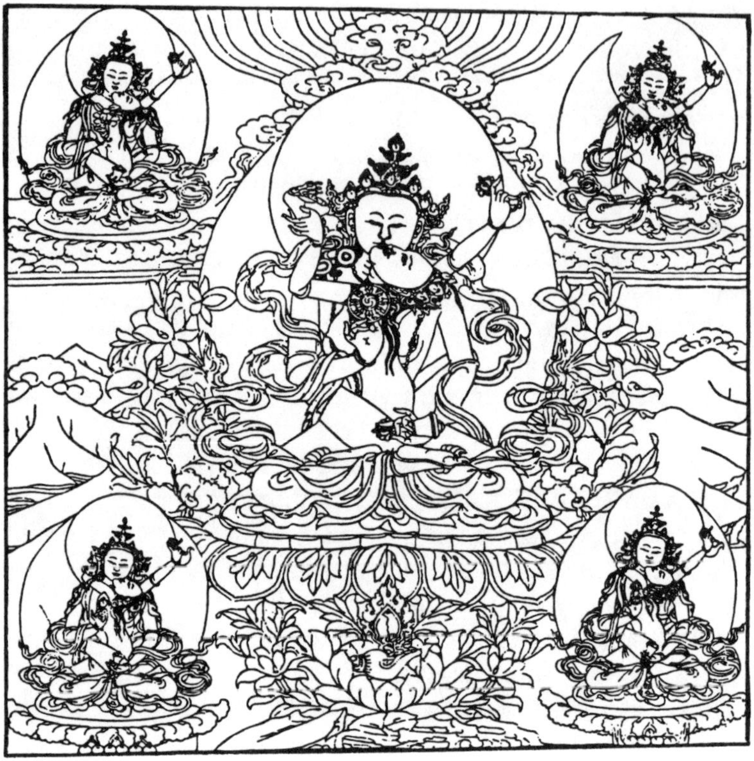

Im Einzelnen lassen sich die Jinas wie folgt charakterisieren:

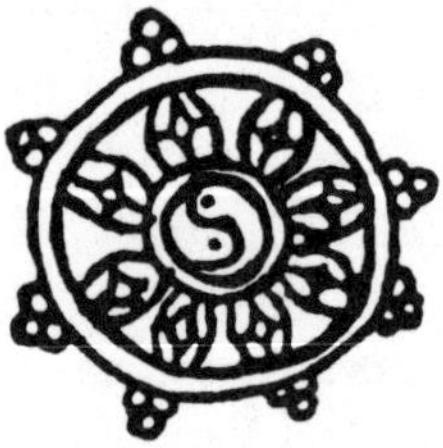

1. Vairocana, der »Sonnenartige«, beherrscht den Zenit, das Weltzentrum. Er sitzt auf einem Thron, der von Löwen getragen wird. Der brüllende Löwe ist im Buddhismus ein Symbol für die Erweckung. Wie die Löwen, die unter den Tieren die lauteste Stimme besitzen, so ist Vairocana der Vernehmlichste unter den göttlichen Lehrern. Vairocana erscheint in blendend weißer Farbe, der Farbe der Reinheit. In der Hand trägt er das goldene Rad (Dharma-Chakra), das

die buddhistische Lehre symbolisiert. Dieses Rad kann man, symbolisch gesehen, auch als eine große Sonne betrachten, die für das spirituelle Prinzip steht, das das Universum erhellt. Gewöhnlich wird das Rad der Lehre mit acht Speichen abgebildet, die den Edlen Achtfachen Pfad symbolisieren. Vairocana führt entweder die Geste der Drehung des Rades (Dharma-Chakra-Mudra) aus, mit der er als glanzvoller Prediger den künftigen Maitreya ankündigt oder als Repräsentant der höchsten Weisheit die Gebärde des Wissens (Bodhyagri-Mudra). Diese Geste, bei der die linke Hand den Zeigefinger der rechten Hand umschließt, symbolisiert die Vereinigung der materiellen Welt mit der spirituellen. Im Zustand der Einheit erkennt der Meditierende, dass es im Grunde keinen Unterschied zwischen Samsara (Weltendasein) und Nirvana (Befreiung) gibt. Die Erlösung ist nicht nur in einer transzendenten Welt, sondern schon inmitten der Leidenswelt (Samsara) möglich. Die phänomenale Welt ist letztlich identisch mit dem Absoluten. Das Geistesgift (Klesha) des Vairocana ist das der Verblendung (Avidya). Es wird umgewandelt in die absolute Weisheit (Dharmadhatu), die die Summe aller Weisheiten darstellt, da sie die Weisheiten aller Buddhas in sich einschließt.

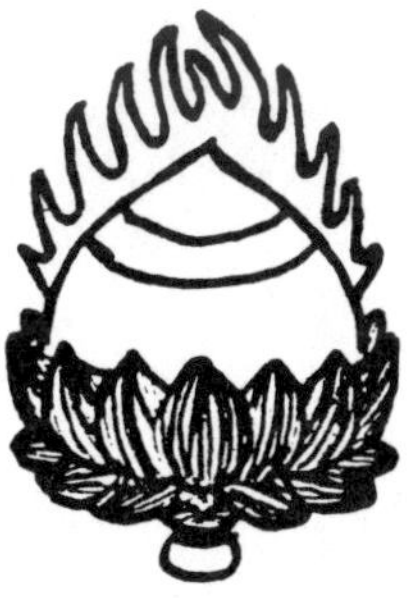

2. Ratnasambhava, der »Juwelengeborene« oder der »Buddha des Glanzes« wird gelb bzw. goldfarben dargestellt, die Farbe des Wachstums und der Reife. Er, der Herrscher des Südens, sitzt auf einem großen Lotosthron, der von vier Pferden getragen wird. Das Pferd, ein Symbol für Schnelligkeit, Kraft und Energie, stellt die feinstofflichen Energien im Körper dar, die durch die Meditation unter Kontrolle gebracht werden können. Sein Attribut ist das Juwel (Chintamani), das die Befriedigung aller Wünsche garantiert. Gewöhnlich wird das Juwel als ein glasklarer Stein oder eine übergroße Perle wiedergegeben, die von einem Strahlenkranz umgeben ist. Das Juwel wurde im Buddhismus zum Symbol für Bodhicitta, für die Großzügigkeit

bzw. das Mitgefühl der Bodhisattvas, denen es darum geht, zum Wohl aller lebenden Wesen Erleuchtung zu erlangen. Die spontane Großzügigkeit der Bodhisattvas, die nicht als eine harte Prüfung angesehen wird, wird als eine »göttliche Verfassung« bezeichnet, als das Verweilen im ewigen Sahaja-Zustand (Zustand der Spontaneität). Sahaja, ein authentisches Verhalten, das frei von gesellschaftlichen Konditionierungen ist, beinhaltet den freien Fluss der Gefühle, die nicht durch ein Übermaß an besonnener Absichtlichkeit behindert ist. Der Bodhisattva, der befreit ist von der Last des Ich, das ihn niederbeugt, ist Spieler des Lebensspiels. Er ist, wie es Aurobindo einmal formulierte, »ein ewiges Kind, das im ewigen Garten, das ewige Spiel (Lila) spielt«.

Mit dem Juwel bzw. dem Dreijuwel (Triatna) verbindet der Buddhist auch das goldgelbe Buddha-Juwel (Buddha), das tiefblaue Juwel der Lehre (Dharma) und das rubinrote Juwel der Mönchsgemeinde (Sangha). Indem der Buddhist sich in einer Zeremonie des Zufluchtnehmens dazu verpflichtet, diese drei Juwelen zum Zentrum seines Lebens zu machen, entscheidet er sich formell dazu, sich auf den Weg zur Erleuchtung zu begeben.

Ratnasambhavas Mudra ist die Geste der Barmherzigkeit (Varada-Mudra). Indem er diese Geste ausführt, ruft er den Buddha aus dem Schoß der Edelsteine zurück. Durch seine Geste der Freigiebigkeit, bei der die offene Handfläche nach außen gewandt ist, schenkt er der Menschheit die »Wahrheit der Lehre«. Ratnasambhava, dessen Großzügigkeit grenzenlos ist, steht ein unerschöpfliches Reservoir an spirituellem Reichtum zur Verfügung. Deshalb gibt es in seinem Land, welches das Glorreiche genannt wird, alles im Überfluss. Seinen Bewohnern fehlt es an nichts. Sie sind spielerisch und besitzen die unerschöpfliche Spontaneität der Bodhisattvas.

Ratnasambhavas Geistesgift, der Stolz, wird umgewandelt in die Weisheit der Wesensgleichheit, die keinen Unterschied zwischen uns selbst und den anderen kennt. Die Weisheit, die alle gleich behandelt, schenkt uns Gleichmut, die höchste Tugend und der Weg zu Frieden und Glück. Der beste Weg, sich von Zorn, Spott, Niederträchtigkeiten und Beleidigungen zu befreien, ist der des Gleichmutes, der über alles zu triumphieren vermag. Ratnasambhava, der auch das Prinzip des Gefühls und den Sinn für das Schöne vertritt, lehrt dem Menschen, dass er nur dann glücklich werden kann, wenn es ihm gelingt, Abstand vom reinen Nützlichkeitsdenken zu nehmen und sich an der Welt des »Wahren und Schönen« zu erfreuen.

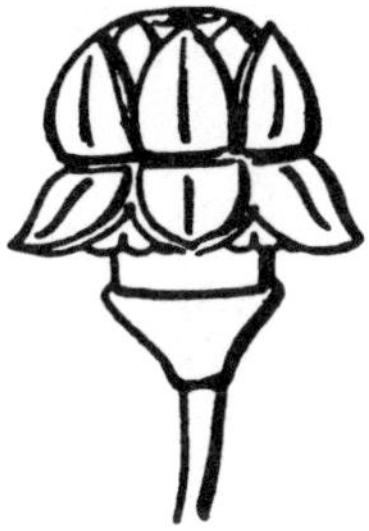

3. Amitabha, Der »Buddha des grenzenlosen Lichts«, der Lebensspender, wacht über das westliche Paradies. Er stellt den in der Meditation versunkenen Buddha dar, der die grenzenlose Helle hervorbringt, die sich über das ganze Universum ausbreitet. Er wird rot wie die Farbe des Feuers dargestellt. Rot ist die Farbe der Leidenschaft, aber im Tantrismus ist es die Leidenschaft, die sich völlig in reine Liebe vergeistigt. Sein Attribut ist der Lotos (Padma), das Symbol völliger Reinheit. Amitabhas Throntier ist der Pfau, der die Erhabenheit über alle Gefahren symbolisiert. Nach indischem Mythos sind Pfauen in der Lage, alle Arten von Gift zu sich zu nehmen, ohne dadurch Schaden zu nehmen. Amitabhas Mudra ist die der Meditation (Dhyana-Mudra), in der die Hände ineinander ruhen. Diese Geste symbolisiert den Zustand tiefster Meditation (Samadhi). Das Wort »Dhyana« kommt von der Wurzel dhi, die »wahrnehmen«, »den Geist auf etwas richten« bedeutet. Der Stillstand, die Leere, das Aufhören der zeitlichen Bewegung, der Akt des reinen vorurteilsfreien Sehens wird Dhyana genannt. Auf einigen Darstellungen wird Amitabha bzw. Amitayus mit einer Vase oder einem Krug (Kalasa) dargestellt, der mit Nektar (Amrita) gefüllt ist. Diese Geste, die Mudra des inneren Gleichgewichts (Dhunana-Mudra), entspricht der der Meditation. Der Nektar, der die »Unsterblichkeit« symbolisiert, weist auf die »unendliche Lebensdauer« des Amitayus hin und die Almosenschale auf die Notwendigkeit, sich vom weltlichen Leben abzuwenden und auf den geistigen Weg zu begeben.

Das Geistesgift, mit dem Amitabha in Verbindung gebracht wird, ist Raga – Leidenschaft, die sich in unterscheidende Weisheit verwandelt, ein Gegenstück zu Ratnasambhavas Weisheit der Wesensgleichheit. Wie sich die Leidenschaft oft nur an ein einziges Wesen klammert, schätzt die unterscheidende Weisheit von Amitabha an den Dingen und Wesen die Einzigartigkeit und die winzigen Unterschiede. Die Wertschätzung der Einmaligkeit führt jedoch in keiner Weise zur ausschließlichen Anhaftung. Amitabha sind viele Texte gewidmet, unter anderem das Traktat der Amitabha-Meditation, das später auch ins Chinesische und Japanische übersetzt wurde.

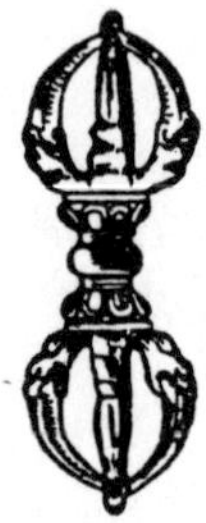

4. Akshobhya, der »Unerschütterliche«, gilt als Hüter des Ostens. Er sitzt auf einem riesigen blauen Lotosthron, den vier Elefanten tragen. Der Elefant symbolisiert den Geist, der sich, wenn er gezähmt ist, durch seine Stärke auszeichnet. Der Körper des Akshobhya ist tiefblau wie der Himmel, klar, friedvoll und unendlich weit. In seiner Hand trägt er den Vajra (Donnerkeil oder Diamant), den kostbaren Edelstein, der alle Waffen und Edelsteine zerstören kann. Akshobhya selbst ist so fest, hart und unerschütterlich wie dieser Vajra. Das Symbol des Diamanten weist auf die Strahlkraft des Individuums hin. Ein Vajra besteht aus vier Hauptteilen. Sein eiförmiges Zentrum symbolisiert Shunyata (Leere). Auf beiden Seiten des Zentrums wachsen acht Lotosblüten, die oberen symbolisieren die acht Bodhisattvas und die unteren ihre Gefährtinnen. Aus jedem Lotos tritt der Kopf eines Makara, eines Krokodils hervor, das das Zusammentreffen des Bewusstseins mit dem Unbewussten symbolisiert. An beiden Enden des Vajra befindet sich eine Anzahl von Speichen, gewöhnlich vier auf beiden Seiten, die durch eine Achse miteinander verbunden werden. Das eine Ende des Vajra steht für das Samsara, das uns an die materielle Welt fesselt, und das andere für Nirvana, für die spirituellen Qualitäten, die zur Freiheit führen. Das Attribut des Akshobhyas kann statt des Vajra auch ein Spiegel (Adarsha) sein, der die Leerheit (Shunyata) der Welt versinnbildlicht; denn indem er die Phänomene der Welt reflektiert, zeigt er, dass es zu ihrer Darstellung

keiner Substanz bedarf. Akshobhyas Geistesgift, der Hass, wird in spiegelgleiche Weisheit umgewandelt. Wie der Spiegel, der alles unverzerrt, auf vollkommene Weise widerspiegelt, der auf nichts reagiert, stets unberührt bleibt, ist der Geist Akshobhyas klar wie der Spiegel oder das Wasser, das nichts von dem abweist, das sich in ihm widerspiegelt und an dem auch keine Reflexionen haften bleiben. Akshobhya führt die Erleuchtungsgeste (Bhumispharsha-Mudra) aus, mit der Buddha Shakyamuni die Erdgöttin als Zeugin anrief. Indem er mit der rechten Hand die Erde berührte, setzte er allen Versuchen Maras, des Gottes der sinnlichen Begierden, ihn von seinem Weg abzubringen, ein für alle Mal ein Ende. Diese Geste soll uns auch daran erinnern, dass wir die Wahrheit nur durch die direkte Erfahrung, d. h. durch den Kontakt mit der Erde, erleben können.

5. Amoghasiddhi, der Herr des Nordens, »der Unbeirrbare«, wird in Grün dargestellt, der Farbe von Harmonie und Gleichgewicht. Sein Attribut ist ein doppelter Donnerkeil (Visvavajra), der die Eigenschaften des Vajra in verstärktem Maße besitzt. Das doppelte Vajra symbolisiert auch die praktische Verwirklichung der vier anderen transzendenten Buddhas und das Vorhandensein des Absoluten in allen Himmelsrichtungen. Im Doppelvajra, in dem sich alle Gegensätze vereinigen, entsteht ein völliges Gleichgewicht. Die Symbolik der Gegensätze trifft auch auf seine Throntiere, die Garudas zu, die in der tibetischen Ikonographie eine Mischung aus Mensch und Tier darstellen. Amoghasiddhi führt die Geste der Furchtabwendung (Abhaya-Mudra) aus, mit der er den Menschen den Weg zur Furchtlosigkeit zeigt, die darin besteht, den illusionären Charakter des Ichs zu erkennen. Amoghasiddhi, der Buddha der Tat, repräsentiert spontanes und totales Handeln, ohne egoistisches Wollen, aus dem die »alles erfüllende Weisheit« geboren wird. Das Geistesgift, das er in diese Weisheit

umwandelt, ist der Neid. Um den Neid zu überwinden, fordert Amoghasiddhi den Menschen auf, nach innen zu schauen und zu erkennen, dass der Ursprung allen Übels von der Ich-Sucht herrührt. Derjenige, der nicht mehr an sich selbst hängt, der sein Ich losgelassen hat, kann seinen Neid ablegen und sich anderen Wesen zuwenden. Indem der Mensch absieht von seinem eigenen Ich und den Ich-Dünkel aufgibt, wird er frei für ein Leben ohne Egoismus, Gier, Hass und Verblendung, frei für ein Leben in Güte. Wer frei geworden ist von sich selbst, kennt keine Todesfurcht, die Urangst, aus der alle anderen Ängste entstehen.

Die fünf Meditationsbuddhas

Buddha	*Farbe*	*Attribut*	*Element*	*Himmelsrichtung*	*Mudra*	*Weisheit*	*Geistesgift*
Vairochana	Weiß	Rad (Dharma-Chakra)	Raum	Mitte, Zenit	Predigergeste (Dharma-Chakra)	Reine absolute Weisheit	Nichtwissen
Ratnasambhava	Gelb	Juwel (Chintamani)	Erde	Süden	Barmherzigkeitsgeste (Varada-Mudra)	Wesensgleiche Weisheit	Stolz
Amitabha	Rot	Lotos (Padma)	Feuer	Westen	Meditationsgeste (Dhyana-Mudra)	Unterscheidende Weisheit	Gier
Akshobhya	Blau	Donnerkeil (Vajra)	Wasser	Osten	Erdberührungsgeste (Bhumisparsha-Mudra)	Spiegelgleiche Weisheit	Hass
Amoghasiddhi	Grün	Doppelter Donnerkeil (Visvavajra)	Luft	Norden	Furchtabwendungsgeste (Abhaya-Mudra)	Alles vollendende Weisheit	Neid

BUDDHA AMOGHASIDDHI
mit der Geste der Furchtabwendung (Tibet)

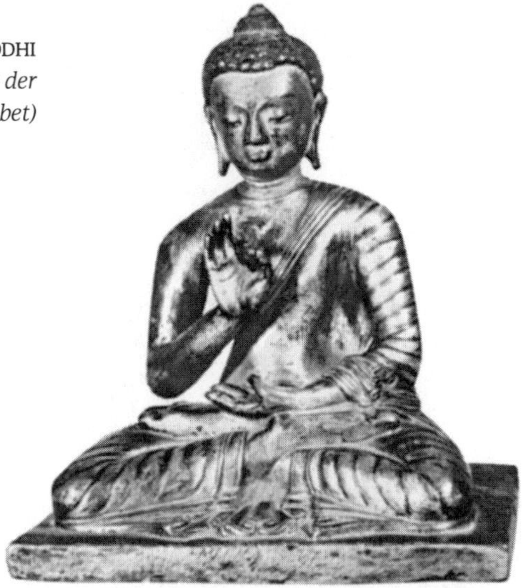

Gefährtin	*Tier*	*Tageszeit*	*Physische und psychische Faktoren (Skandhas)*	*Daseinsbereich*	*Keimsilbe (Bija)*	*Reines Land*
Vajradhatishvari	Löwe	–	Bewusstsein (Vijnana)	Götter (Devas)	Om	Alles durchdringender Kreis
Mamaki	Pferd	Mittag	Empfindung (Vedana)	Menschen	Tram	Prabhavati (das glorreiche Land)
Pandara	Pfau	Sonnenuntergang	Wahrnehmung (Samjna)	Hungrige Geister (Pretas)	Hrih	Suhkavati (das glückliche Land)
Lochana	Elefant	Morgendämmerung	Körper, Form (Rupa)	Hölle	Hum	Abhirati (das Freudige)
Tara	Garuda	Mitternacht	Triebkräfte (Samskara)	Gegengötter (Asuras)	Ah	Uttarakuru (vollendete gute Handlungen)

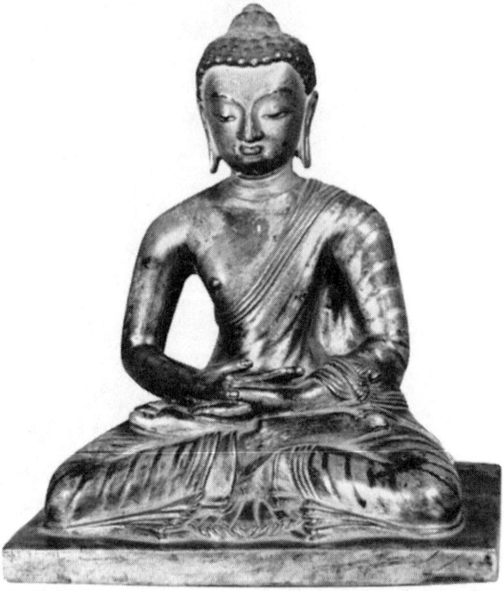

BUDDHA AMITABHA *mit Meditationsgeste (Tibet)*

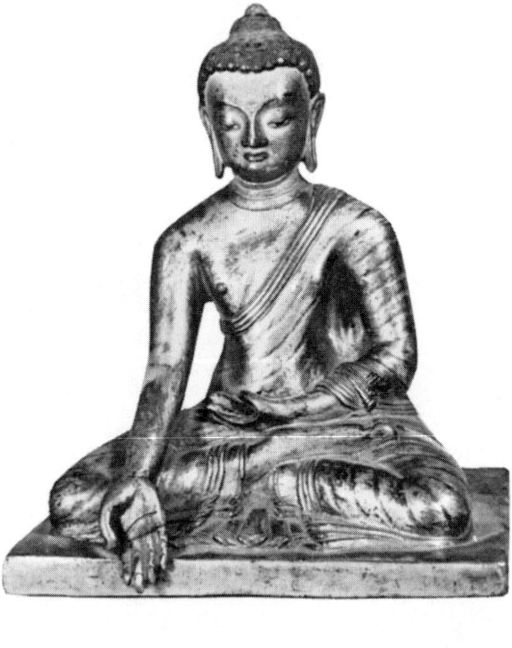

BUDDHA RATNASAMBHAVA *mit Barmherzigkeitsgeste (Tibet)*

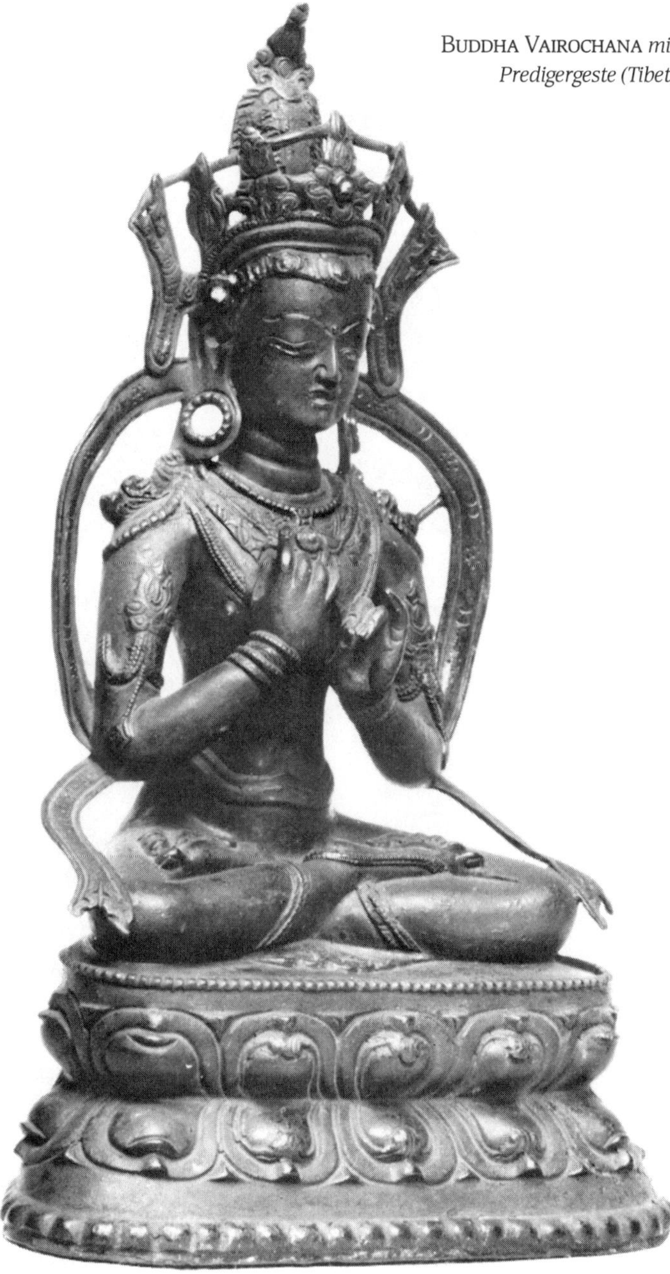

BUDDHA VAIROCHANA *mit Predigergeste (Tibet)*

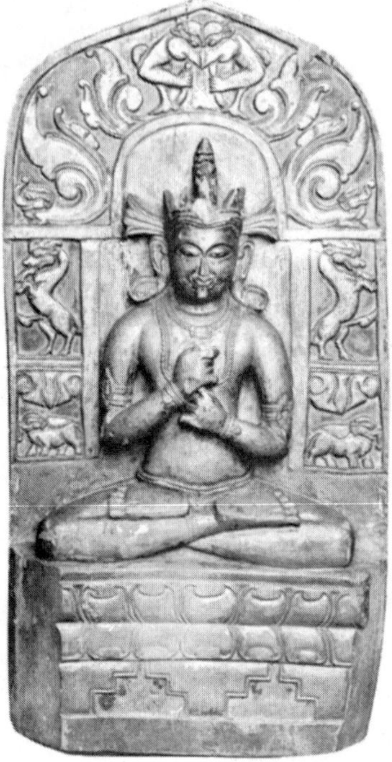

BUDDHA VAIROCHANA
mit Wissensgeste

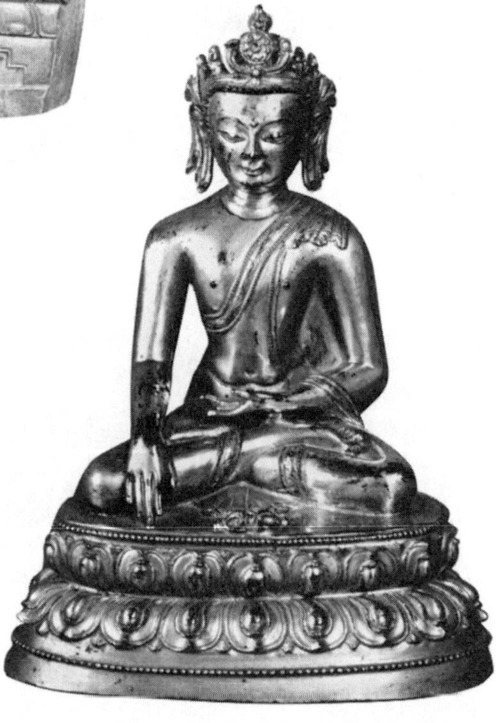

BUDDHA AKSHOBHYA
mit Erdberührungsgeste
(Tibet)

Adibuddha

800 nach Christus wurde eine Lehre entwickelt, die versuchte, die fünf Jinas als Emanationen eines Adibuddha, des Urbuddha, der unter dem Namen Vajrasattva (Diamantwesen), Samantabhadra oder Vajradhara (Diamanthalter) bekannt geworden ist, zu erklären. Der Adibuddha führt die Geste der Umarmung (Prajnalingabhinaya) aus, die die Vereinigung des männlichen Prinzips (Yab) mit dem weiblichen (Yum) symbolisiert. Diese daraus entstehende Einheit, die jenseits der Dualität liegt, führt zum Erlebnis der großen Glückseligkeit. Das männliche Prinzip wird oft auch als Karuna (Mitgefühl) oder als Upaya (Geschicklichkeit in der Methode) bezeichnet, während das weibliche Prinzip Prajna (Weisheit) oder Leere (Shunyata) ist. Im Zustand der Einheit erkennt der Yogi auch, dass es im Grunde keinen Unterschied zwischen Samsara (Weltendasein) und Nirvana (Befreiung) gibt. Die Erlösung ist nicht nur in einer transzendenten Welt, sondern schon inmitten der Leidenswelt (Samsara) möglich. Die phänomenale Welt ist letztlich identisch mit dem Absoluten.

Bei der Umarmungsgeste, die auch als Diamantmudra (Vajrahumkara-Mudra) bezeichnet wird, hält die rechte Hand oft einen Diamanten (Vajra), die linke eine Glocke (Ghanta). Der unzer-

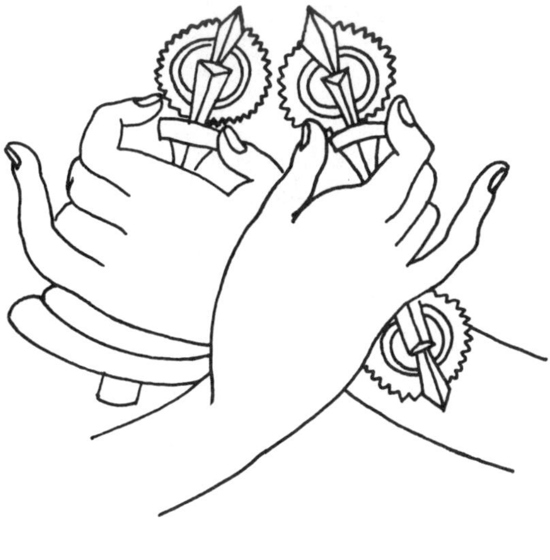

brechliche Diamant, mit dem man sämtliche Leidenschaften zu zerstören vermag, symbolisiert die Welt des Absoluten, die Glocke die Erscheinungswelt beziehungsweise die Vergänglichkeit, die allen buddhistischen Gedanken zugrunde liegt. Die Glockentöne können zwar wahrgenommen, aber nicht festgehalten werden. Das Leben ist so vergänglich wie der flüchtige Klang einer Glocke.

Die Gefährtinnen der fünf Meditationsbuddhas

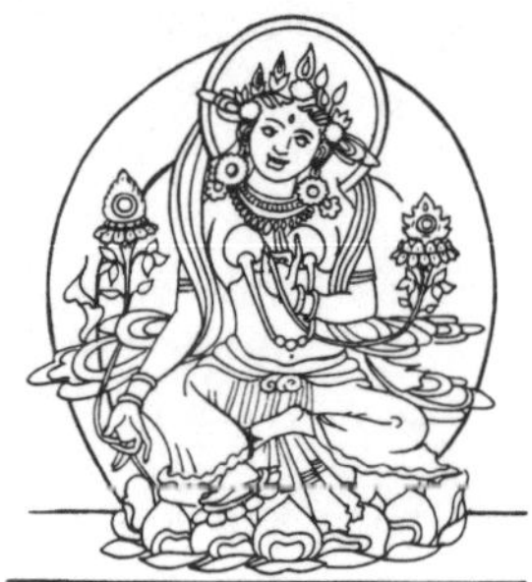

TARA

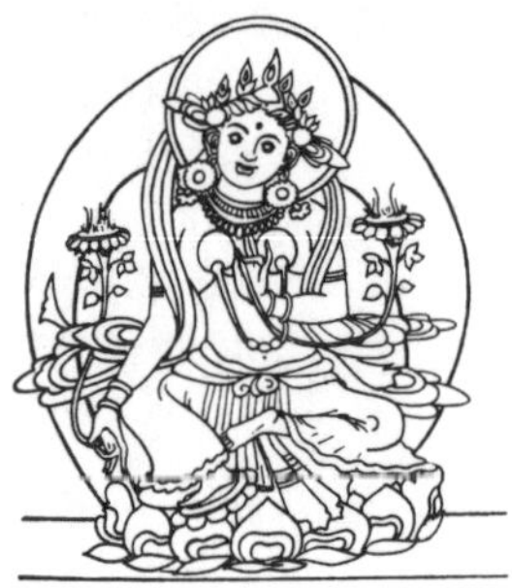

MAMAKI

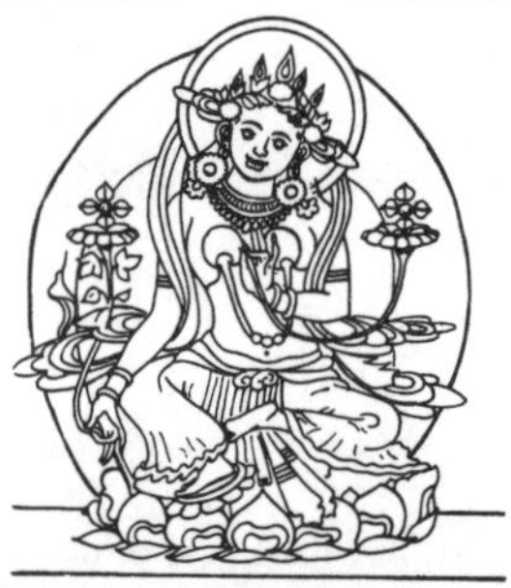

PANDARA

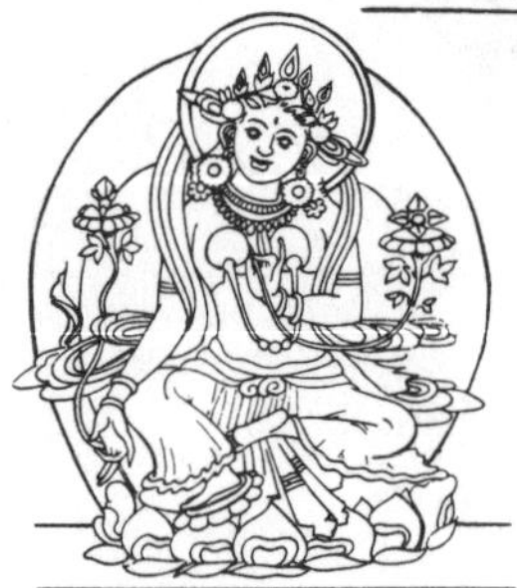

VAJRADHATISHVARI

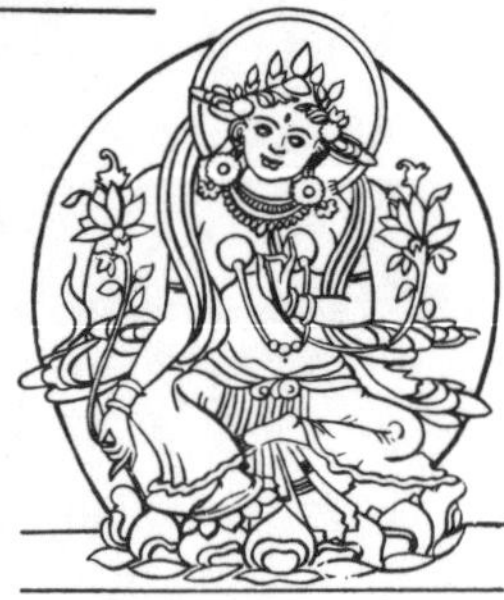

LOCHANA

In Tibet und Nepal wird der Adibuddha sehr oft zusammen mit seiner Prajna, die auf seinem Schoß sitzt, bildlich dargestellt. Die Umarmung des göttlichen Paares gilt im tantrischen Buddhismus als Quelle höchster Macht. Hatte der historische Buddha gepredigt, dass der Umgang mit Frauen von der Erlösung abhalte, so machten die Buddhisten des Vajrayana jetzt vollen Gebrauch von der im Sexualtrieb gebundenen Energie. Die Yogis benutzten diesen mächtigen Impuls, um die letzten Täuschungen des Oberflächenbewusstseins zu überwinden und mit den tiefen Geistesschichten zu verschmelzen. Die sexuelle Vereinigung des Paares hat mit einer irdischen Bindung nichts zu tun, da sie auf einer göttlichen Ebene stattfindet, auf die sie durch Weiherituale erhoben wurde.

»Wir dürfen nicht vergessen, dass diese ikonographischen Darstellungen (Yab-Yum-Bilder) nicht Darstellungen von gewöhnlichen Menschen sind, sondern dass sie aus meditativem Bildwerk hervorgehen. In diesem Zustand ist nichts mehr ›sexuell‹ im üblichen Sinn des Wortes, sondern es gibt nur noch die überindividuelle Polarität aller Erscheinungen, der sowohl das Geistige als auch das Physische (das ohnehin nur ein Aspekt des

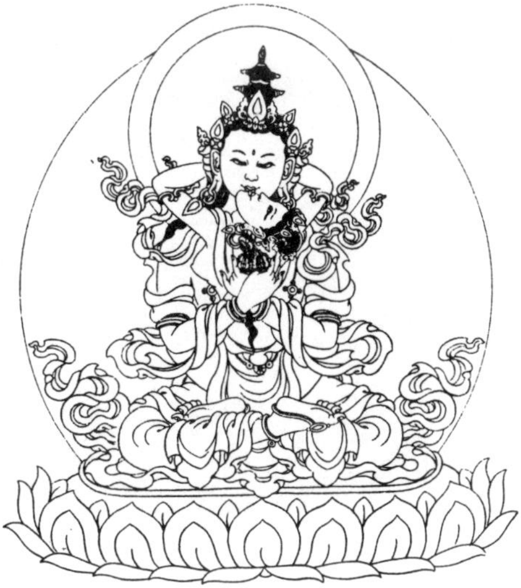

VAJRADHARA *mit seiner Shakti*

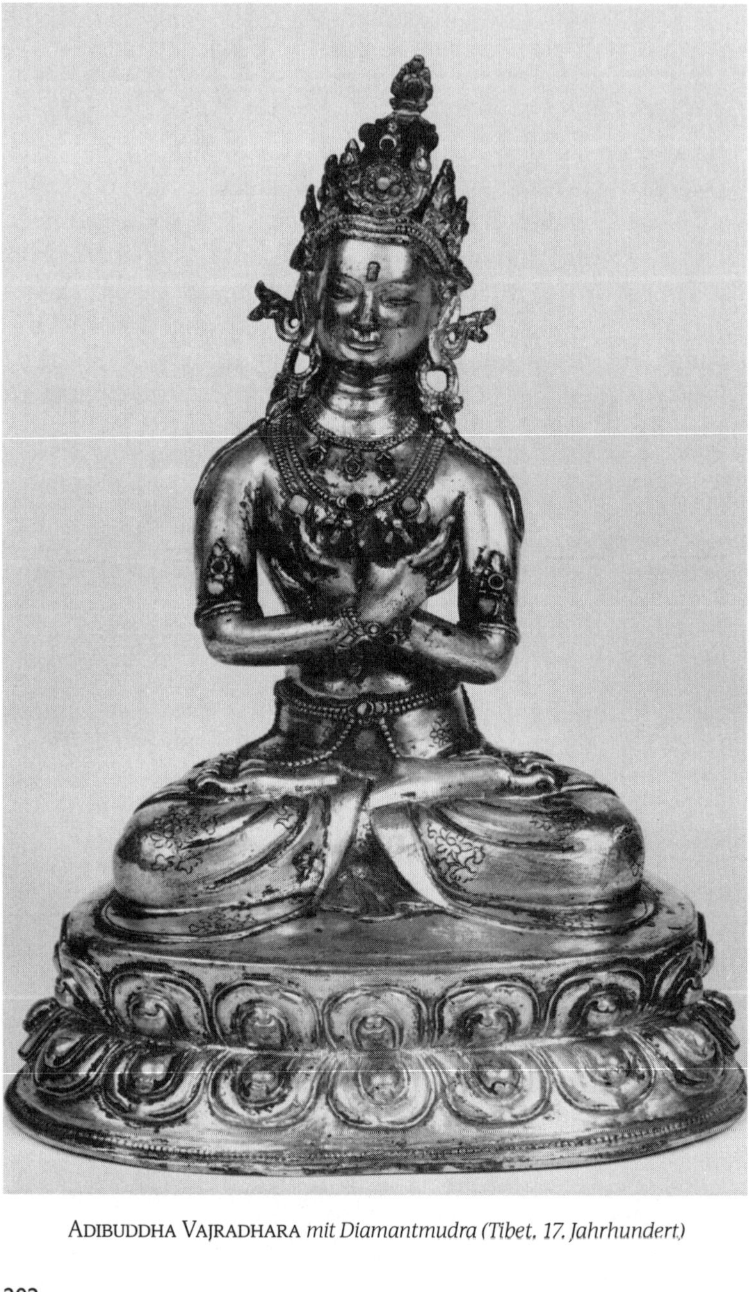

Adibuddha Vajradhara *mit Diamantmudra (Tibet, 17. Jahrhundert)*

Geistigen ist) untergeordnet ist. Wenn diese Polarität einmal die höchste Stufe der Absorbiertheit oder Integration erreicht hat – wir nennen es Erleuchtung (Bodhi) –, wird sie aufgehoben und wird Shunyata. Diesen Zustand nennt man Mahamudra (die große Mudra).«[57]

Während der Yogi sich selbst als die Gottheit in der geschlechtlichen Vereinigung visualisiert, vereinigt er die männlichen und die weiblichen Seiten seines Seins und erfährt die grundlegende Einheit in Leerheit (Shunyata).

Die Bekenntnisbuddhas

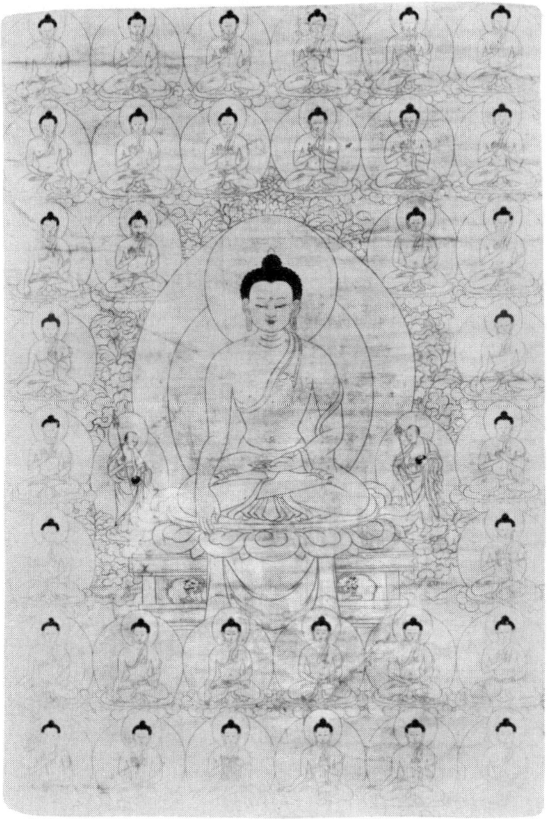

Die 35 Bekenntnisbuddhas

Die 35 Buddhas auf Seite 203 symbolisieren mit ihren verschiedenen Mudras das Bekennen von 35 Verstößen gegen die buddhistische Ethik. In der Mitte sitzt Gautama Buddha, dessen rechte Hand zur Erdberührungsgeste (Bhumisparsha-Mudra) geformt ist. Rechts und links von ihm stehen zwei Jünger, Sariputra und Maudgalyayana, die in ihrer rechten Hand einen Stab mit einer Rassel halten, die die Bürger auf das Kommen eines Almosensuchers aufmerksam machen soll. In der linken Hand tragen sie eine Almosenschale, welche die buddhistische Lehre (Dharma) symbolisiert. Sariputra und Maudgalyayana traten 527 vor Christus zur Lehre (Dharma) und zum Mönchsorden über. Während Sariputras Begabung in der Intuition und Meditation lag, besaß Maudgalyayana einen scharfsinnigen, analytischen Verstand. Er predigte oft stellvertretend für den Meister oder kommentierte seine Reden.

Die acht Medizinbuddhas

Die acht Medizinbuddhas gelten in Tibet als Quelle des ärztlichen und pharmazeutischen Wissens. Gautama Buddha, der einer von diesen acht Buddhas ist, hatte sich selbst als Arzt und seine Lehre als Medizin bezeichnet. Als Mittel gegen die Leiden bot er der Welt die vier »Heiligen Wahrheiten« an. Von dem Gläubigen wird er jedoch nicht nur als Heilsverkünder, sondern auch als praktischer Arzt und Psychotherapeut angesehen. Er kümmert sich sowohl um die Krankheiten des Körpers als auch um die Gesundheit der Seele, um die Wiederherstellung des moralischen und spirituellen Wohlbefindens.

Die acht Medizinbuddhas verfügen über das Wissen des traditionellen tibetischen Medizinsystems, in dem das Leben als Einheit von Körper, Sinnen, Geist und Seele betrachtet wird.

Krankheit wird als eine Störung des Gleichgewichts zwischen Mikrokosmos (dem Kranken) und Makrokosmos (dem Universum) angesehen. Zur Diagnose der verschiedenen Krankheiten werden oft ausführliche astrologische Berechnungen durchgeführt, um Einsichten in weit zurückliegende karmische Krank-

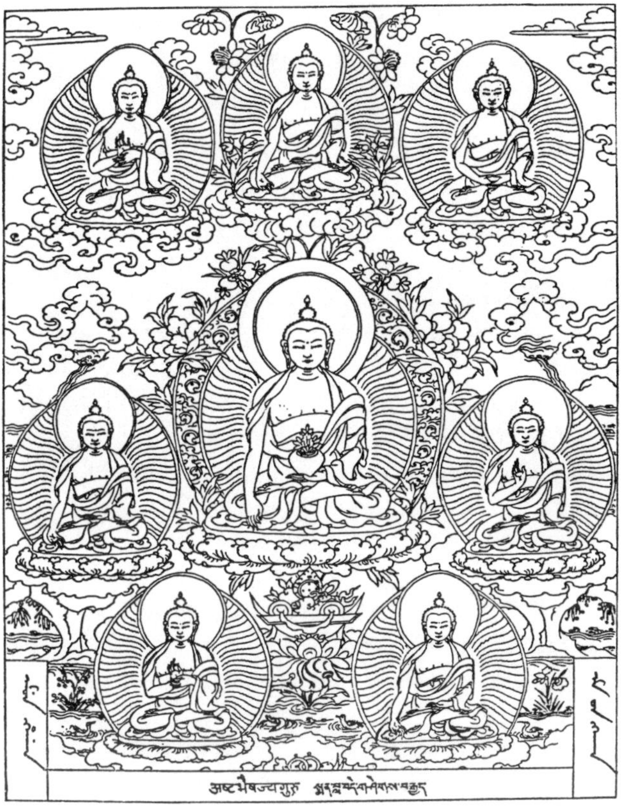

Die acht Medizinbuddhas

heitsursachen zu erhalten. Der Patient ist in der tibetischen Medizin niemals nur ein passiver Empfänger ärztlicher Weisheiten. Es wird von ihm verlangt, dass er seinen Heilungsprozess aktiv beeinflusst. Zuversicht, Vertrauen, Bewusstsein, Geistesgegenwart und eine realistische Einschätzung seiner Krankheit werden als die optimalen emotionalen Voraussetzungen für eine Selbstheilung angesehen.

Der Kranke ruft diese acht Buddhas an, um das richtige Heilmittel zu erhalten.

Die Abbildung auf dieser Seite zeigt die acht Medizinbuddhas, in deren Mitte sich Gautama Buddha befindet. In seiner linken Hand hält er eine Almosenschale, aus der Heilpflanzen hervorsprießen, und mit seiner rechten führt er die Erleuchtungsgeste aus.

Avalokiteshvara

Avalokiteshvara (»der herabschauende Herr«), der spirituelle Sohn von Amitabha und Pandara, ist unter den Bodhisattvas einer der berühmtesten.

Erfüllt von Mitgefühl (Karuna) legte er den Schwur ab, nicht eher ins Nirvana einzugehen, bis alle Lebewesen erlöst sind. Sein großes Mitgefühl (Mahakaruna) beschränkt sich nicht nur auf die Menschenwelt, sondern auch auf die Reiche der Götter, der Gegengötter, der Tiere, der hungrigen Geister und der Höllenwesen. Avalokiteshvara, dessen Hilfsbereitschaft und Mitleid keine Grenzen kennt, besitzt große Wunderkräfte, durch die er bei allen Gefahren und Schwierigkeiten zu helfen imstande ist:

»Avalokiteshvara schützt Karawanen gegen Räuber, Seeleute vor Schiffbruch und Verbrecher vor der Hinrichtung. Mit seiner Hilfe erlangen die Frauen die Kinder, die sie sich wünschen. Wenn man nur an Avalokiteshvara denkt, so hören Feuersbrünste auf zu brennen, Schwerter zerfallen in kleine Stücke, Feinde werden großmütig, Fesseln werden gelöst, Hexereien fallen auf ihren Urheber zurück, Raubtiere fliehen und Schlangen verlieren ihr Gift.«[58]

Das Mantra OM MANI PADME HUM, das in Tibet überall auf Hauswänden und auf Felsbrocken geschrieben steht und auch ständig von der Bevölkerung ausgesprochen wird, wird als eines der wertvollsten Geschenke Avalokiteshvaras an die Welt betrachtet. Dieses Mantra appelliert an das grenzenlose Mitgefühl Avalokiteshvaras. OM MANI PADME HUM wird gewöhnlich mit »Heil, Dir Juwel im Lotos« übersetzt. Die Silbe OM symbolisiert die Trinität: Buddha, Lehre und Gemeinde, MANI (Juwel) und PADMA (Lotos) bekräftigen, dass ein Edelstein (Buddha und seine Lehre) im Lotos (Welt) erschienen ist, und HUM bedeutet die Vertreibung der Dämonen.

Es gibt zahlreiche verschiedene Darstellungen Avalokiteshvaras, die sich durch die Anzahl der Arme, der Köpfe, der Farben und der Mudras unterscheiden.

Die Abbildung auf dieser Seite zeigt ihn als Shadakshari-Lokeshvara, als »Herrn der sechs Silben«, nämlich des Mantras OM MANI PADME HUM, das die Wesensnatur Avalokiteshvaras zum Ausdruck bringt. In seiner linken oberen Hand trägt er eine Lotosblüte und in seiner rechten oberen einen Rosenkranz (Akshamala). Die Lotosblüte, das Symbol der Reinheit, soll darauf hinweisen, dass Avalokiteshvara den Erlösungsuchern seine Hilfe ohne Eigennutz, rein aus Mitleid gewährt. Der buddhistische Rosenkranz, der aus 108 Perlen besteht, begleitet die Meditation. Zu jeder Perle spricht der Gläubige eine Anrufung.

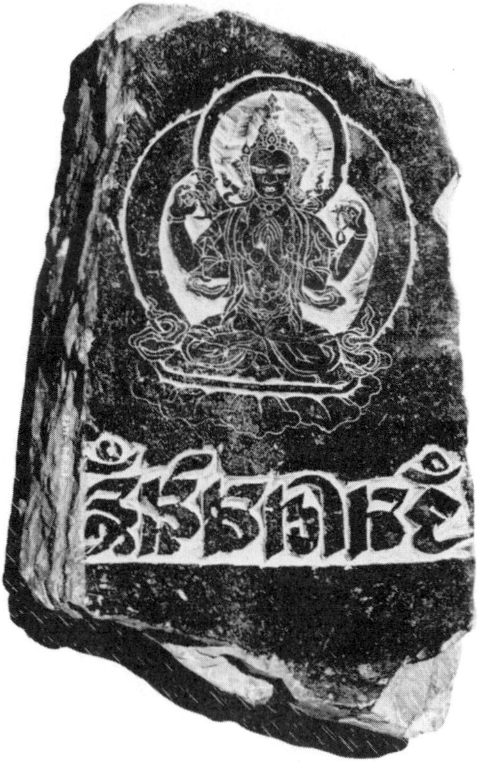

AVALOKITESHVARA
und das Mantra
OM MANI PADME HUM

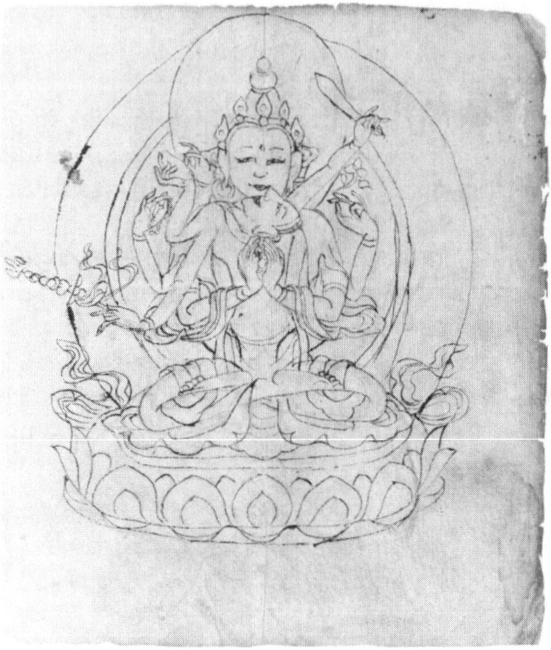

AVALOKITESHVARA *mit seiner Weisheitsgefährtin (Prajna)*

Anhänger des Avalokiteshvara, die es bis zu einigen hundert Durchläufen pro Tag bringen, sprechen zu jeder Perle das Mantra OM MANI PADME HUM.

Mit seinen anderen beiden Händen führt er die »Geste des Haltens des Juwels« (Manidhara-Mudra) aus. Dieses Handpaar verbirgt das Juwel, das im Buddhismus sowohl das Zauberjuwel Chintamani (Denk-Edelstein), das alle Wünsche erfüllt, als auch das »Juwel der Lehre« (Dharmaratna) symbolisiert.

In einer der ältesten Darstellungsformen wird Avalokiteshvara als Padmapani, als der mit dem Lotos in der Hand, dargestellt. Auf der Abbildung auf Seite 209, die ihn mit stark weiblichen Zügen zeigt, ist seine rechte nach außen geöffnete Hand zum Zeichen der Hilfsbereitschaft in der Barmherzigkeitsgeste (Varada-Mudra), die linke Hand ist in Kataka-Hasta, der Geste, mit der man eine Blume hält (siehe auch Seite 113).

Bodhisattva Padmapani
(Nepal, 17.–18. Jahrhundert)

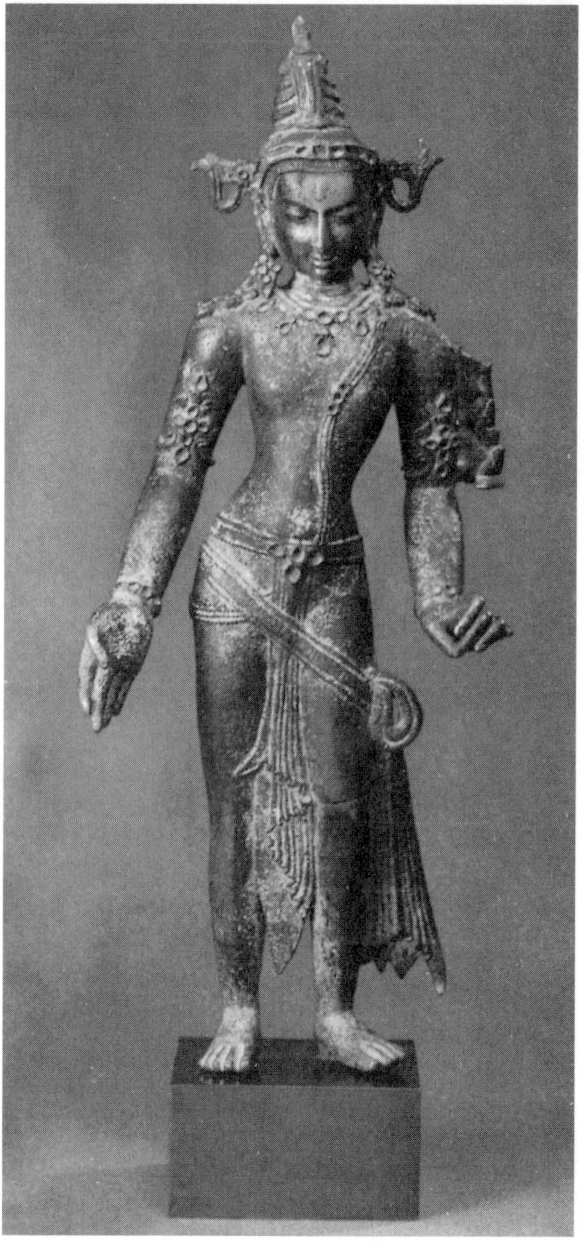

Maitreya

Maitreya ist der Bodhisattva der allumfassenden Lehre. Die Buddhisten nehmen an, dass Maitreya, der sich zurzeit im Himmel der zufriedenen Götter befindet, auf der Erde erscheinen wird, wenn sich die Lebenszeit der Menschen auf 80 000 Jahre erhöht hat. Nach der buddhistischen Kosmologie durchläuft die Erde periodische Zyklen. In einigen dieser Perioden verbessert, in anderen verschlechtert sie sich. Das Durchschnittsalter der Menschen ist ein Anzeichen für den Wert der Periode, in der sie leben. Zur Zeit des Buddha betrug das Durchschnittsalter hundert Jahre. Nach seiner Zeit begann der Verfall, und die Lebensdauer verkürzte sich. Wenn Maitreya auf die Erde kommen wird, werden alle Menschen guten Willens und reinen Herzens sein. Überall werden Blumen und Bäume blühen, und man wird klare Seen und Berge von Juwelen finden. Diejenigen, die sich jetzt Verdienste erwerben, werden zur Zeit des Maitreya wiedergeboren werden und durch seinen Einfluss ins Nirvana gelangen.

In Tibet wird Maitreya sowohl als Buddha als auch als Bodhisattva dargestellt. Als Buddha hat er kurze gelockte Haare, einen leuchtenden Punkt (Urna) zwischen den Augenbrauen und überlange Ohrläppchen. Als Bodhisattva wird er wie ein indischer Prinz mit einer Krone, in der sich ein Stupa befindet, dargestellt. Die typische Sitzhaltung des Maitreya ist die so genannte europäische Haltung (Pralambadasana), die an das Sitzen auf einem Stuhl erinnert. Die Beine hängen nach »europäischer Manier« locker

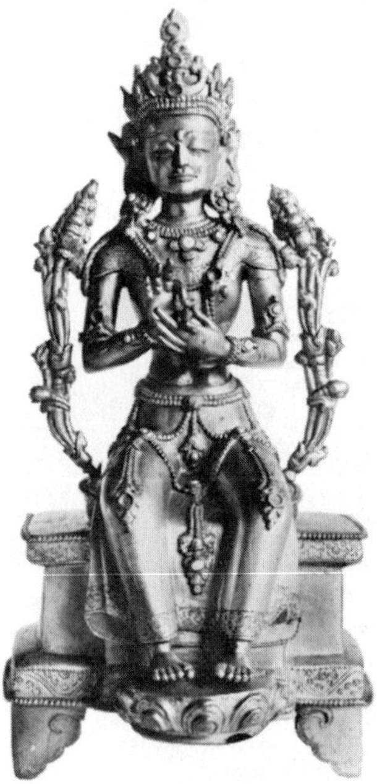

MAITREYA *mit Predigergeste*

vom Thron herab, und die Füße stehen auf dem Boden auf.

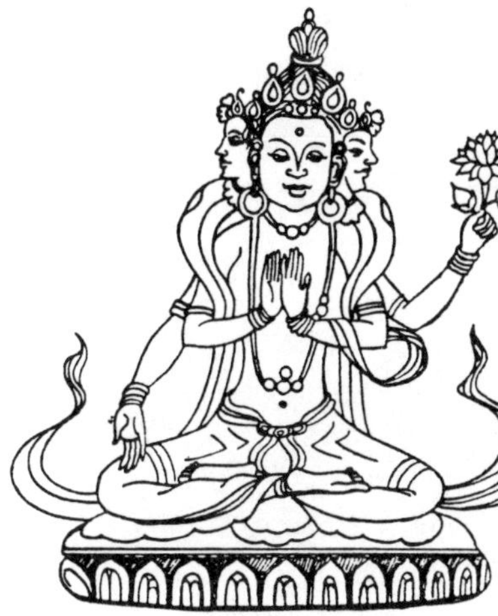

Maitreya

Die Ikonographie bildet Maitreya meistens mit der Predigergeste (Dharma-Chakra-Mudra) ab. Manchmal hält er zwischen Daumen und Zeigefinger einen Lotosstengel, auf dem sich das Rad und ein Kännchen mit Nektar (Amrita) befinden. Das Rad deutet darauf hin, dass Maitreya das Rad der Lehre, das bis zu seinem Erdenauftritt zum Stillstand gekommen sein wird, wieder in Bewegung setzt. Das Nektarkännchen symbolisiert das Nirvana, die unendliche Lebensdauer, die Maitreya wie Nektar über die Welt ausgießen wird.

Maitreya wird oft auch als dreiköpfig, dreiäugig und vierarmig in der Triade mit Gautama Buddha und Avalokiteshvara beschrieben. Die Farbe seines Körpers und seines mittleren Gesichtes ist Goldgelb, die des rechten Blau und die des linken Weiß. Mit der einen rechten Hand führt er die Barmherzigkeitsgeste aus, und in der linken hält er entweder eine Blume oder eine Vase (Kalasha), den Behälter der Wahrheit. Das andere Handpaar ist in der Predigergeste.

Manjushri

Manjushri (der edel und sanft ist) ist nach Avalokiteshvara einer der bedeutendsten transzendenten Bodhisattvas. Er gilt als Inbegriff der Intelligenz, des Wissens und des Gedächtnisses. Als Herr der Weisheit verleiht er all denen, die ihn anrufen, Erkenntniskraft und Gedächtnis.

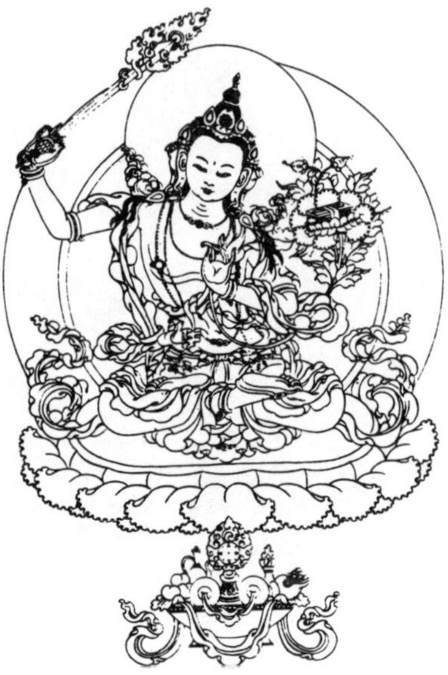

MANJUSHRI

Während die rechte Seite Manjushris seinen dynamischen und kämpferischen Aspekt symbolisiert, stellt die linke Seite den »weiblichen« Weisheitsaspekt dar.

In seiner rechten Hand schwingt er ein Schwert, mit dem er mit einem Schlag jegliche Unwissenheit vernichtet. Das Schwert ist wie eine Fackel, die Licht in die Dunkelheit bringt. Die linke Hand, die zur Lotosgeste (Kataka-Mudra) geformt ist, trägt eine Lotosblüte, auf der das Buch der Transzendenten Weisheit (Prajnaparamita) liegt.

Sarasvati

Unter dem Einfluss des Vajrayana wurden verschiedene hinduistische Gottheiten vom Buddhismus übernommen. Sarasvati gehört zu den bedeutendsten davon.

In den Veden galt Sarasvati als eine Wassergottheit, die als Spenderin von Reinheit und Fruchtbarkeit verehrt wurde. Sie ist die Gemahlin Brahmas und wird als Mutter der Veden bezeichnet. Sie gilt als Göttin der Künste, die Poesie, Musik und Gelehrsamkeit fördert. Sie erwies sich allen Göttern hilfreich und verlieh ihnen sowie ihren Anhängern Reichtum, Stärke und Klugheit. Als Göttin der vollendeten Weisheit gilt sie als Weisheitsgefährtin des Manjushri, des Boddhisattvas der transzendentalen Weisheit, der mit seinem Schwert in der rechten Hand und mit dem Buch der Vollkommenheit in der linken mit einem Streich die Täuschungen der Unwissenheit vernichtet. In der tantrischen

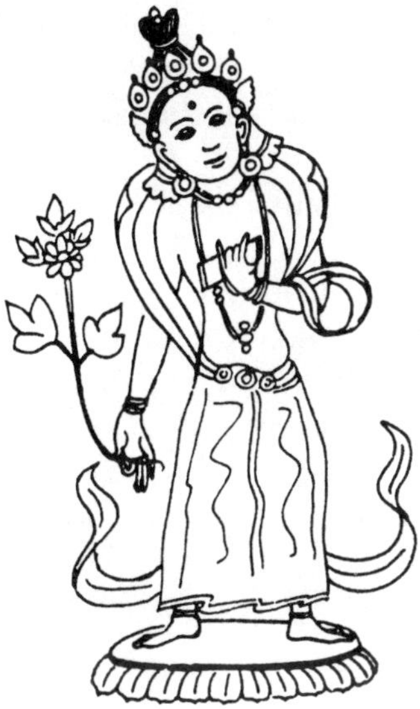

Vajrasadara

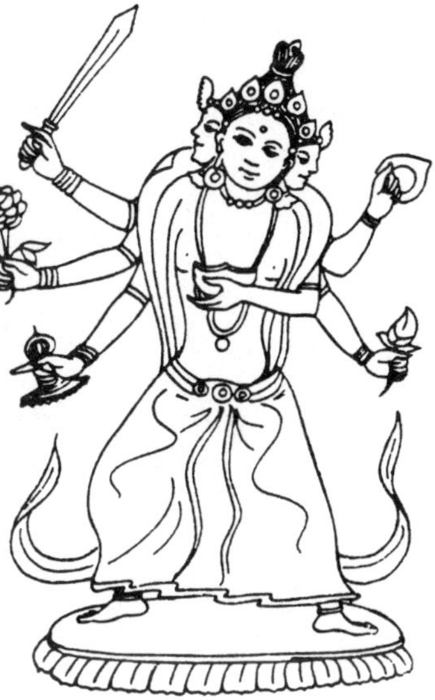

Vajrasarasvati

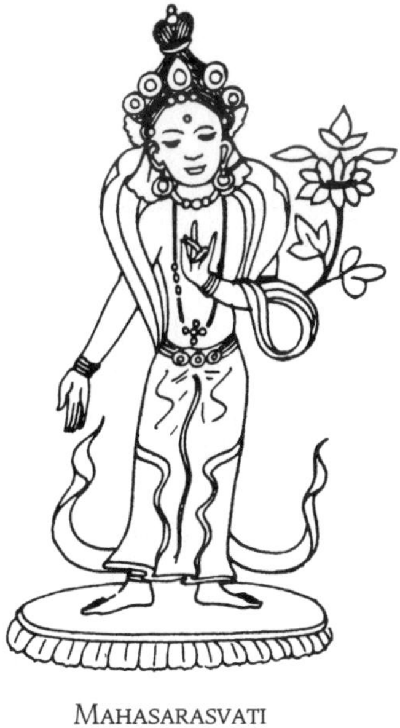

Mahasarasvati

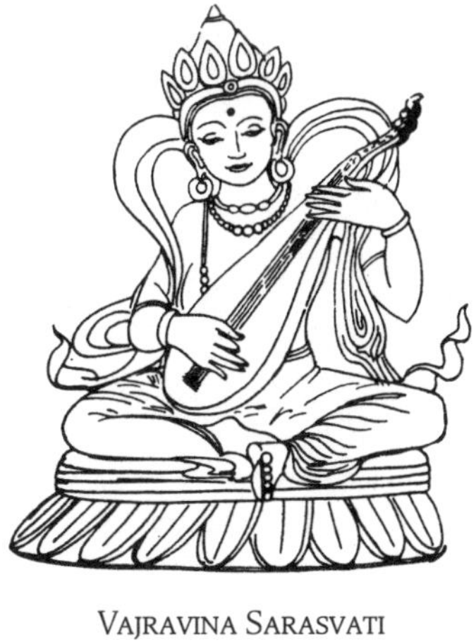

Vajravina Sarasvati

Ikonographie gibt es verschiedene Formen der Darstellung von Sarasvati. Als Mahasarasvati hält sie in der linken Hand eine weiße Lotosblüte, und mit der rechten führt sie die Barmherzigkeitsgeste aus.

Sie zeigt ein lächelndes Gesicht, ist überaus mitleidig und trägt Gewänder, die mit weißen Sandelblüten geschmückt sind. Mit dem unermesslichen Licht, das von ihrem Körper ausgeht, erleuchtet sie die Welt. Vajravina Sarasvati hält in ihren Händen die Laute und Vajrasadara eine Blume und ein Buch. Vajrasarasvati ist von roter Farbe. Von ihren drei je dreiäugigen Gesichtern ist das mittlere rot, das rechte blau und das linke weiß. In ihren drei rechten Händen hält sie Lotos, Schwert und Sägemesser und in den drei linken Schädeldecke, Juwel und Diskus.

Prajnaparamita

Prajnaparamita (Weisheit, die hinübergegangen ist) ist der Titel von Schriften, die um 150 nach Christus von Nagarjuna, einem großen Dialektiker, der in Südostindien, in der Nähe von Amaravati lehrte, philosophisch entwickelt wurden.

Nach einer Legende soll Gautama Buddha diese Texte, die über die Grenzen des normalen Verstehens gehen, bereits zu seiner Zeit offenbart haben. Da die Texte jedoch als zu schwierig galten, um von seinen Zeitgenossen verstanden zu werden, wurden sie in dem Palast der Schlangen (Nagas) in der Unterwelt vergraben. Als die Zeit reif für diese Schriften war, stieg der große Gelehrte Nagarjuna in die Unterwelt hinab und brachte sie auf die Erde.

Die Botschaft der Prajnaparamita besteht darin, dass vollendete Weisheit nur durch absolute Auslöschung des Ichs, durch völliges Selbstvergessen zu erreichen sei, und zwar in einer Leere (Shunyata), in der alles, was wir um uns herum wahrnehmen, wie ein unbedeutender Traum vergeht. Shunyata ist absolute, vollkommene Leere, die alle Formen gegenseitiger Abhängigkeit, Subjekt und Objekt, Geburt und Tod, Gott und Welt, Etwas und

Nichts, Ja und Nein, übersteigt. In der buddhistischen Leere gibt es weder Zeit noch Raum, weder Werden noch Nichtsein. Sie ist ein Nichts voll unbegrenzter Möglichkeiten, in der die profane Welt mit dem Nirvana zusammenfällt.

Prajnaparamita ist zugleich auch ein weiblicher Bodhisattva. Sie gehört neben der Tara zu einer der ersten selbstständigen buddhistischen Gottheiten. Die Personifizierung der transzendenten Weisheit soll etwa zu Beginn unserer Zeitrechnung stattgefunden haben. Der Buddhismus, der ursprünglich ein streng männliches System war und nur wenige weibliche Gottheiten zuließ, stellte nun ein weibliches Prinzip neben das männliche. Prajnaparamita ist ihrem Wesen nach sowohl Mutter als auch Jungfrau. Als »Mutter aller Buddhas« ist sie die Gebärerin vieler guter Taten, und als Jungfrau bleibt sie unbeteiligt und unberührt. Sie ruft in dem Gläubigen das Verlangen nach vollendeter Weisheit hervor. Ihre völlige Unnahbarkeit soll dazu beitragen, dass das Interesse an ihr (der Weisheit) immer lebendig bleibt. Der Verehrer dieser Gottheit denkt an die »transzendente Weisheit« mit derselben Intensität, mit der ein Liebhaber an seine Geliebte denkt.

Prajnaparamita wird entweder zweiarmig oder vierarmig dargestellt. In der folgenden Abbildung hält sie in ihren äußeren Händen das Buch der transzendenten Weisheit und den Vajra. Mit dem anderen Handpaar führt sie die Predigergeste aus.

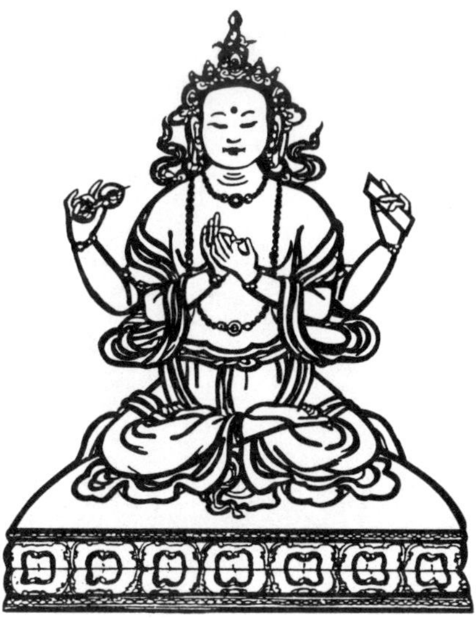

PRAJNAPARAMITA

Ushnishavijaya

Ushnishavijaya (»die durch den Schädelwulst Siegreiche«) wird als Hüterin der Buddha-Weisheit bezeichnet, die im Schädelauswuchs (Ushnisha) ihren Sitz haben soll. Wie der transzendente Boddhisattva Prajnaparamita wird sie als die Mutter aller Buddhas bezeichnet. In der Ikonographie wird Ushnishavijaya dreiköpfig und achtarmig dargestellt. In ihren Händen hält sie eine kleine Buddhafigur, einen doppelten Vajra, eine mit Juwelen gefüllte Vase und eine Schlinge (Pasha), mit der sie diejenigen, die der Lehre Buddhas nicht durch eigene Kraft zu folgen vermögen, an sich heranzieht.

Mit ihren Händen führt sie die Geste der Furchtabwendung (Abhaya-Mudra) und die Barmherzigkeitsgeste (Varada-Mudra)

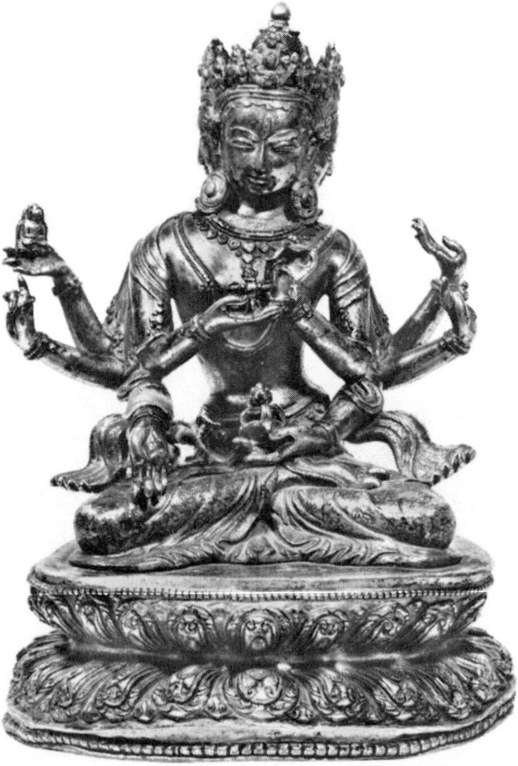

USHNISHAVIJAYA
(Nepal)

aus. Die Barmherzigkeitsgeste und die Vase deuten auf den Beistand hin, den Ushnishavijaya den Gläubigen anbietet. Mit der Furchtabwendungsgeste, die das Wohlwollen der Gottheit zum Ausdruck bringt, ermuntert sie die Gläubigen zum Nähertreten.

Der Sadhita Hevajra

Hevajra, der seinen Namen nach dem Hevajratantra, einem Text des 9. Jahrhunderts, erhielt, wird immer in Vereinigung mit seiner Yogini Nairatmya gezeigt. Ihre Vereinigung symbolisiert die *unio mystica*, in der alle Polaritäten aufgehoben sind. Hevajra hat sechzehn Arme, vier Beine und acht Gesichter, die alle ein Stirnauge tragen. Um seine Identität mit dem Adibuddha und seine

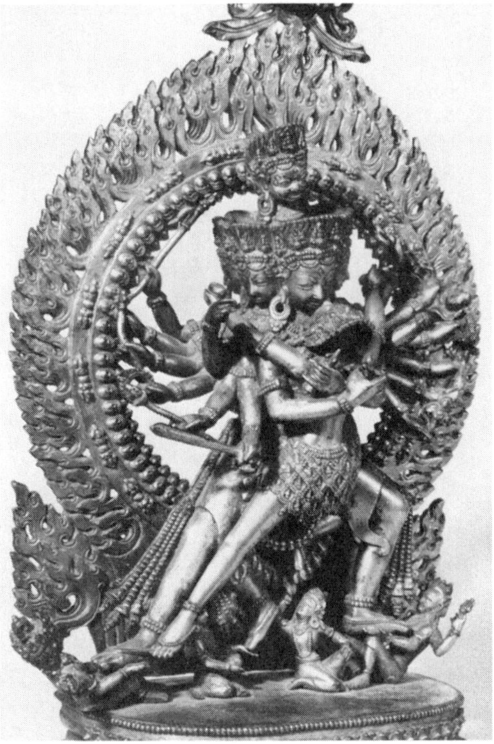

HEVAJRA *(Nepal, 19. Jahrhundert)*

Absolutheit auszudrücken, führt er mit seinem unteren Handpaar die Umarmungsgeste (Vajrahumkara-Mudra) aus. Mit seinen vier Füßen tritt er die Feinde der buddhistischen Lehre (Dharma) nieder.

Die Schutzgöttin Marichi

Marichi, die »Leuchtende«, die als Beschützerin vor Krankheiten und Dieben gilt, gehört in die Kategorie der Götter. Im Unterschied zu den Bodhisattvas, die in der Lage sind, dem karmisch belasteten Heilsuchenden seine Last weitgehend abzunehmen, sind die Götter nicht in der Lage, heilsames Karma auf den Gläubigen zu übertragen, um ihm eine Erlösung zu ermöglichen. Die Götter (Devas) haben zwar durch ihr heilsames Karma (Tun)

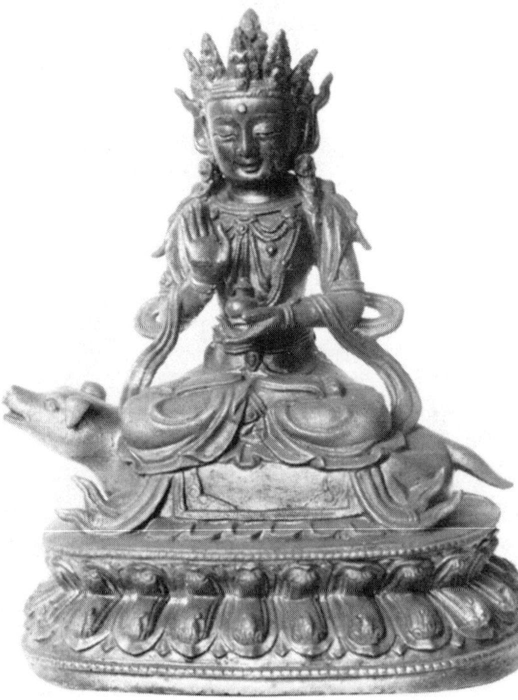

Marichi *(Tibet)*

die höchste Daseinsform, die ein Wesen karmisch verwirklichen kann, erreicht, aber dennoch unterliegen sie wie die anderen Lebewesen den Zwängen der Wiedergeburt (Samsara). Da die Götter ein relativ glückliches Dasein führen, fällt es ihnen schwer, die Notwendigkeit der Erlösung einzusehen, und sie hören kaum auf die Belehrungen, die ihnen der transzendente Bodhisattva Avalokiteshvara zur Laute singt. Aus diesem Grund können sie dem Gläubigen auch nicht auf seinem Weg zur Erlösung hilfreich sein. Sie sind zur Stelle, wenn es darum geht, diesseitige Wünsche zu erfüllen.

In der Abbildung auf Seite 218 führt die auf einem Eber sitzende Schutzgöttin Marichi mit der rechten Hand die Furchtabwendungsgeste (Abhaya-Mudra) aus, in der linken Hand hält sie eine Vase.

Der Tarakult und seine Mudras

Der tibetische Buddhismus entwickelte nach und nach ein ganzes System von Ritualen und Übungen, die weibliche Gottheiten zum Gegenstand der Verehrung machten.

Eine der bekanntesten Göttinnen ist Tara (Stern), die Erlöserin, die die Erfüllung aller Wünsche gewährt. Sie wird verschiedenfarbig dargestellt: die Rote, Gelbe und Blaue Tara soll furchtbar, die Weiße und die Grüne Tara milde sein. Zwei Gattinnen des um 700 nach Christus in Tibet herrschenden Königs Sron Tsan Gampo, eine Nepalesin und eine Chinesin, werden mit der Weißen und Grünen Tara identifiziert. In China ist die barmherzige Göttin unter dem Namen Kwan-yin und in Japan unter dem Namen Kwannon bekannt. Beide galten als fromme Buddhistinnen, die ihren König für die Lehre des Erleuchteten begeisterten. Die barmherzige und mitleidvolle Tara gilt im Allgemeinen als Gefährtin (Prajna) des Bodhisattva Avalokiteshvara, aus dessen Mitleidsträne sie nach einer Legende entstanden sein soll. Man sagt, dass sich aus seiner Träne ein See gebildet habe, aus dem eine wunderbare Lotosblüte hervorkam, in deren Mitte die schöne Tara thronte.

Die Weiße Tara hat sieben, die Grüne Tara neun verschiedene Inkarnationsformen.

Auf ikonographischen Abbildungen führen die Grüne und die Weiße Tara mit der rechten Hand die Barmherzigkeitsgeste (Varada-Mudra) und mit der linken die Lotosgeste (Kataka-Mudra) aus. Während die Weiße Tara in strenger Lotospositur (Padmasana) sitzt, nimmt die Grüne Tara eine gelockerte Sitzhaltung ein. Bei dieser Haltung, die als Ardhaparyanka (halb um den Schoß herum) bezeichnet wird, ist das linke Bein an den Körper gezogen, der rechte Unterschenkel ist abgewinkelt und der rechte Fuß steht schräg auf einem Lotospodest.

Die hervorstechendsten Merkmale der Weißen Tara sind ihre sieben Augen. Sie hat außer ihren natürlichen Augen weitere

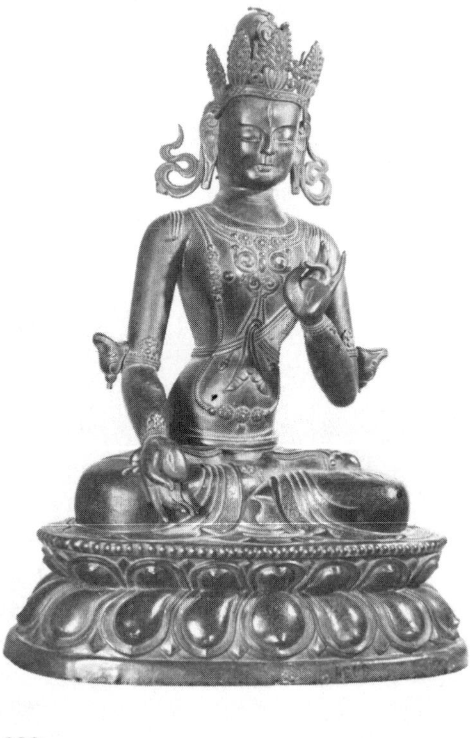

Die WEISSE TARA *(Tibet)*

auf der Stirn und den Hand- und Fußflächen. Dank dieser übernatürlichen Augen vermag sie alle Hilfesuchenden in der ganzen Welt wahrzunehmen.

Die Anbetung der Tara, die alle Tugenden Buddhas verkörpert, ist für den Gläubigen eine Möglichkeit, den Geist von allen schädlichen Einflüssen zu reinigen. Er meditiert über diese weibliche Gottheit und bringt ihr Opfergaben dar, um alle Sperren, die ein Hindernis für die Befreiung darstellen, aus dem Wege zu räumen. Durch die physische und geistige Ehrerbietung (Mudras, Mantras und Visualisation), die der Yogi seiner Göttin erweist, erlangt er Macht über alle Dämonen und ist fähig, alle Dinge zu verstehen und zu durchschauen. Nun kann er den Bereich des Überbewusstseins betreten und ohne weitere Verzögerung in Richtung Erleuchtung weiterschreiten. Will er dieses Ziel erreichen, muss er selbstverständlich die rechte Motivation entwickeln, die darin

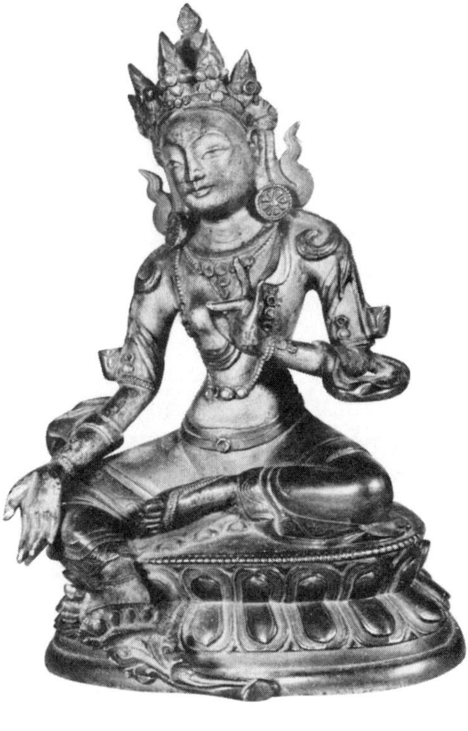

Die GRÜNE TARA *(Tibet)*

besteht, zum Wohle und Nutzen aller fühlenden Wesen nach Erleuchtung zu streben. Ohne diese Bemühungen führt sein Streben statt zu einer Transzendierung des Ichs zu einem Anschwellen seines Egos.

Wie die anderen tantrischen Rituale umfasst der Tara-Kult die drei Bereiche von Körper, Sprache und Geist. Jede rituelle Handlung, die erfolgreich sein soll, muss nach tantrischer Theorie alle drei Seiten unseres Daseins einschließen, den Körper, die Sprache und den Geist.

Durch Gesten, Sprache und Meditation erschafft der Yogi seine Göttin gleichsam aus einem Vakuum:

»Die Annahme des Tantrismus, diese Gottheiten hätten vor ihrer Erschaffung durch den Yogi in objektivem Sinne nicht existiert, ist ziemlich einzigartig; nur die ägyptischen Priester haben sich selbst ähnliche Fähigkeiten zugesprochen. Die meisten mythologischen Systeme würden es nicht wagen, ihre Gottheiten einer objektiven, unabhängigen Existenz zu berauben. Im Allgemeinen gilt es als abfällig, von einer Gottheit zu sagen, sie sei ›nicht vorhanden‹. Hier aber sind die Gottheiten nur eine Spiegelung. Das Höchste ist die schöpferische Phantasie, die jedoch durch die Tradition eingeschränkt wird.«[59]

Die Gottheit ist ebenso eine Illusion wie die Wohltaten, die der Yogi von ihr empfängt. Durch die Methode der aktiven Imagination identifiziert er sich mit seiner Göttin und wird nun selbst zur Gottheit. Der Anbetende und die Angebetete sind nun nicht mehr voneinander verschieden.

Die Tatsache, dass die gedanklichen Schöpfungen für den Schüler mehr Wirklichkeit besitzen als die gewöhnlichen Gegenstände seiner Umwelt, folgt aus der Natur der Wirklichkeit selbst, die Leere ist. Aus diesem Grund sind Visionen (Sadhana), Träume und Einbildungen wirklicher als die Gegenstände, auf die wir stoßen. Beherrscht der Schüler die Kunst des Schauens, das heißt, ist er so geschult im Hervorbringen gedanklicher Gebäude, dass er die äußere Welt als Manifestation des Geistes erblickt, so vermag er den Kontakt mit machtvollen Kräften, die wiederum

Ergebnisse seiner Vorstellung sind, aufzunehmen. Diese Riten der aktiven Visualisation werden den Eigenschaften des Schülers, seinen Stärken und Schwächen, dem Grad seiner Intelligenz und dem Niveau seines Bewusstseins angepasst. Nur dem fortgeschrittenen Schüler gelingt es, die Gottheit in seinen Körper eingehen zu lassen und für Stunden, gelegentlich für Tage in vollkommener Vereinigung, den Zustand von Samadhi (Glückseligkeit) zu erreichen.

Das Ritual

Im Tara-Ritual visualisiert der Yogi eine Vielzahl von Opfergaben, die er seiner Gottheit darbringt, rezitiert das dazugehörige Mantra und führt die passende Mudra aus. Das Ritual unterscheidet drei Bereiche, die äußeren Opfergaben, die inneren und die geheimen. Die äußeren Opfergaben umschließen alle Dinge der materiellen Welt, die man einem königlichen oder göttlichen Gast anbietet. Diese äußeren, durch Mudras dargestellten Gaben und die dazugehörenden Mantras sind folgende:

1. ARGHAM: Wasser für das Gesicht
2. PADYAM: Wasser für die Füße
3. PUSHPE: Blumen
4. DHUPE: Weihrauch
5. ALOKE: Lampen
6. GANDHE: Parfüm
7. NAIVIDYE: Essen
8. SHABDA: Musik

Die Mantras und die Verse

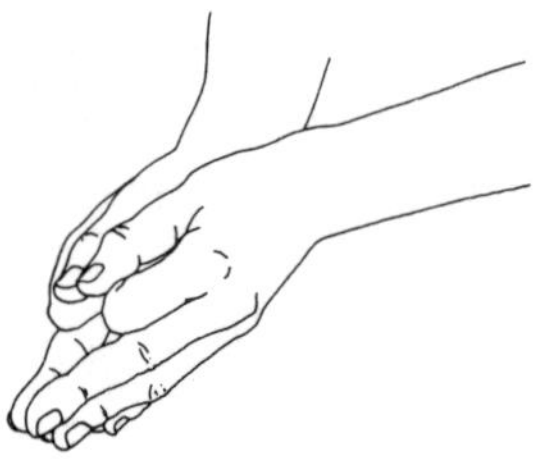

1. Herr, es ist gut, dass Du gekommen bist
   und uns die Möglichkeit gibst,
   Verdienste zu erwerben.
   Wir bitten Dich hierzubleiben,
   wenn Du unsere Opfergabe
   angenommen hast.

   OM GURU – SARUA-TATHAGATA
   PRAVARA – SATKARA –
   MAHASTKARA – MAHA –
   ARGHAM, PRATICCHA HUM SVAHA!

»OM Guru und alle Tathagatas: Nehmt diese ausgezeichnete, respektvolle und große Opfergabe an, HUM SVAHA!«

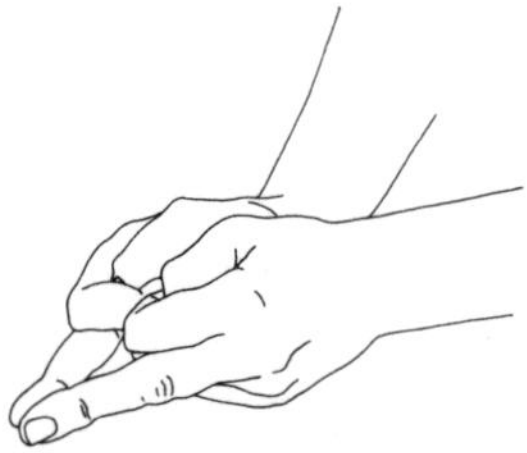

2. Genauso wie der Buddha bei
   seiner Geburt
   von allen Göttern gebadet wurde,
   bitten wir Dich, ebenfalls
   Deinen Körper
   in diesem göttlichen Wasser zu baden.

   OM GURU – SARVA-TATHAGATA
   MAHA – PADYAM
   PRATICCHA HUM SVAHA!

»OM Guru und alle Tathagatas: Nehmt dieses Wasser für Eure Füße an, HUM SVAHA!«

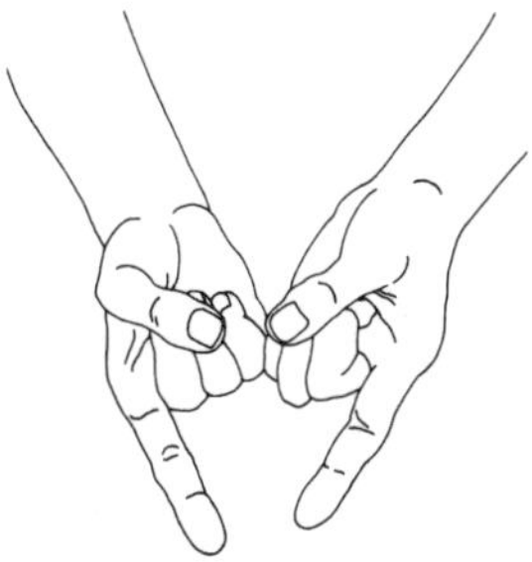

3. Lotosblüten, blaue, weiße und rote:
   alle Arten von Blumen,
   mit schönen Farben,
   schönen Formen
   und süß duftend, wir bieten sie der
   hochverehrtesten Inkarnation an.

   OM GURU – SARVA –
   TATHAGATA PUSHPE
   PUJA – MEGHA – SAMUDRA –
   SPHARANA – SAMAYE HUM!

»OM Guru und alle Tathagatas: Blumen: das Zusammenziehen des überquellenden Ozeans der Wolken von Opfergaben HUM!«

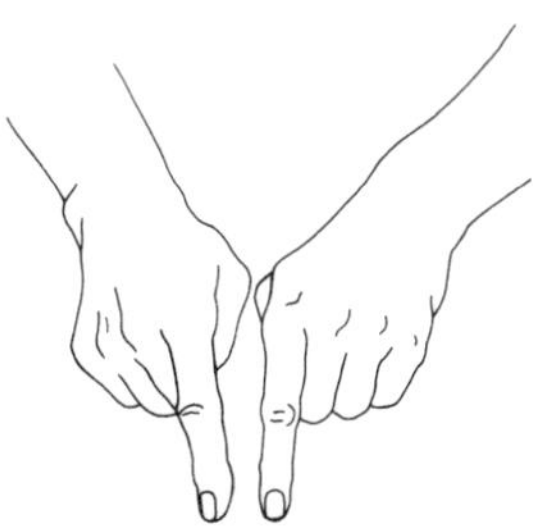

4. Pinienduft und all die
   süßesten Düfte,
   die feinsten der ganzen Welt,
   bieten wir der hochverehrtesten
   Inkarnation an.

   OM GURU – SARVA –
   TATHAGATA DHUPE PUJA –
   MEGHA – SAMUDRA –
   SPHARANA – SAMANE HUM

»OM Guru und alle Tathagatas: Weihrauch: das Zusammenziehen des überquellenden Ozeans der Wolken von Opfergaben HUM!«

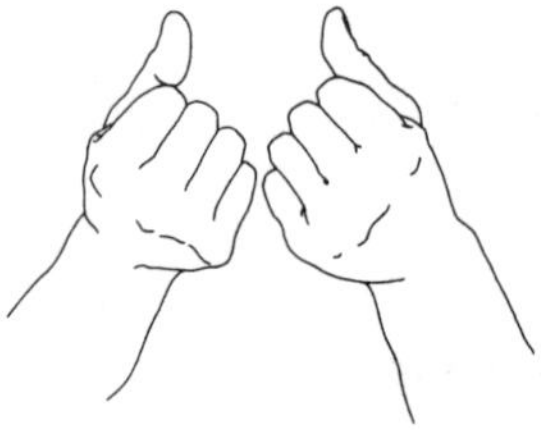

5. Butterlampen mit Herzen aus Öl,
   Lampen aus Bambus und Zweigen aus
   Obstbäumen, all diese erhellen
   die Dunkelheit der Welt,
   wir bieten sie der hochverehrtesten
   Inkarnation an.

   OM GURU – SARVA –
   TATHAGATA ALOKE PUJA –
   MEGHA – SAMUDRA –
   SPHARANA – SAMAYE HUM!

»OM Guru und alle Tathagatas: Lampen: das Zusammenziehen des überquellenden Ozeans der Wolken von Opfergaben HUM!«

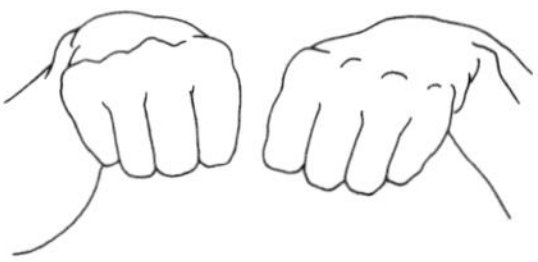

6. Kampfer, Sandelholz und Safran,
   die am süßesten duftenden Parfums,
   natürlich und gemischt,
   wir bieten sie der hochverehrtesten
   Inkarnation an.

   OM GURU – SARVA-TATHAGATA
   GANDHE PUJA – MEGHA –
   SAMUDRA – SPHARANA –
   SAMAYE HUM!

»OM Guru und alle Tathagatas: Parfüm: das Zusammenziehen des überquellenden Ozeans der Wolken von Opfergaben HUM!«

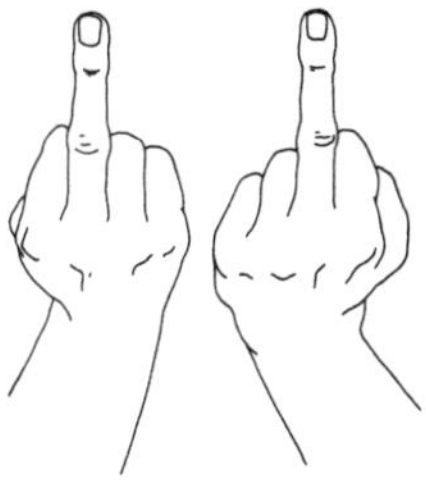

7. Gekochter Reis und anderes reines Essen, vorbereitet in zahllosen Arten, Essen mit hervorragendem Geschmack, wir bieten sie der hochverehrtesten Inkarnation an.

   OM GURU – SARVA-TATHAGATA
   NAIVEDYE PUJA – MEGHA –
   SAMUDRA – SPHARANA –
   SAMAYE HUM!

»OM Guru und alle Tathagatas: Essen: das Zusammenziehen des überquellenden Ozeans der Wolken von Opfergaben HUM!«

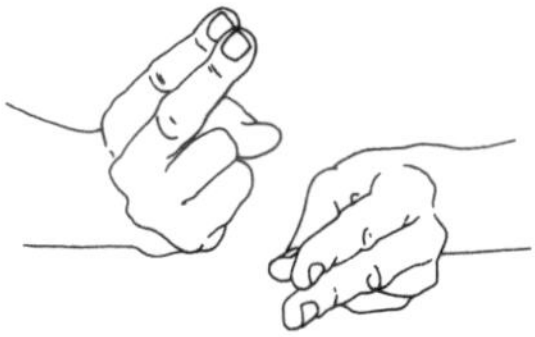

8. Großartige Trommeln, Trompeten, Zimbeln, die Gäste der Musik, all die melodischsten Klänge der Welt, wir bieten sie der hochverehrtesten Inkarnation an.

   OM GURU – SARVA-TATHAGATA
   SHABDA PUJA – MEGHA –
   SAMUDRA – SPHARANA –
   SAMAYE HUM!

»OM Guru und alle Tathagatas: Musik: das Zusammenziehen des überquellenden Ozeans der Wolken von Opfergaben HUM!«

Ein anderes Beispiel für die acht äußeren Opfergaben sind die acht Zeichen des Glücks:

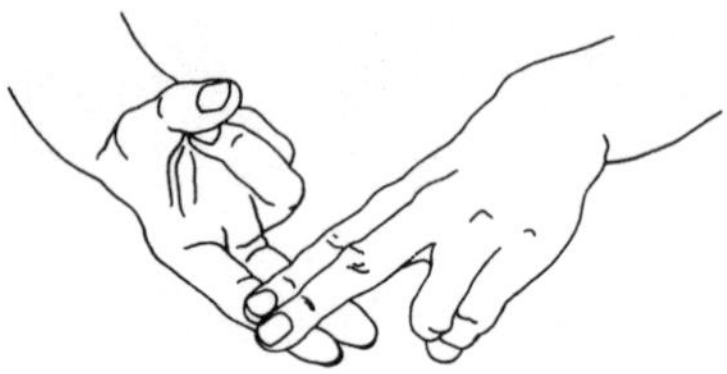

1. SHRIVATSA
der endlose Knoten

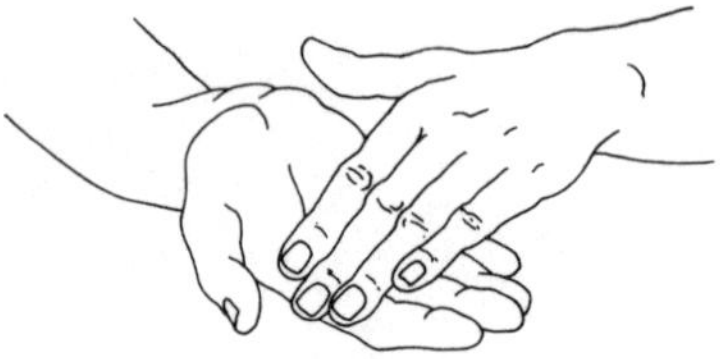

2. SUVARNA-CHAKRA
das goldene Rad

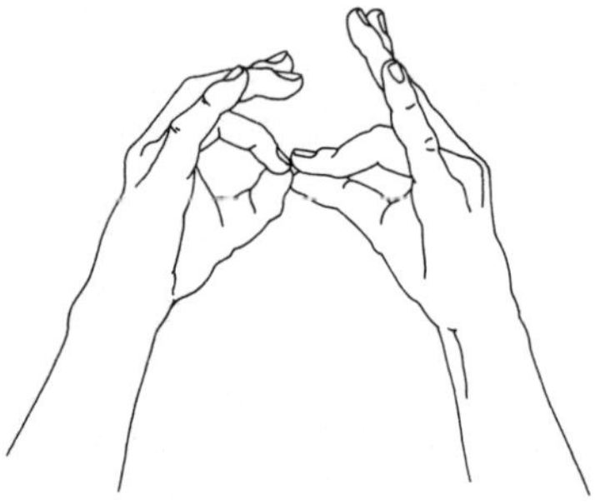

3. PADMA
die Lotosblume

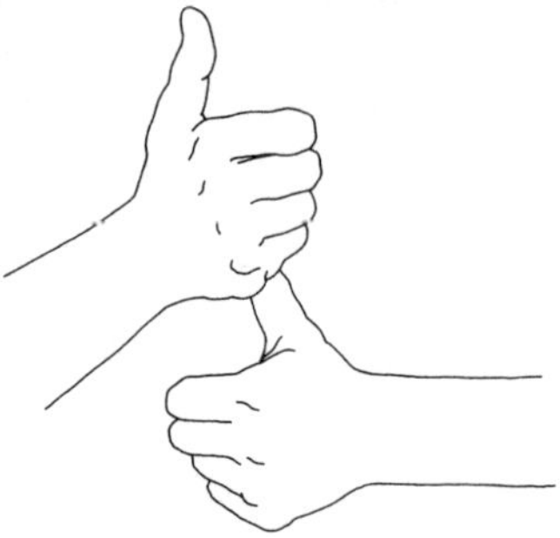

4. DHVAJA
das Siegesbanner

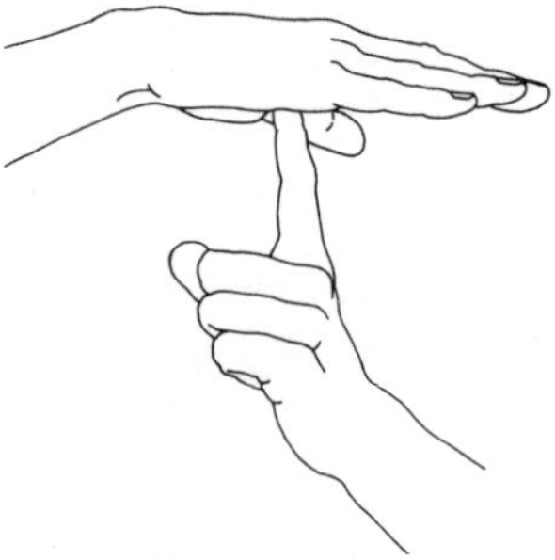

5. SITATAPATRA
der weiße Schirm

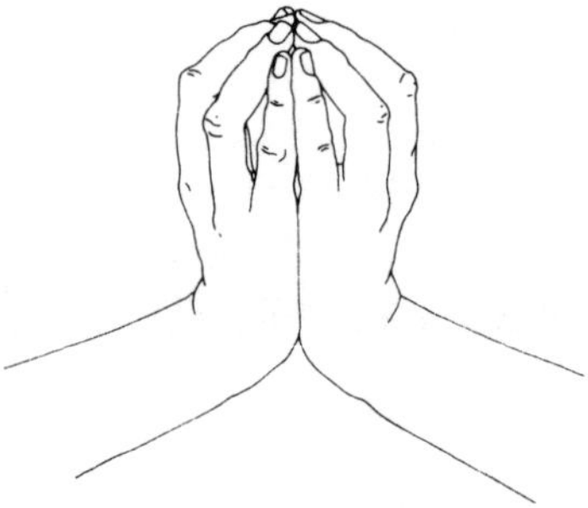

6. KALASHA
die Satzvase

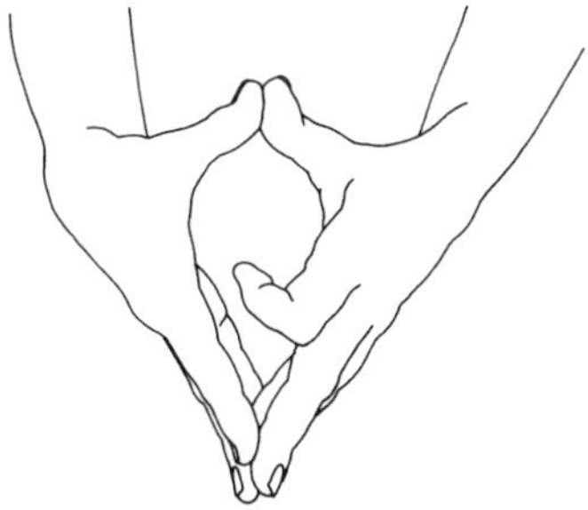

7. SHANKHA-VARTA
die Trompetenschnecke

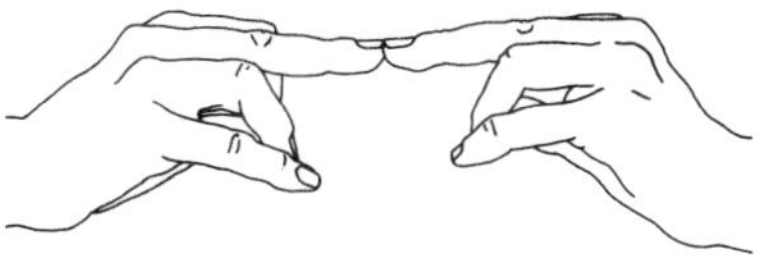

8. SURVANA-MATSYA
die goldenen Fische

Als Nächstes werden der Göttin die inneren Opfergaben angeboten, die aus der Befriedigung der Sinne bestehen. Für diese Opfergaben gibt es keine begleitenden Mudras. Der Yogi nimmt eine Schale mit Wasser in seine linke Hand, taucht den rechten Finger ins Wasser und spritzt einige Tropfen Wasser auf den Boden und rezitiert das Mantra OM PANCHA-AMRITA-PUJA KHAHI! »OM, iss diese Opfergabe der fünf Nektars!«

Durch die sechzehn geheimen Opfergaben bietet der Yogi seiner Göttin sinnliche Vergnügen an:

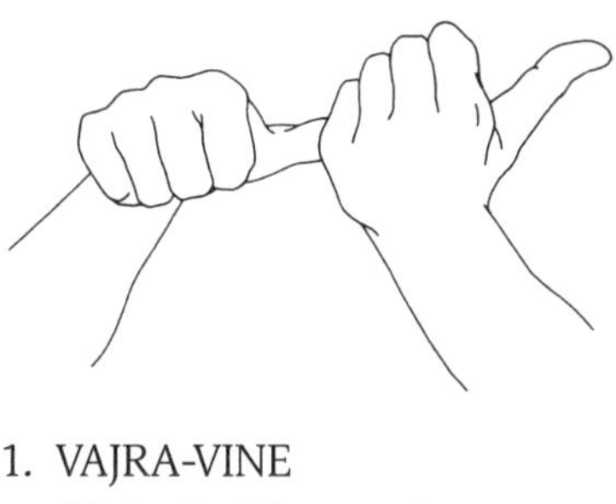

1. VAJRA-VINE
Göttin der Diamant-Laute

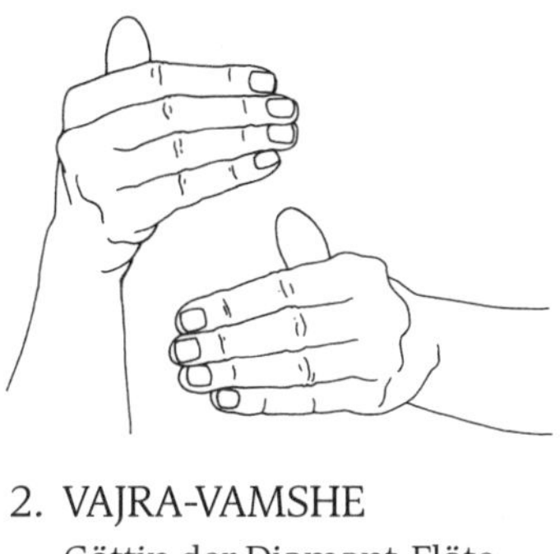

2. VAJRA-VAMSHE
Göttin der Diamant-Flöte

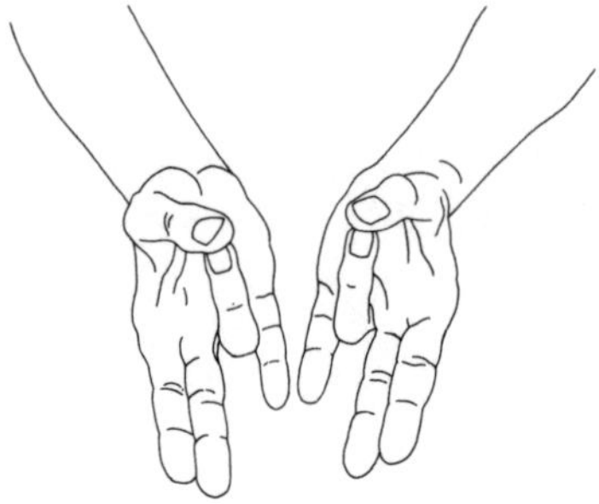

3. VAJRA-MURAJE
Göttin des Diamant-Tabor
(indisches Instrument)

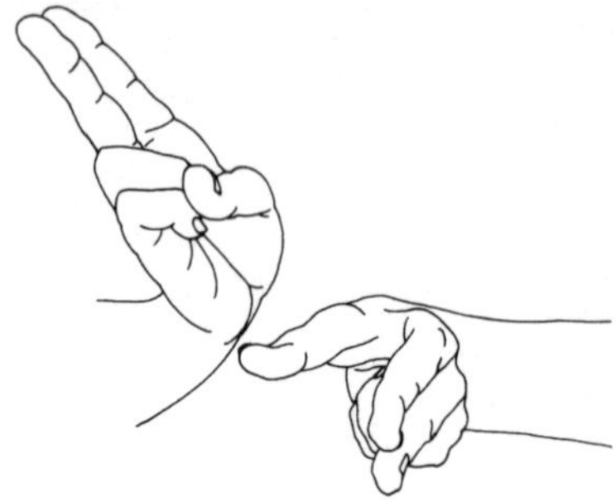

4. VAJRA-MRIDAMGE
Göttin der
Diamant-Trommel

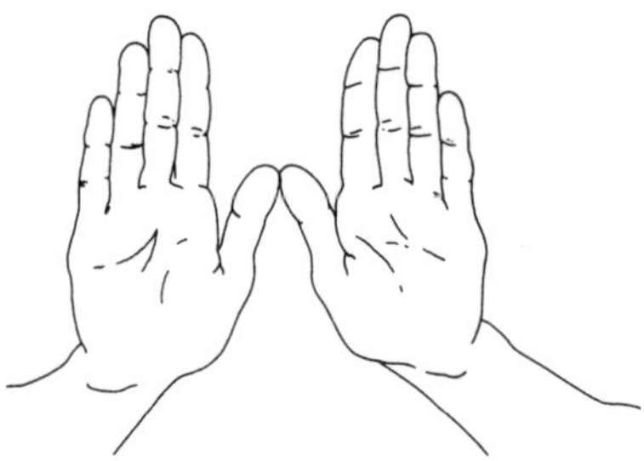

5. VAJRA-HASYE
Göttin des
Diamant-Lachens

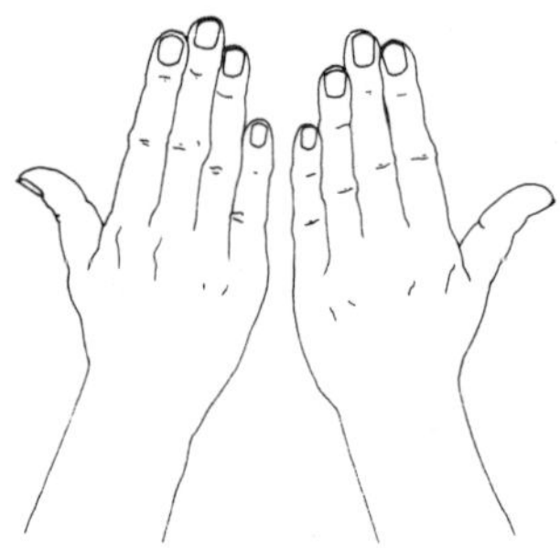

6. VAJRA-LASYE
Göttin der
Diamant-Mimik

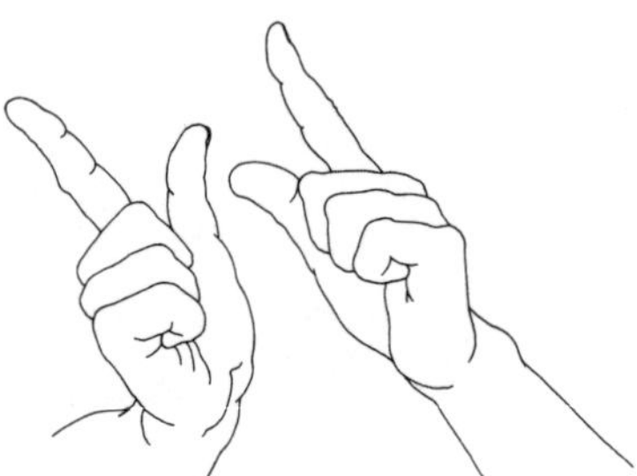

7. VAJRA-GITE
Göttin des
Diamant-Gesanges

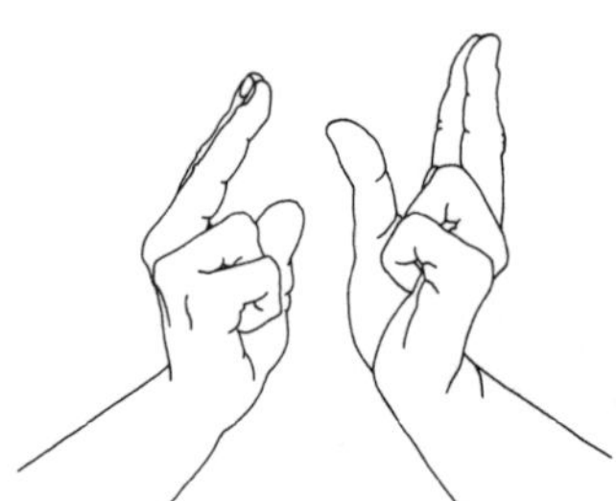

8. VAJRA-NRITYE
Göttin des
Diamant-Tanzes

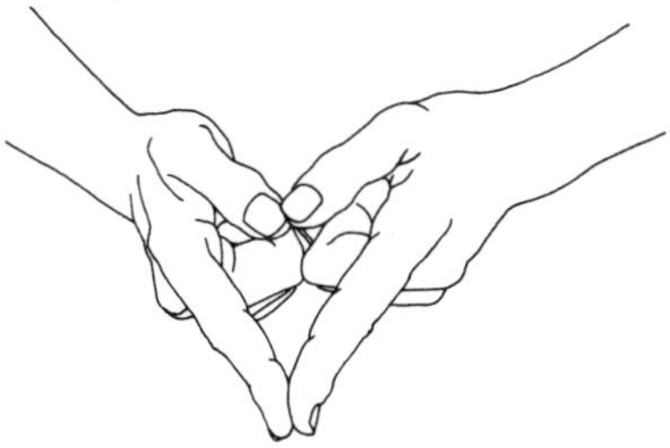

9. VAJRA-PUSHPE
Göttin der
Diamant-Blumen

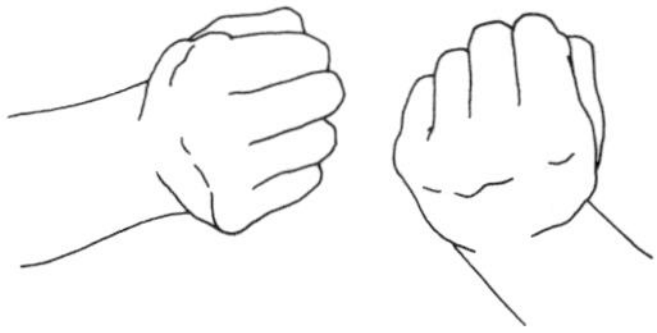

10. VAJRA-DHUPE
Göttin des
Diamant-Weihrauchs

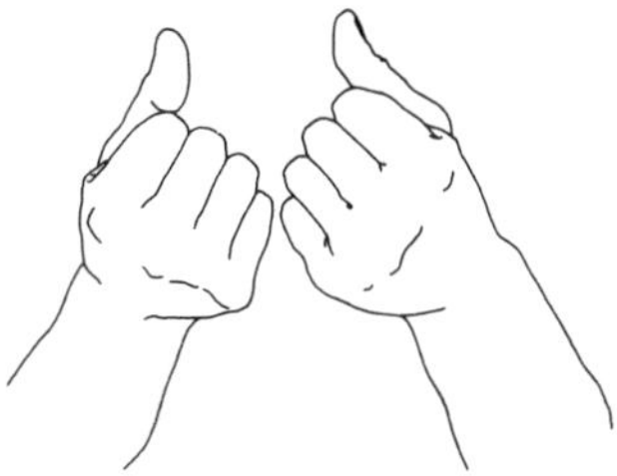

11. VAJRA-ALOKE
Göttin der
Diamant-Lampen

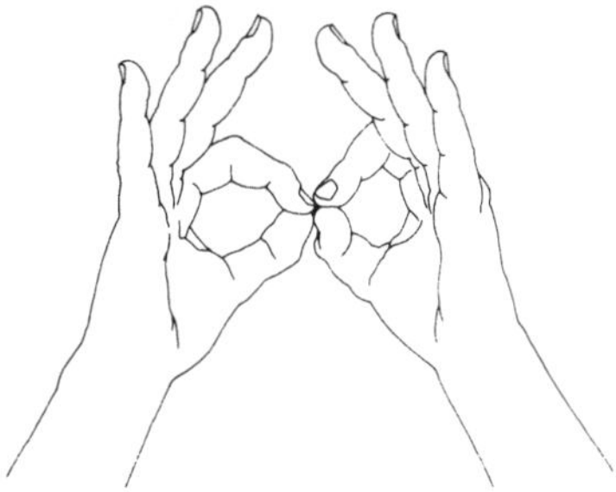

12. VAJRA-GANDHE
Göttin des
Diamant-Parfüms

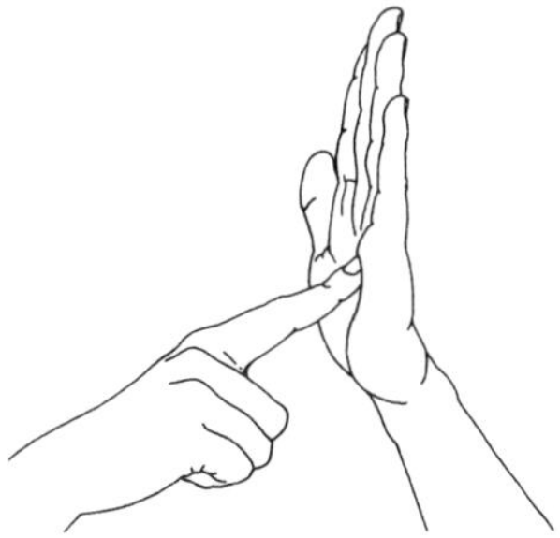

13. VAJRA-DARSHE
Göttin des
Diamant-Sehens

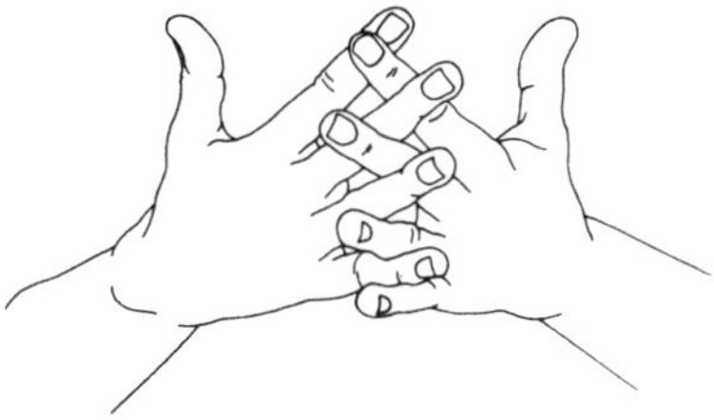

14. VAJRA-RASYE
Göttin des
Diamant-Geschmacks

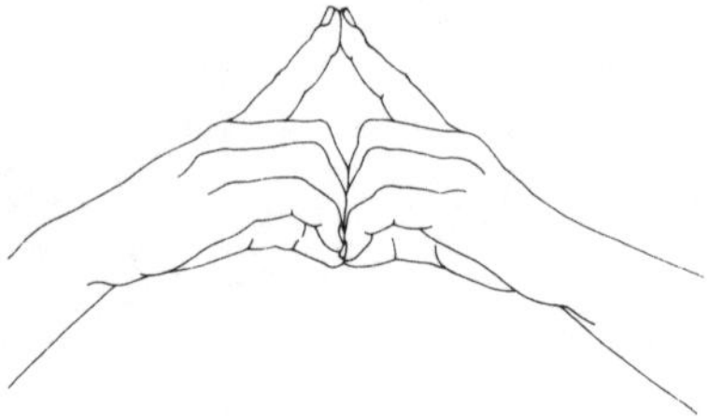

15. VAJRA-SPARSHE
Göttin des
Diamant-Tastens

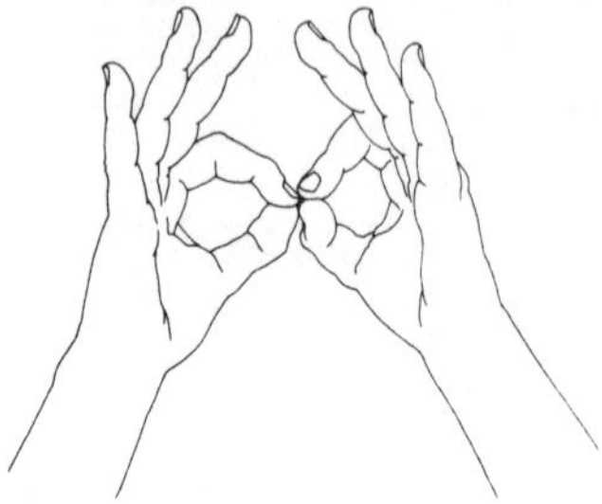

16. VAJRA-DHARME
Göttin des Diamant-Geistes
(mentale Ereignisse)

Die Mantras zu den sechzehn geheimen Opfergaben:

1. Die heilige geheimste aller Opfergaben:
die blaue Göttin, die die Laute spielt,
die schöne Göttin mit dem Diamanten und der Glocke in ihren Händen: Möge sie die Ruhmreichen mit der höchsten Wonne erfreuen.
OM AH VARJA-VINE HUM!
2. ... die gelbe Göttin, die die Flöte spielt,
OM AH VAJRA-VAMSHE HUM!
3. ... die rote Göttin, die den Tabor spielt,
OM AH VAJRA-MURAJE HUM!
4. ... die grüne Göttin, die die Trommel spielt,
OM AH VAJRA-MRIDAMGE HUM!
5. ... die lachende rote Göttin, deren Haltung stolz und lachend ist, macht den süßesten aller Töne.
OM AH VAJRA-HASYE HUM!
6. ... die sinnliche blaue Göttin, deren Haltung stolz und sinnlich ist, macht den süßesten aller Töne.
OM AH VAJRA-LASYE HUM!
7. ... die singende grüne Göttin ...
OM AH VAJRA-GITE HUM!
8. ... die tanzende gelbe Göttin ...
OM AH VAJRA-NRTYE HUM!

9. ... die weiße Göttin mit Blumen in einem Lotosgefäß.
   OM AH VAJRA-PUSHPE HUM!
10. ... die blaue Göttin mit Weihrauch in einem Lotosgefäß.
   OM AH VAJRA-DHUPE HUM!
11. ... die rote Göttin mit einer Lampe in einem Lotosgefäß.
   OM AH VAJRA-ALOKE HUM!
12. ... die grüne Göttin mit Parfüm ...
   OM AH VAJRA-GANDHE HUM!
13. ... die weiße Göttin des Sehens mit einem Spiegel in einem Lotosgefäß.
   OM AH VAJRA-DARSHE HUM!
14. ... die rote Göttin des Tastens mit einer Trompetenschnecke in einem Lotosgefäß.
   OM AH VAJRA-RASYE HUM!
15. ... die gelbe Göttin des Tastens mit einem Stück Stoff in einem Lotosgefäß.
   OM AH VAJRA-SPARSHE HUM!
16. ... die blaue Göttin des Geistes mit der Quelle aller Ereignisse in einem Lotosgefäß.
   OM AH VAJRA-DHARME HUM!

Die Mandala-Mudra

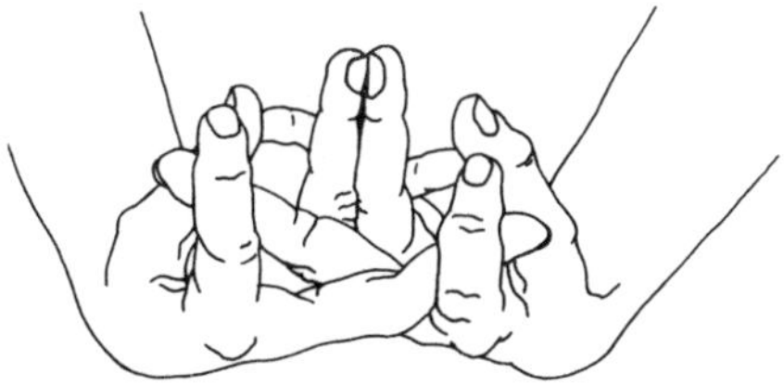

Der Ringfinger symbolisiert den Berg Meru und die anderen Finger die vier Hauptgebiete, die ihn umgeben.

Diese Mudra, die eine der wichtigsten im Tara-Kult ist, stellt die Gottheit im goldenen Reich des Berges Meru dar. Dieser Berg ist ein mystischer Berg, der Tausende von Meilen in die Höhe ragt. An seinem Fuß befinden sich die Höllen, nahe seinem Gipfel die Himmel. Sieben Ringe goldener Berge, die durch sieben Meere voneinander getrennt sind, umschließen diesen zentralen Berg.

Außerhalb dieser Ringe erstreckt sich ein Ozean mit vier Kontinenten, je einem in jeder der Haupthimmelsrichtungen. Das Kala-Chakra beschreibt dieses Universum als ein Mandala, in dessen Zentrum sich der Weltberg Meru befindet. Der Yogi visualisiert dieses Mandala manchmal in seinem eigenen Körper:

»Stelle dir den zentralen Teil (die Wirbelsäule) deines Körpers als den Berg Meru vor, die vier Hauptglieder als die vier Kontinente, die vier kleineren Glieder als die Unterkontinente, den Kopf als die Welten der Devas, die beiden Augen als Sonne und Mond.«[60]

Indem der Yogi den Anthropokosmos visualisiert, erkennt er, dass alles in seinem eigenen Körper zu finden ist. Durch den vollkommen harmonischen Aufbau des Mandala, in dem nichts fehlt, erkennt er die Welt als Nirvana und sieht alle Wesen als Buddhas an. Durch zahlreiche Meditationen über dieses Mandala erkennt und fühlt er schließlich, dass, wo immer er hingeht, die zentrale Gottheit am selben Ort bleibt.

Durch die Visualisierung des Berges Meru hat der Yogi eine innere Ausgeglichenheit und Festigkeit gewonnen, die er nun auch, nachdem er vom Gipfel zurückgekehrt ist, im täglichen Leben aufrechtzuerhalten vermag.

Die Geste, die um Verabschiedung bittet

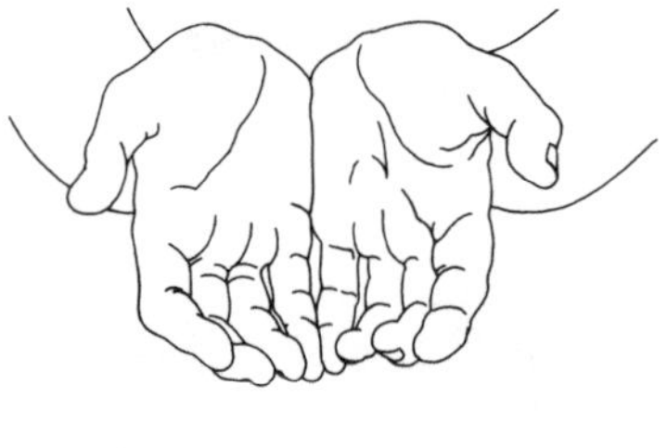

Ist das Ritual beendet, so führt der Yogi die Verabschiedungsgeste aus und spricht dazu folgendes Mantra:

OM! Du hast dem Ziel aller Lebewesen gedient:
Gewähre uns die entsprechenden magischen Fähigkeiten!
Obwohl Du in Dein Buddha-Land abreist,
bitte ich Dich zurückzukehren. OM VAJRA MUH.

Kapitel 5

Mudras des Hatha-Yoga

Im Hatha-Yoga, dessen Wurzeln im Tantrismus liegen, bezeichnet das Wort Mudra sowohl Hand- als auch Körperstellungen. Die Gheranda-Samhita, die den Hatha-Yoga behandelt, beschreibt 25 Mudras, die nicht nur positiv auf Körper und Geist einwirken, sondern auch spirituelle Kräfte erwecken. Die Mudras sensibilisieren den Übenden, die Botschaften seines Körpers intensiver wahrzunehmen und mit seinem Körper zu kommunizieren. Führt der Yogi eine Mudra aus, so lässt er sein Bewusstsein alle Fasern seines Körpers durchziehen und gibt sich den subtilen Kräften hin, die ihn durchlaufen.

Durch die Verwendung der Mudras und der Bhandas (Kontraktionen) vermag man auch den Atem und die Muskeln sowie die Nerven der Genitalgegend zu beherrschen. Die Kontrolle des Atems (Pranayama) und der Genitalgegend bewirkt einen Stillstand der störenden Gedanken, ein »Unbeweglichmachen« der Bewusstseinszustände. Der Hatha-Yogi, der diese Technik beherrscht, wird nicht mehr durch die rastlosen Tätigkeiten seines Geistes gestört, sondern befindet sich in einem Zustand tiefer Konzentration und erlebt vollkommene Ruhe und Frieden.

Einige tantrische Schulen haben die Mudras mit sexuellen Praktiken kombiniert, um den Aufstieg der Kundalini zu beschleunigen. Kundalini ist die wie eine Schlange zusammengerollte Urkraft, die sich am Ende des Kanals, der in der Wirbelsäule liegt, befindet. Mithilfe bestimmter Mudras steigt sie empor in das oberste Chakra (Abbildung der Chakras Seite 271), zum Zentrum des reinen Lichts. Der Weg der Kundalini soll zur großen Erfahrung der Freiheit führen, die in der Vereinigung der Gegensätze und damit in ihrer Aufhebung liegt.

Die Wurzeln des Hatha-Yoga im Tantrismus

Der Name Hatha weist auf die tantrische Lehre hin, auf der der Hatha-Yoga aufgebaut ist. Im Tantrismus symbolisiert »Ha« die positive Energie, die Sonne, und »Tha« die negative, den Mond. Hatha ist somit Ausdruck für das Gleichgewicht zwischen positiven und negativen Strömungen im Menschen. Die Einheit von Sonne und Mond entspricht der Verschmelzung von Shiva und Shakti. Diese Dialektik der Gegensätze ist das Lieblingsthema der Tantriker, die auf die Vereinigung der Gegensätze zielen und damit die Rückkehr zur ursprünglichen Einheit wiederfinden. Die Verbindung der Gegensätze wird in den tantrischen Texten als Maithuna (Vereinigung) bezeichnet. Diese Vereinigung, die traditionsgemäß von einem Guru vorbereitet wurde, vollzieht sich heute meist durch Sublimierung auf geistiger Ebene und wird durch entsprechende Götterpaare oder Symbole dargestellt. Überall in der hinduistischen Kunst Indiens und in der buddhistischen Kunst besonders Tibets und Nepals findet man das zur mystischen Einheit verbundene göttliche Paar.

Der Tantrismus unterscheidet ein rechtshändiges und ein linkshändiges Tantra. Der Unterschied zwischen beiden Gruppen besteht hauptsächlich in ihrer Haltung zur Sexualität. Während das rechtshändige Tantra auf rein geistiger Ebene mithilfe von Symbolen praktiziert wird, wird das linkshändige real durchgeführt.

Durch die sexuelle Vereinigung im linkshändigen Tantra verwandelt sich das menschliche Paar in ein göttliches. Im Hinduismus liegt die ganze Aktivität aufseiten der Shakti, der Liebenden, während der Gott völlig unbeweglich bleibt. Die Vorstellung, dass das Männliche mit dem Passiven gleichgesetzt wird, ist in dem Gedanken zum Ausdruck gekommen, Shiva sei die Matratze der Göttin oder ihr Fußschemel.

In den buddhistisch-tantrischen Texten spielt der männliche Liebhaber die aktive Rolle im yogischen Liebesakt:

»Bald nachdem er seine Partnerin (Mudra) umarmt und sein Glied in ihr ›Varja-Haus‹ (zuführender Sandha-Begriff für Vulva) eingeführt hat, trinkt er von ihren Lippen, die von Milch tröpfeln, bringt sie zum zärtlichen Girren, genießt reiche Freuden und lässt ihre Schenkel zittern; Cupido, das diamantene Wesen (Vajrasattva) des Mannes wird offenbar.«[61]

Warum im Buddhismus die dynamische Funktion dem männlichen Prinzip und die statische dem weiblichen zufällt, ist bis heute noch nicht endgültig geklärt. Einige Forscher sind der Ansicht, dass sich der chinesische Einfluss des Taoismus, in dem das männliche Element (Yang) als das dynamische und das weibliche (Yin) als das statische erscheint, in dem tibetisch-buddhistischen Yab-(männlich)-Yum-(weiblich)-Prinzip bemerkbar macht. Es mag jedoch sein, dass die Zuordnung rein willkürlich geschah.

Bei der sexuellen Vereinigung (Maithuna) handelt es sich nicht um einen profanen Akt, sondern um eine Verbindung, in der das Paar, losgelöst wie die Götter, nicht mehr dem Gesetz des Todes unterworfen ist. Das unaussprechliche Erlebnis der Einheit wird als Zustand der Unbedingtheit, der reinen Spontaneitätt (Sahaja) bezeichnet.

Beim Maithuna darf der Samen nicht ausgegeben werden, da der nirvanische Glückseligkeitszustand nur durch das Unbeweglichmachen des Atems, des Denkens und des Samens erreicht werden kann. Die tantrischen Techniken wollen dem Menschen helfen zu lernen, sich zu konzentrieren. Diese Konzentration oder Eingestimmtheit wird durch die tantrische Technik vom dreifachen Stillstand erreicht.

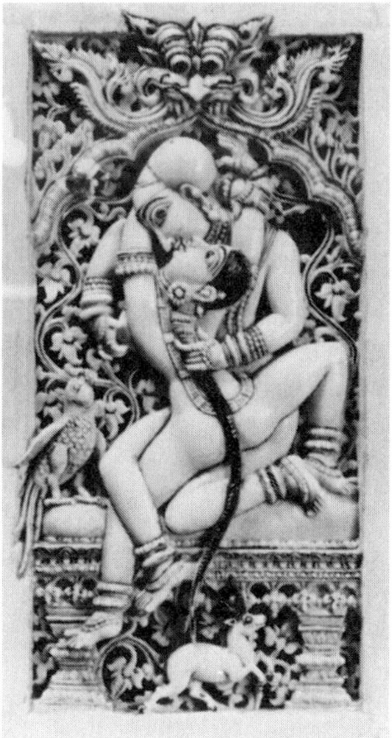

Tantrisches Paar
(Madras, 18. Jahrhundert)

Dieser Stillstand wird hierarchisch verstanden. Die Atemkontrolle ist der erste und leichteste Schritt, die Kontrolle des Samenergusses während der sexuellen Vereinigung ist der nächsthöhere, die Gedankenbeherrschung der höchste Schritt. Diese Kontrollen, die man unter der Anleitung eines persönlichen Lehrers lernen kann, müssen schließlich simultan vor sich gehen. Der Guru, dem es gelungen ist, diese Kontrollen in sich zu stabilisieren, ist allein in der Lage, seinen Schüler hinsichtlich seiner potenziellen Fähigkeit zur Erlangung dieser Disziplinierung zu beurteilen. In enger Symbiose wird er seinen Schüler lange Zeit beobachten. Der Guru entscheidet auch, welches Mantra er seinem Schüler erteilen wird, durch das dieser dann die dreifache Beherrschung lernen kann, die zur Ekstase führt. Dreimal flüstert der Lehrer seinem Schüler das Mantra ins rechte Ohr und lässt es dreimal von ihm wiederholen. Das Mantra darf nicht aufgeschrieben werden, da es sonst seine Wirkung verlieren würde.

Die Atembeherrschung kann man relativ leicht erlernen. Das Verfahren ist ungefähr Folgendes: Das Mantra dient dem Eingeweihten als Zeiteinheit, um das Anhalten des Atems zu praktizieren. Als Nächstes lernt er, die Atemkontrolle zusammen mit seiner Shakti oder seiner Mudra (Name der weiblichen Partnerin im Buddhismus) zu praktizieren. Er geht mit ihr die geschlechtliche Vereinigung ein, die vom Guru bis ins kleinste Detail und in allen Variationen erklärt wurde. Meistens sitzt die Eingeweihte rittlings auf dem Schoß des Yogi, der seinerseits eine der traditionellen yogischen Haltungen einnimmt. Die buddhistische Ikonographie, vor allem aber die tibetische, zeigt eine große Vielfalt dieser Positionen, um die Verschmelzung der Gegenpole und die Stillung aller Spannungen bildhaft auszudrücken.

Der dreifache Stillstand drückt die zugrunde liegende Idee aus, dass jegliche körperliche und geistige Aktivität aufhört und in eine Art »fokussierte Rezeptivität« übergeht. Sudhir Kakar, ein indischer Psychoanalytiker, beschreibt diesen Zustand folgendermaßen:

»Mit fokussierter Rezeptivität meine ich die Umschreibung eines besonderen psychologischen Zustandes (›Bewusstseinszustandes‹, wie der heutige gängige modische Ausdruck lautet), der sich von unserem normalen, geistig aktiven und problemlösenden Denken unterscheidet, das das Erbteil unserer Entwicklung vom Säuglingsalter zum Erwachsenenalter ist. In mancher Hinsicht dem verwandt, was Keats die ›negative Fähigkeit‹ des Künstlers genannt hat, ein Zustand, in dem es ›kein Greifen nach Tatsache und Grund gibt‹, ist die Aufmerksamkeit eines Menschen im Zustande fokussierter Rezeptivität zwar konzentriert, aber nicht gerichtet. Die Art von Rezeptivität, die ich hier meine, ist auch nicht einfach gleichzusetzen mit einem passiven Zustand. Fokussierte Rezeptivität ist von einer angespannten Konzentration erfüllt, die jedoch nicht zu kategorisiertem Denken oder aktivem Erfassen von Wahrnehmungen benutzt wird, sondern zu wacher, nicht diskursiver Kontemplation.«[62]

Der Moment der Spannung, der durch die simultane Atembeherrschung während der Vereinigung mit der Shakti oder Mudra entsteht, bewirkt offensichtlich einen Stillstand der störenden Gedankenfunktionen. Dieser dreifache Stillstand wird in der tantrischen Geheimsprache verschiedentlich als »drei Juwelen« oder »drei Nektararten« bezeichnet. Die Gedanken werden oft wegen ihres unsteten Wesens als Affe, der sich schwer kontrollieren lässt, der Atem wegen seiner langsamen und beharrlichen Bewegung als Krokodil und das Sperma als Sonne, als Nektar oder als Erleuchtungsgeist bezeichnet.

Man teilt die Tantriker in zwei Klassen ein, in die Samayin, die sich bemühen, die Vereinigung durch spirituelle Übungen zu erreichen, und in die Kaula, die sich konkreten Ritualen widmen. Die Doppeldeutigkeit des erotischen Vokabulars in der tantrischen Literatur macht es dem Leser schwer festzustellen, bis zu welchem Punkt die Beschreibung eines Rituals wörtlich zu nehmen ist.

Der Tantrismus lehrt, dass ein Mensch nur dann befreit ist, wenn er »die sexuelle Differenzierung rückgängig macht und seine Geschlechtsidentität in eine Art Bisexualität auflöst. Die Einsicht des Tantrikers, dass er in seinem eigenen Körper Männliches und Weibliches besitzt, das Erleben einer ständigen doppelten Freude des ›Zwei-in-eins‹ und die Wiederherstellung einer Ur-Androgynie sind das große Ziel unzähliger tantrischer Praktiken.«[63] Der oberste indische Zwitter ist natürlich Shiva. In den hinduistischen Mythen tritt er oft als »Halb-Mann-halb-Frau« auf.

Die Tantriker »scheinen auch in erfrischendem Maße frei zu sein von der konventionellen Vorstellung, dass Aktivität männlich und Passivität weiblich ist und können daher zwischen aktiven und passiven Seinszuständen hin- und heroszillieren, ohne das Gefühl zu haben, dass ihre Identität hierdurch bedroht ist«.[64]

Das tantrische Körperbild

Im Gegensatz zur westlichen Vorstellung, die alle Körperöffnungen als schmutzige Einfallspforten ansieht, betrachtet der tantrische Hatha-Yogi seinen Körper als ein »Haus mit einer Säule und neun Toren«, dem die fünf Gottheiten vorstehen und mit dessen Hilfe man Vollkommenheit zu erreichen vermag. Der Körper ist ein heiliger Tempel, ein Ort der Seligkeit. Ziel des tantrischen Hatha-Yoga ist, den Körper völlig zu kontrollieren, zu verklären, zu heiligen, damit er sich in einen »göttlichen Körper« verwandelt. Die Wichtigkeit des kostbaren Menschenkörpers wird im Tantrismus deshalb so betont, weil die Erleuchtung niemals von außen kommen kann. Alles ist im Körper beziehungsweise im Bewusstsein vorhanden. Der Körper ist eine Quelle tiefster Weisheit, eine Möglichkeit, sich selbst zu erforschen und zu erfahren.

Der menschliche Körper ist mit dem physischen Teil des Kosmos, mit der Natur identisch. Der Mensch ist ein winziges Abbild des großen Kosmos. Alle Eigenschaften, die im Kosmos gegenwärtig sind, sind auch im Menschen angelegt.

Nach Ansicht des Tantrismus befindet sich der Körper wie die Natur mit ihren unablässigen Veränderungen der Materie in einem Zustand des ununterbrochenen Fließens. Ein bengalischer Text aus dem 19. Jahrhundert drückt den innigen Zusammenhang zwischen Körper und Kosmos so aus:

»In diesem Universum gibt es ein großes Rad der verwandelnden Kraft (Maya-Chakra), das sich unablässig dreht. Die kleinen einzelnen Räder der verwandelnden Kraft in den Körpern von Lebewesen sind mit diesem Rad verbunden. Wenn sich ein großes, dampfgetriebenes Rad als Antriebskraft bewegt, bewegen sich alle Teile der Maschine mit und erfüllen reibungslos ihre Aufgaben. Ähnlich ist es mit den kleinen Rädern der verwandelnden Kraft, die sich, durch die Verbindung zum großen Rad, im Körper der einzelnen Lebewesen bewegen: Sie helfen mit bei der Erfüllung von Körperfunktionen wie der Regulierung des Blutkreislaufes, der Verdauung der Nahrung, dem Einatmen und Ausatmen, der Vorwärts- und Rückwärtsbewegung.«[65]

Angesichts der westlichen Vorstellung, nach der sich der Körper deutlich gegen die übrigen Objekte in der Welt abhebt, ist es begreiflich, dass »die kurioseren indischen Vorstellungen über die Auswirkungen der natürlichen Welt auf Körper und Seele des Menschen, zum Beispiel über die Auswirkungen von Planetenkonstellationen, Erdböden, Magnetfeldern, Jahreszeiten- und Tagesrhythmen, Edelsteinen und Edelmetallen summarisch ins Reich der Phantasie verwiesen werden, wo sie nur für die kleine Gruppe der ›Spinner‹ in der westlichen Gesellschaft von Interesse sind.«[66]

Geschichte und Mythologie

Bereits aus der Harappa- und Mohenjo-Daro-Kultur, deren Höhepunkt sich zwischen 2500 und 2000 vor Christus ansetzen lässt, fand man in ikonographischen Darstellungen die im Hatha-Yoga verwendeten Körperpositionen. Sogar der Gott Shiva wurde als Gott mit drei Gesichtern, auf einem niedrigen Thron sitzend, in einer charakteristischen Yoga-Stellung mit gekreuzten Beinen gezeigt.

Die Veden, die Upanishaden, das Mahabharata und die Bhagavad-Gita beschreiben die im Hatha-Yoga dargestellten Körperhaltungen, ohne jedoch das Wort Hatha zu erwähnen. Der Begriff »Hatha-Yoga« ist mit dem Namen eines Asketen verknüpft: Goraknath, der Begründer des Kanphata-Yogi-Ordens. Goraknath soll in enger Beziehung zum tantrischen Buddhismus und Hinduismus gestanden haben. Über die geschichtliche Persönlichkeit dieses Mannes ist fast nichts bekannt, außer dass er zwischen dem 9. und 12. Jahrhundert nach Christus gelebt haben soll. Er verwirklichte eine Synthese zwischen den Elementen des tantrischen Buddhismus und denen des shivaitischen Tantrismus, der Magie, der Alchemie und des Yoga. Die Literatur der Kanphata-Yogis enthält eine Anzahl hathayogischer Texte wie Hatha-Yoga-Padipika, Gheranda-Samhita und Shiva-Samhita. Auch diese Texte beschäftigen sich mit den vom Tantrismus gepriesenen sexuellen Praktiken, doch fällt der Magie und dem Yoga als Mittel zur Erlangung der Freiheit und »Unsterblichkeit« eine größere Rolle zu. Die Goraknathi gelten als Zauberer und Heiler und stehen in dem Ruf, überirdische Kräfte zu besitzen. Für sie ist Shiva ihr höchster Gott und Begründer des Yoga.

Nach einer Überlieferung soll Matsyendranath der Guru Goraknaths gewesen sein und die Offenbarung direkt von Shiva erhalten haben. Der Mythos spricht von einem Initiationsgespräch zwischen Shiva und seiner Frau Parvati, der Schwester der Ganga (Ganges) und Tochter des Himalaya. Shiva lehrte eines Tages seine Frau am Ufer des Meeres die Yogadisziplin. Parvati war zwar dabei eingeschlafen, aber Matsyendranaht hatte zum Glück alles gehört, denn er hatte sich in Gestalt eines Fisches im Wasser verborgen.

Die Gheranda-Samhita

Die Gheranda-Samhita, die den Hatha-Yoga behandelt, ist ein Dialog zwischen Gheranda und Chandakapali. Einige Verse stimmen wörtlich mit denen aus den Abhandlungen der Hatha-Yoga-Pradipika (wörtlich: kleine Lampe des Yoga) überein. Die Gheranda-Abhandlung ist in sieben Teile oder Sadhanas gegliedert. Der erste Teil beschreibt die Reinigungen, von denen sechs Arten unterschieden werden: Dhauti, Bhasti, Neti, Nauli, Trataka und

Kapala-Bhati. Der zweite Teil bezieht sich auf die Asanas, die Körperstellung, von denen 32 beschrieben werden.

Der dritte Teil beschreibt 25 Mudras, die einen großen Einfluss auf den Körper und auf die Psyche haben. Im vierten Teil spricht Gheranda von Pratyahara, dem Entzug der Empfindungstätigkeit von der Herrschaft der Außenwelt, im fünften von Pranayama, der Kontrolle über den Atem, im sechsten über die verschiedenen Meditationstechniken und im siebten über den Zustand von Samadhi (Glückseligkeit).

Die Gheranda-Samhita weist auf den therapeutischen Effekt dieser verschiedenen Übungen hin. Werden die Asanas, die Atemübungen, die Bandhas und die Mudras über längere Zeit ausgeführt, so vermögen sie:

»... unstetes oder nervöses Verhalten einzudämmen, Begeisterung im Inneren des Leibes zu entwickeln, die innere Stabilität so weit aufzubauen, dass Temperaturschwankungen und Wettereinflüsse ertragen werden können, die Geschmacksqualität und das Gefühl der Schleimhaut des Mund- und Rachenraums zu verändern und überhaupt das Befinden im gesamten Verdauungstrakt und in der äußeren Haut des Körpers positiv zu stimmen. Doch wieso solch einfach aussehende Körperhaltungen und Atemtechniken mit so weitreichenden Wirkungen in Zusammenhang gebracht werden, ist nur erklärlich durch einen Rückgriff auf den Hauptgedanken dieser Schrift: Der Körper des Menschen ist die Vermittlungsinstanz zwischen dem menschlichen Lebenswillen schlechthin und seinen Umweltbedingungen. Die Äußerungen des Körpers (Haltung und Atmung) sind empfindliche Fühler dieser Vermittlung.«[67]

Die Ausführung der Mudras

Jnana-Mudra, die Geste des Wissens

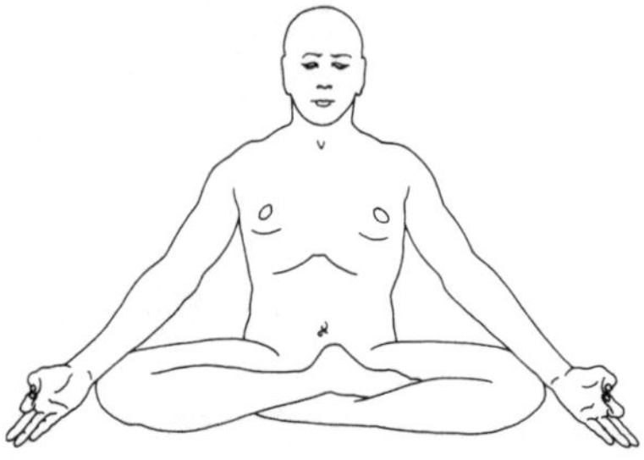

Ausführung

- Nehmen Sie die Meditationsstellung ein.
- Die Handfläche schaut nach oben zum Himmel, alle Finger, der Daumen eingeschlossen, sind gestreckt. Der Zeigefinger schließt sich mit dem Daumen zu einem Ring. Der Nagel des Zeigefingers berührt das Innere des Daumens in der Grube des ersten Daumengliedes.
- Legen Sie die Handrücken in der so beschriebenen Weise auf die Knie.

Chin-Mudra, die Geste des Wissens

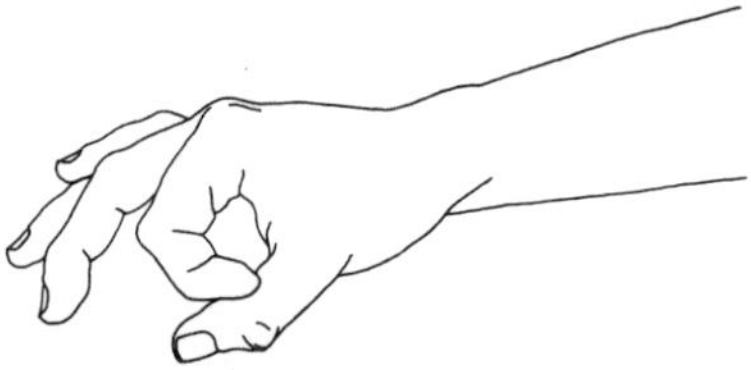

Ausführung

- Die Handflächen schauen diesmal statt nach oben zum Himmel nach unten zur Erde.

Beide Mudras können in der Meditationsstellung benutzt werden. Jeder Finger hat seine eigene symbolische Bedeutung. Der kleine Finger, Ringfinger und Mittelfinger symbolisieren die drei Gunas (Eigenschaften): Tamas (Dunkelheit, Lethargie), Rajas (Aktivität, Leidenschaft) und Sattva (Reinheit, Weisheit). Der Zeigefinger symbolisiert Jivatma (individuelle Seele) und der Daumen Paramatma (das äußerste kosmische Bewusstsein). Die Vereinigung von Daumen und Zeigefinger stellt das Ziel des Yoga dar: die kosmische Integration von Ich und Selbst.

Yoga-Mudra, das Siegel des Yoga

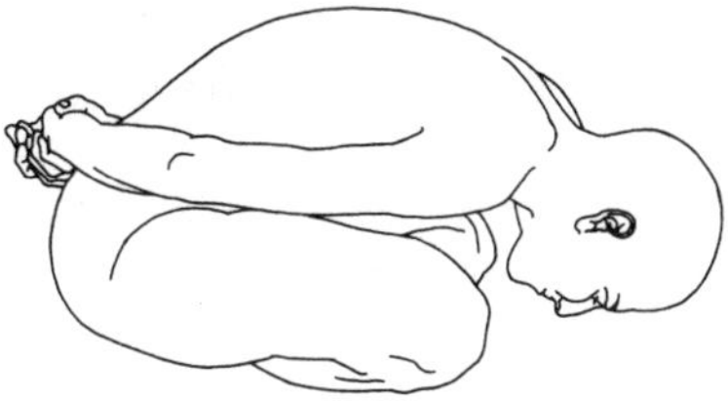

Ausführung

- Setzen Sie sich in den Lotossitz.
- Entspannen Sie Ihren Körper, und schließen Sie die Augen.
- Mit der rechten Hand umgreifen Sie das linke Handgelenk hinter dem Rücken (oder umgekehrt).
- Atmen Sie tief ein, und beugen Sie sich beim Ausatmen langsam nach vorne, indem Sie das Kinn so weit wie möglich vorstoßen.
- Bleiben Sie für einen Moment unbeweglich in dieser Stellung, und atmen Sie tief und regelmäßig.

Dauer

- Anfänger: ungefähr eine Minute.
- Fortgeschrittene: zehn bis fünfzehn Minuten oder sogar länger.

Wirkung

Yoga-Mudra wirkt vor allem auf den Unterleib und auf die Wirbelsäule. Durch das Vorbeugen senkt sich das Zwerchfell und drängt die Eingeweide nach unten, was zu einer allgemeinen Stimulation aller im Bauch lebenswichtigen Funktionen führt. Die Krümmung des Rückens bewirkt, dass die ganze Wirbelsäule geschmeidig wird. So wird nach Ansicht der Yogis das Wecken der Kundalini, die im untersten Teil der Wirbelsäule schläft, beschleunigt.

Bhuchari-Mudra, der Blick ins Leere

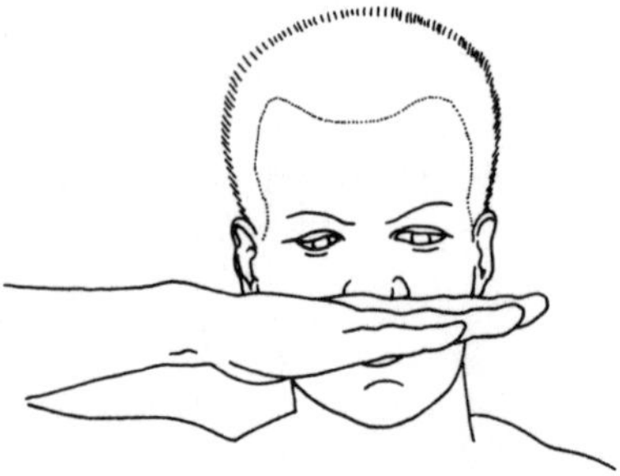

Ausführung

- Setzen Sie sich in den Meditationssitz.
- Setzen Sie sich am besten vor eine weiße Wand, damit Sie durch nichts abgelenkt werden.
- Legen Sie Ihre linke Hand auf das Knie.
- Heben Sie die rechte Hand bis zu Ihrem Gesicht, der Arm ist horizontal und der Ellenbogen gekrümmt.
- Die Hand ist ausgestreckt, die Handinnenfläche zeigt nach unten und die Finger sind nach links gerichtet.
- Legen Sie den Daumen zwischen Nase und Oberlippe.
- Fixieren Sie die Augen auf den kleinen Finger.
- Nehmen Sie nach einem Moment die Hand weg und legen Sie sie auf das rechte Knie, aber hören Sie nicht auf, die Stelle zu fixieren, wo sich Ihr kleiner Finger befunden hat.
- Verharren Sie so lange wie möglich in dieser Stellung, und konzentrieren Sie sich auf die Leere.
- Denken Sie an nichts anderes als an die Leere.

Wirkung

- Entwickelt das Gedächtnis und die Konzentrationsfähigkeit.
- Bereitet in ausgezeichneter Weise auf die Meditation vor.
- Begünstigt die Geistesruhe.

Shambavi-Mudra oder Bhrumadhya-Drishti, der Blick, der zwischen die Augenbrauen gerichtet ist

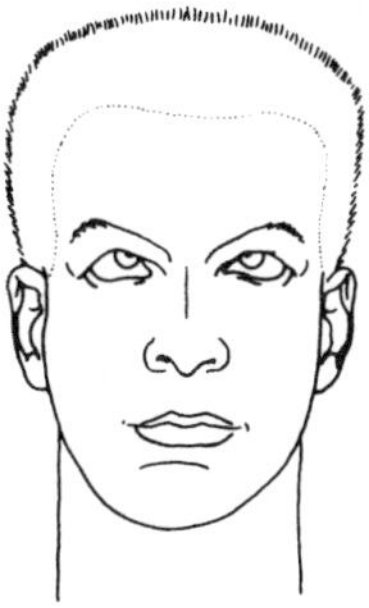

Ursprung

Diese Mudra leitet ihren Namen von dem Gott Shiva her, den man auch unter dem Namen Shambhumath kannte, weil er diese Übung ausführte.

Ausführung

- Setzen Sie sich in die Meditationsstellung, und legen Sie die Hände entweder in Chin- oder Jnana-Mudra auf die Knie.
- Fixieren Sie die Augen auf einen Punkt, der sich vor Ihnen befindet.
- Schauen Sie dann, ohne den Kopf zu bewegen, so hoch wie möglich.
- Richten Sie dann Ihren Blick zwischen die beiden Augenbrauen.
- Versuchen Sie, Ihre Gedanken zur Ruhe zu bringen und an nichts zu denken.

Dauer

Am Anfang sollte diese Übung nur einige Minuten durchgeführt werden. Fortgeschrittene können nach einiger Erfahrung die Zeit steigern.

Wirkung

- Shambavi-Mudra wird in den Tantra Shastras als eine der höchstentwickelten Techniken des Yoga bezeichnet. Mithilfe dieser Mudra kann man das Mentale transzendieren und in das Reich des höchsten Bewusstseins eintreten.
- Shambavi stärkt die Muskeln der Augen.
- Diese Mudra führt zur mentalen Ruhe und beseitigt Stress.

»Die Veden, die Schriften, die Puranas sind wie öffentliche Frauen, aber Shambavi sollte wie eine Dame aus einer angesehenen Familie gehütet werden.«[68]

Agochari-Mudra oder Nasikagra-Drishti, die Konzentration auf die Nasenspitze

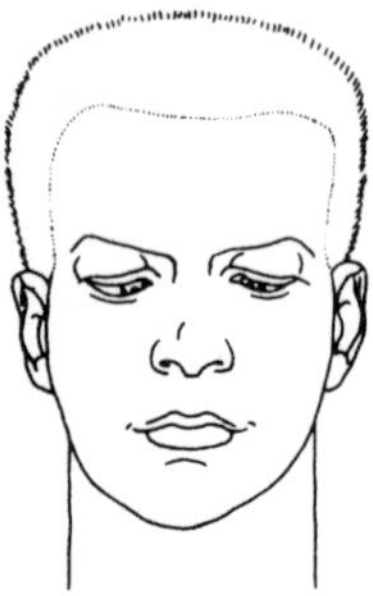

Ausführung

- Setzen Sie sich in den Meditationssitz.
- Richten Sie Ihren Blick auf die Nasenspitze.
- Wenn Sie die Übung nur für einen kurzen Moment durchführen, halten Sie den Atem an, während Sie die Nasenspitze fixieren.
- Wird die Übung während eines längeren Zeitraums durchgeführt, können Sie normal atmen.

Steigern Sie die Dauer der Übung im Laufe mehrerer Wochen oder Monate. Überanstrengen Sie auf keinen Fall Ihre Augen.

Wirkung

Diese Übung entwickelt wie Shambavi-Mudra die Konzentrationsfähigkeit und stimuliert das Muladhara-Chakra (Abbildung der Chakras auf Seite 271).

Manduki-Mudra, die Mudra des Frosches

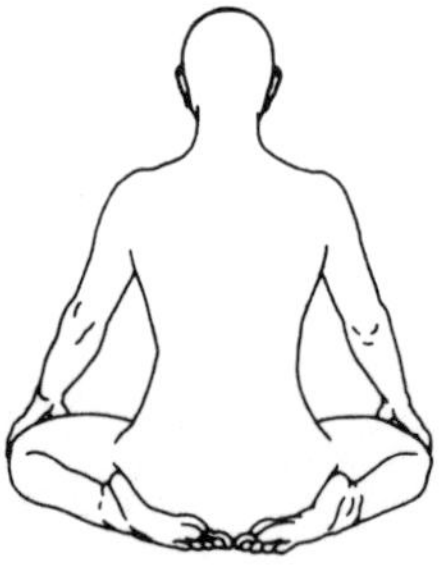

»Der Körper wird weder krank noch alt, sondern behält seine ständige Jugend; die Haare desjenigen, der diese Mudra ausführt, werden niemals grau.«[69]

Ausführung

- Setzen Sie sich in den Froschsitz (siehe Abbildung), und praktizieren Sie Agochari-Mudra (siehe oben).
- Atmen Sie langsam durch die Nase ein und aus.
- Konzentrieren Sie sich auf alle Gerüche.

Wirkung

Manduki-Mudra kräftigt die Bein-, Gesäß- und Hüftmuskulatur und aktiviert die Bauchorgane.

Akashi-Mudra, das Bewusstsein des inneren Raumes

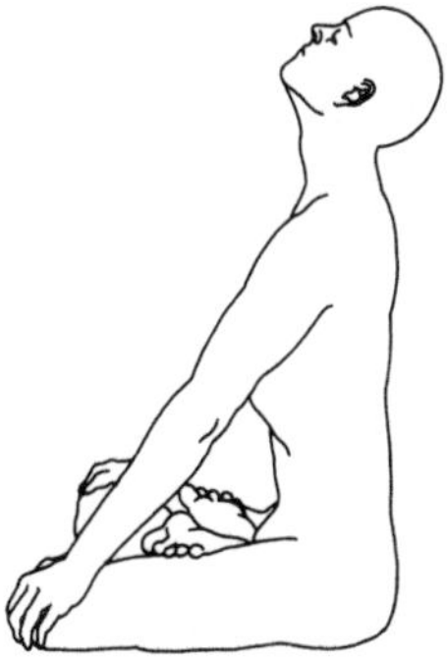

Ausführung

- Setzen Sie sich in den Meditationssitz.
- Biegen Sie die Zunge nach hinten, die Zungenspitze berührt den Gaumen.
- Führen Sie Ujjayi-Pranayama (siehe unten) und Shambavi-Mudra (siehe Seite 247) aus.
- Neigen Sie zur gleichen Zeit den Kopf leicht nach hinten zurück.
- Atmen Sie langsam und regelmäßig.

Dauer

Verharren Sie so lange wie möglich in der Endstellung. Wenn die Übung Ihnen zu anstrengend wird, entspannen Sie Ihr Gesicht, und ruhen Sie sich für einen Moment aus, bevor Sie noch einmal von vorn beginnen.

Wirkung

Die Konzentration auf das Chakra zwischen den beiden Augenbrauen (Ajna) entwickelt die Intuition.

Ujjayi-Pranayama, die psychische Atmung

Ausführung

- Ujjayi wird durch das Blockieren der Glottis erreicht.
- Setzen Sie sich in den Lotossitz, die Hände liegen mit den Rückseiten auf den Knien und führen Jnana-Mudra aus.
- Mit kontrollierter Bauchwand langsam mit dem Thorax einatmen. Während der gesamten Einatmung bleibt die Glottis teilweise geschlossen und erzeugt einen Ton, der mit dem Schnarchen eines Babys zu vergleichen ist.
- Zum Schluss der Einatmung wird der Atem angehalten, indem die Glottis ganz geschlossen wird (zwei Minuten maximal).

• Die Glottis leicht öffnen und die Bauchwand stark anziehen und ausatmen. Die Ausatmung muss mindestens zweimal so lang sein wie die Einatmung.
• Am Ende der Ausatmung wird der Atem zwei Sekunden lang angehalten, dann folgt wieder die Einatmung.

Konzentration
Während der ganzen Übung konzentriert man sich auf den Durchgang der Luft in der Nase und auf das Geräusch der Luft in der Glottis.

Wirkung
Ujjayi bewirkt eine mentale Verinnerlichung, die die unerwünschte intellektuelle Tätigkeit des Geistes zur Ruhe kommen lässt. Sie hilft, in meditative Haltung zu kommen, und erweckt psychische Energien.

Tadagi-Mudra, das Fass

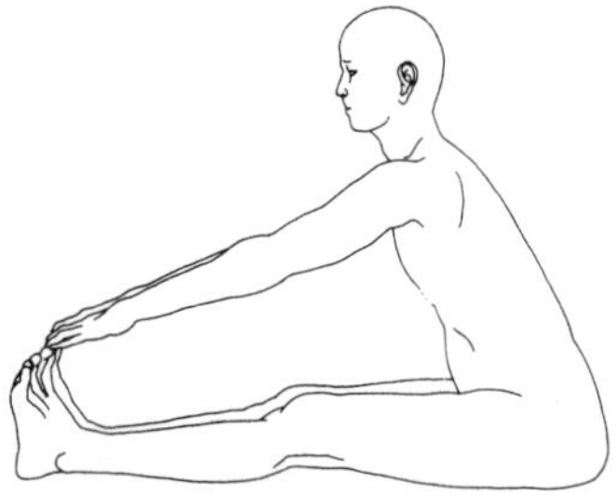

Ausführung
• Setzen Sie sich in den Pashimottasana-Sitz, das heißt strecken Sie die Beine nach vorne, und umfassen Sie mit beiden Händen die Fußzehen.
• Atmen Sie tief ein, indem Sie den Unterleib so weit wie möglich ausdehnen.
• Halten Sie den Atem für einen kurzen Moment an, atmen Sie dann aus und entspannen Sie den ganzen Körper. Lassen Sie die Fußzehen nicht los.
• Atmen Sie wieder ein, und atmen Sie langsam wieder entspannt aus.
• Atmen Sie dann wieder tief ein, und wiederholen Sie den gesamten Ablauf.

Dauer:
Zehnmal hintereinander

Konzentration:
Auf Manipura-Chakra

Wirkung
Tadagi-Mudra ist eine ausgezeichnete Übung für alle Organe des Unterleibes und des Bauches. Alle sich hier befindlichen Funktionen werden stimuliert, besonders der Verdauungsapparat wird angeregt.

Bhujangani-Mudra, die Atmung der Kobra

Ausführung
- Setzen Sie sich in den Meditationssitz.
- Entspannen Sie Ihren ganzen Körper. Bei dieser Mudra müssen Sie die Luft durch den Mund »trinken«.
- Versuchen Sie, die Atmung in die Bauchgegend und nicht in die Lungen zu dirigieren. Stellen Sie sich vor, dass Sie die Luft in kleinen Schlucken zu sich nehmen, als ob Sie ein Glas Wasser tränken.
- Dehnen Sie den Bauch so weit wie möglich, und halten Sie die Luft für einen Augenblick in dieser Gegend.
- Lassen Sie die Luft dann wieder hinaus, indem Sie aufstoßen.
- Wiederholen Sie die Übung.

Dauer
Es genügt, wenn Sie die Übung drei- bis fünfmal hintereinander machen.

Wirkung
Bhujangani-Mudra, die die Atmung der Schlange imitiert, stärkt den Bauch, eliminiert Gase und bringt Magenbeschwerden zum Verschwinden.

Kaki-Mudra, der Schnabel des Raben

Ausführung

- Begeben Sie sich in die Meditationshaltung.
- Formen Sie die Lippen so, dass sie eine Röhre bilden.
- Richten Sie Ihren Blick auf die Nasenspitze.
- Atmen Sie langsam und gründlich durch den Mund ein.
- Atmen Sie dann langsam durch die Nase aus, indem Sie den Mund schließen.
- Beginnen Sie wieder von vorne.

Dauer

So oft wie möglich.

Wirkung

Diese Mudra stimuliert den Darm, den Bauch und den Gaumen. Sie dient sowohl als Vorbereitung als auch als Beseitigung vieler Krankheiten in diesem Bereich. Die Kaki-Mudra vermag die Geschmacksqualität und das Befinden im gesamten Verdauungstrakt und in der äußeren Haut des Körpers positiv zu beeinflussen.

»Die Kaki-Mudra oder das ›Siegel der Krähe‹ bringt die Qualitäten süß, sauer sowie salzig in eigenartiger Mischung der Empfindungen zum Vorschein.

Darüber hinaus soll die Übung einen sehr beruhigenden Einfluss auf das Gesamtbefinden haben. Die Geschmacksempfindungen für süß, salzig und sauer verteilen sich auf die vorderen zwei Drittel der Zunge. Die Geschmacksempfindungen für bitter dagegen sind weiter hinten. Nervöse, von inneren Stürmen hin- und hergerissene Menschen bekommen laut den altindischen Yogis und Medizinern Susruta und Vagabhata süße, saure und erhitzende Speisen, und sie verlangen danach. Die Kaki-Mudra will auf diesen Mangel, den der Körper spürt und den der Appetit kundgibt, eingehen. Darüber hinaus will sie offensichtlich mithilfe der Geschmacksnerven Impulse an das Rautenhirn abgeben, um über dieses Zentrum im Gehirn weitergreifende Regulationen der Körperabläufe einzuleiten.«[70]

Yoni-Mudra oder Shanmukti-Mudra, die psychische Quelle

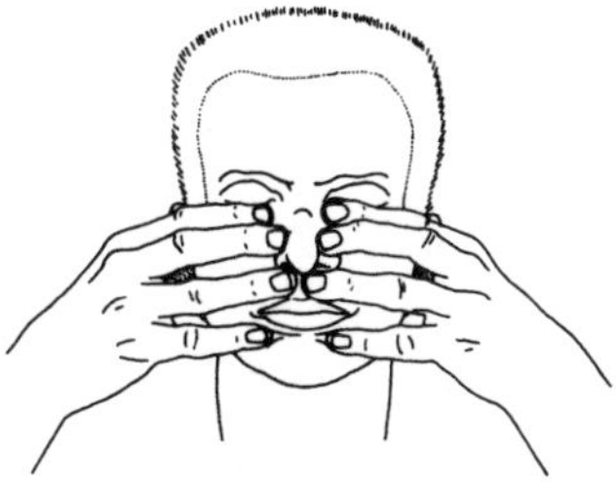

Als Yoni wird in den tantrischen Texten die weibliche Scham bezeichnet. Die Vereinigung von Shiva und Shakti wird oft durch die Symbole des Lingam (Phallus) und der Yoni dargestellt.

Yoni-Mudra heißt die »Haltung der Quelle«; man nennt sie jedoch auch Shanmukti-Mudra oder die Haltung der neun Pforten.

Ausführung

- Setzen Sie sich in den Meditationssitz, und atmen Sie langsam und gründlich ein.
- Halten Sie den Atem an und schließen Sie mit den Daumen die Ohren, mit den Zeigefingern die Augen, mit den Mittelfingern die Nasenlöcher und mit den Ringfingern und den kleinen Fingern den Mund.
- Bleiben Sie einen Moment in dieser Stellung, und nehmen Sie dann Ihre Finger vom Gesicht und atmen Sie aus.
- Wiederholen Sie diese Mudra einige Male.

Wirkung

Yoni-Mudra ist eine ausgezeichnete Vorbereitung für Pratyahara (das Zurückziehen der Sinne) und bewirkt eine immer stärkere Schutzwehr gegen die Invasion von außen.

Vayroli-Mudra, die Mudra des Blitzes

Vayroli heißt nicht nur Blitz, sondern ist auch der Name einer Nervenbahn (Nadi), die sich im Svadhishthana-Chakra, im Geschlechtszentrum, befindet. Bestimmte tantrische Schulen haben die Mudra mit sexuellen Praktiken kombiniert, um den Aufstieg der Kundalini zu beschleunigen. Der dabei zugrunde liegende Gedanke war, dass man gleichzeitig die Unbeweglichkeit des

Atems, des Denkens und des Samens erreichen müsse. Die Hathayoga-Pradipika behauptet, dass durch Vayroli-Mudra der Samen »nicht fällt«. Der Yogi muss deshalb zuerst seinen Atem beherrschen lernen, bevor er die »Unsterblichkeit« erlangen kann. Es gibt zwei Formen der Durchführung, eine für Anfänger und eine, die nur mit einem erfahrenen Lehrer praktiziert werden kann und deshalb hier auch nicht erwähnt wird.

Durchführung

- Setzen Sie sich in den Meditationssitz, und legen Sie die Hände in Chin- oder Jnana-Mudra auf die Knie.
- Schließen Sie die Augen und entspannen Sie sich für einen Moment.
- Pressen Sie den Bauch so weit nach innen, dass sich die Sexualorgane zusammenpressen, so als ob Sie Ihren Urin zurückhalten wollten. Bei dem Mann heben sich die Hoden ein wenig, bei der Frau die Vagina.
- Verharren Sie für einige Sekunden in dieser Stellung und entspannen Sie sich dann wieder.
- Konzentrieren Sie sich bei der Durchführung immer auf das Svadhishthana-Chakra.

Wirkung

Durch die Praxis dieser Stellung vermag der Yogi seine sexuellen Kräfte zu sublimieren und diese zur Erweckung spiritueller Kräfte einzusetzen.

Die Bandhas (Blockierung, Kontraktion)

Da die Ausübung der Mudras nicht von den Bandhas zu trennen ist, werden im Folgenden die drei Bandhas, die häufig mit den Mudras verbunden werden, beschrieben.

Jalandhara-Bandha, der Verschluss durch das Kinn

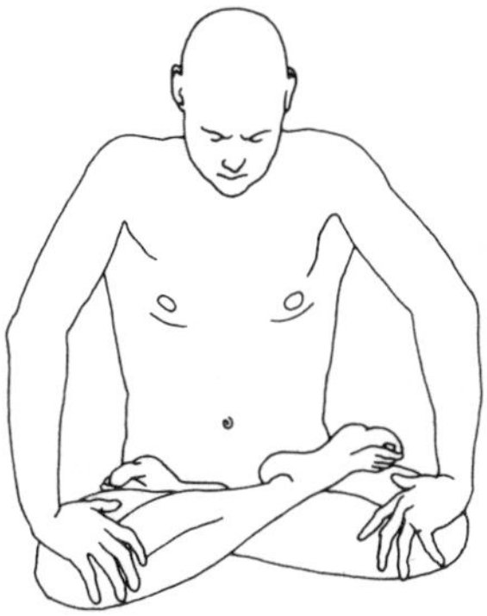

Bandha bedeutet gleichzeitig anhalten, halten, verbinden und zusammenziehen. Im Hatha-Yoga bedeutet Bandha die Muskelkontraktionen zur Beeinflussung der Blutzirkulation, der endokrinen Drüsen und des Nervensystems. Die Yogis wollen mithilfe der Bandhas subtile Energien wecken. Jala bedeutet Netz und Jalandhara-Bandha heißt so viel wie Verschluss des Netzes. Bereits in den Upanishaden wird Jalandhara erwähnt, um die Kundalini zum Erwecken zu bringen. Diese Technik soll ein gesundes langes Leben bewirken.

Ausführung

- Setzen Sie sich in den Meditationssitz, und legen Sie die Hände auf die Knie.
- Entspannen Sie Ihren gesamten Körper, und schließen Sie die Augen.
- Atmen Sie tief ein, und legen Sie das Kinn zwischen das Schlüsselbein und die Spitze des Brustbeins. Die Luft wird nach dem Einatmen angehalten (Antar-Kumbhaka).
- Drücken Sie die Ellenbogen gut durch, die Handinnenflächen bleiben auf den Knien liegen. Verharren Sie so lange in dieser Stellung, bis sie Ihnen unangenehm wird.
- Lösen Sie die Mudra, indem Sie Ihren Kopf heben und tief ausatmen.

Wirkung

Durch Jalandhara-Bandha kommt es zu einer Dehnung des Nackens, die sich bis zur Rückenmuskulatur erstreckt. Diese Dehnung regt die Nervenzentren an, und es kommt zu einer Entspannung der Nervenbahnen im Schädel. Durch den Druck des Kinns auf die Schlüsselbeine wird auch die Schilddrüse stark beeinflusst. Der Druck auf das Nervengeflecht (Sinus caroticus) bewirkt ein Absinken der arteriellen Spannung und der Herzschlag verlangsamt sich. Hält man den Atem von längerer Dauer an, so kommt es zu einer Erhöhung der arteriellen Spannung und einer Steigerung des Herzschlags. Jalandhara-Bandha bezweckt somit, das Herz und Zirkulationssystem gegen schädliche Wirkungen einer verlängerten Atemverhaltung zu schützen. Die beruhigende Wirkung auf das vegetative Nervensystem führt zudem zu einem Anwachsen der Konzentrationsfähigkeit.

Uddiyana-Bandha, die Kontraktion des Bauches

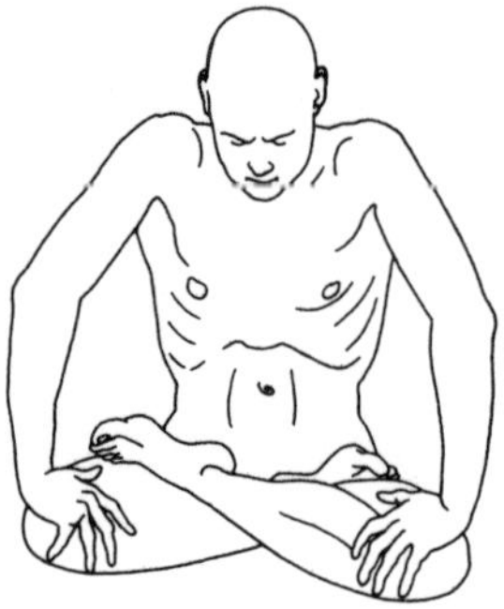

Ausführung

- Setzen Sie sich in den Meditationssitz.
- Entspannen Sie Ihren Körper, und schließen Sie die Augen.
- Atmen Sie ganz kräftig aus, und halten Sie die Luft an (Bahaya-Kumbhaka).
- Führen Sie Jalandhara-Bandha aus.
- Ziehen Sie die Muskulatur des Bauchgürtels vollständig zusammen.
- Lassen Sie den Thorax wieder seine normale Haltung einnehmen, und atmen Sie tief ein, damit die Luft wieder in die Lungen eintreten kann.

Wirkung

Uddiyana-Bandha strafft und kräftigt die Bauchmuskulatur, deren Tätigkeit für die normale Stuhlausscheidung von ausschlaggebender Bedeutung ist. Durch das Zusammenziehen und Hochziehen des Bauches wird Druck auf den Oberbauch ausgeübt und alle Bauchorgane werden besser durchblutet, insbesondere auch das Sonnengeflecht (Plexus solaris), das wichtigste Nervengeflecht des vegetativen Nervensystems, das unter dem Zwerchfell liegt und die Tätigkeit von Magen, Bauchspeicheldrüse, Leber, Milz, Nieren, Nebennieren, Dünndarm und Dickdarm reguliert. Vom psychischen Standpunkt aus betrachtet entfaltet dieser Bandha seine Wirkung besonders im Oberbauch, der von dem solaren Prinzip beherrscht wird und damit sinnbildlich für Willenskraft und Tatkraft steht. Das Ausführen von Uddiyana-Bandha unterstützt diesen Aspekt, es aktiviert den Menschen.

Mula-Bandha, der Riegel von Muladhara-Chakra

Ausführung

- Setzen Sie sich in den Meditationssitz, und legen Sie die Hände auf die Knie.
- Entspannen Sie den Körper, und schließen Sie die Augen.
- Atmen Sie tief ein, halten Sie Ihren Atem an (Antar-Kumbhaka) und praktizieren Sie Jalandhara-Bandha.
- Ziehen Sie dann den inneren und äußeren Sphinkter des Anus zusammen.
- Verharren Sie so lange in dieser Haltung, bis sie Ihnen unangenehm wird.
- Entspannen Sie wieder alle Teile Ihres Körpers.

Wirkung

Durch Mula-Bandha bleibt die Muskulatur des Beckenbodens elastisch und Absenkungen der Organe des kleinen Beckens werden verhindert. Die Verdauung wird angeregt, das heißt es kommt öfters zu einer Entleerung des Darms und der Blase. Durch Mula-bandha werden auch die Sexualorgane stimuliert, sie »füllen sich mit Energie«.

Maha-Bandha, der große Riegel

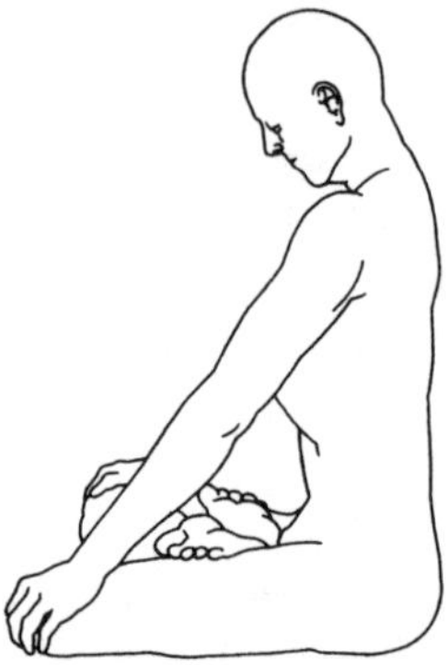

Ausführung

- Setzen Sie sich in den Meditationssitz.
- Atmen Sie tief und gründlich aus (Bahaya-Kumbhaka).
- Führen Sie zuerst Jalandhara-Bandha, dann Uddiyana-Bandha und schließlich Mula-Bandha aus.
- Konzentrieren Sie sich auf die einzelnen Chakras, und sprechen Sie sie im Geiste aus.
- Verharren Sie einen Moment in dieser Haltung.
- Lösen Sie zuerst Mula-Bandha, dann Uddiyana-Bandha und zum Schluss Jalandhara-Bandha.

Pashini-Mudra, die zusammengefaltete Mudra

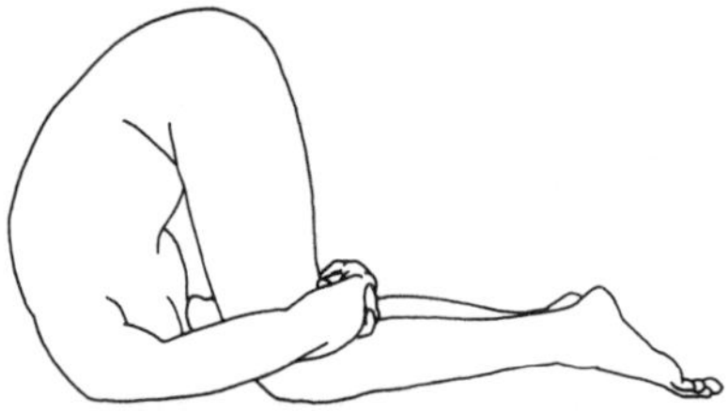

Ausführung

- Legen Sie sich auf den Rücken, und heben Sie die Beine so langsam und locker wie möglich in die Vertikale. Dann werden die Schenkel so nahe wie möglich an die Brust herangezogen, und die Wirbelsäule rollt weiter nach hinten, indem die Knie zum Gesicht geführt werden. Die Zehen berühren den Boden.
- Beugen Sie jetzt die Knie, und legen Sie sie rechts und links neben Ihre Ohren. Beide Knie müssen auf dem Boden bleiben und gegen die Ohren drücken.
- Umfassen Sie jetzt mit beiden Armen Ihre Oberschenkel.
- Atmen Sie langsam und gründlich.
- Konzentrieren Sie sich auf das Manipura-Chakra, das Zentrum in der Bauchnabelgegend.
- Bleiben Sie so lange wie möglich in der Stellung.

Wirkung
Pashini-Mudra beruhigt das Nervensystem und leitet Pratyahara (Zurücknahme der Sinnestätigkeit von der Außenwelt) ein. Sie wirkt stärkend auf die ganze Wirbelsäule, stärkt die Muskelgürtel des Unterleibs, reguliert die Schilddrüse, beeinflusst die Milz und die Sexualdrüsen und bewirkt eine bessere Durchblutung des Gehirns.

Ashwini-Mudra, die Mudra der Stute

Ashwim heißt im Sanskrit »Stute« und bedeutet die Manipulation des Afterschließmuskels und der Muskulatur im Bereich des Beckens. Der Name »Stute« leitet sich von den öffnenden und schließenden Bewegungen her, die die Stute nach der Ausscheidung des Urins mit den Ausscheidungsorganen macht.

Ausführung
- Setzen Sie sich in den Meditationssitz.
- Entspannen Sie den Körper, und schließen Sie die Augen.
- Atmen Sie normal und regelmäßig.
- Ziehen Sie den Sphinkter des Afters für einige Sekunden zusammen.
- Entspannen Sie für einen Moment.
- Beginnen Sie von neuem – so lange wie möglich.

Konzentration
- Spirituelles Ziel: Konzentration auf das Muladhara-Chakra.
- Physisches Ziel: Konzentration auf das Zusammenziehen des Sphinkters.

Wirkung
Dank dieser Mudra lernt der Schüler die Kontrolle des Afterschließmuskels. Ashwini-Mudra ist sehr nützlich für Menschen, die an Hämorrhoiden leiden. Sie ist eine ideale Übung, um den Bereich der äußeren Ausscheidungsorgane zu stärken. Indem diese Muskulatur gefestigt wird, können Erschlaffungen des

Rektums, des Uterus und der Vagina vermieden werden. Von besonderer Wichtigkeit ist diese Mudra für werdende Mütter, da sie auf das gesamte Genitalsystem einwirkt. Frauen, die regelmäßig diese Mudra praktizieren, werden leichtere Geburten haben.

Khechari-Mudra, der Verschluss der Zunge

Khechari bedeutet auf Sanskrit »das Schweben durch den Raum«, was andeuten soll, dass man durch diese Übung die Erfahrung der Leere machen kann. Sie ist eine der am häufigsten angewandten Techniken zum Anhalten des Atems, das durch die Absperrung des Cavum durch das Ende der Zunge, die nach hinten gegen die Kehle geführt wird, erreicht wird. Dadurch entsteht eine starke Speichelabsonderung, die als »himmlische Ambrosia« bezeichnet wird. Indem der Yogi diese Mudra praktiziert, hat er bereits an der Transzendenz teil, er kostet die himmlische Ambrosia. Khechari- und Vayroli-Mudra haben beide zum Ziel, die Unbeweglichkeit des Atems, des Denkens und des Samens zu erreichen.

Es gibt zwei Formen, diese Mudra auszuführen. Da die eine jedoch nur unter Anleitung eines Gurus durchgeführt werden sollte, wird sie hier auch nicht beschrieben.

Ausführung

- Setzen Sie sich in den Meditationssitz.
- Schließen Sie Ihren Mund, und rollen Sie Ihre Zunge so, dass die Unterseite den Gaumen berührt. Versuchen Sie, die Zungenspitze so weit wie möglich in Richtung Hals zu bewegen.
- Es ist möglich, zur gleichen Zeit Ujjayi Pranayama zu praktizieren.
- Verharren Sie so lange in dieser Stellung, bis sie Ihnen unangenehm wird.
- Entspannen Sie Ihre Zunge, und beginnen Sie nach einiger Zeit wieder von vorne.

Wirkung

Diese Mudra soll nach Ansicht der Yogis den allgemeinen Gesundheitszustand verbessern. In den Texten wird besonders auf die Erweckung der spirituellen Energie hingewiesen, die diese Haltung bewirken soll.

Viparita-Karani-Mudra, die umgekehrte Mudra

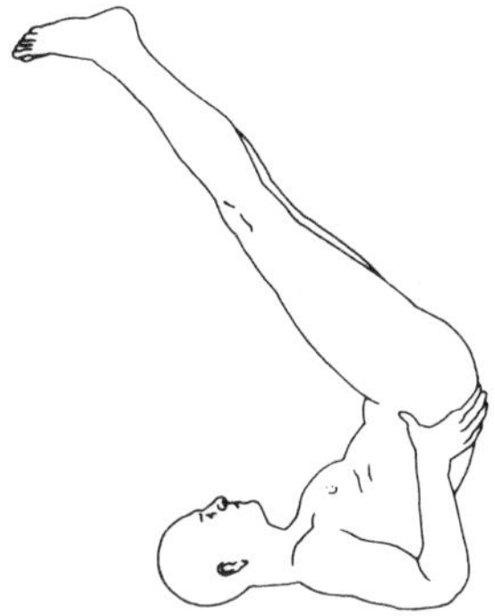

Ausführung

- Nehmen Sie Viparita-Karani-Mudra ein. Bringen Sie die Beine in vertikale Stellung, und heben Sie dann den Rücken vom Boden ab. Die Hände umgreifen die Hüften, die Ellenbogen liegen auf dem Boden, und das Kinn wird nicht auf das Brustbein gedrückt (sehr wichtig!).
- Entspannen Sie Ihren Körper, und schließen Sie die Augen.
- Praktizieren Sie Ujjayi Pranayama und Khechari-Mudra, indem Sie sanft einatmen. Werden Sie sich Ihres Atems bewusst, und konzentrieren Sie sich auf das Manipura-Chakra (Zentrum in der Nabelgegend), auf das Anahata- (Herzzentrum) und auf das Vishuddha-Chakra (in der Halsgegend).
- Während Sie ausatmen, konzentrieren Sie sich weiter auf das Vishuddha-Chakra.
- Beginnen Sie noch einmal von vorne.

Dauer

Sie können die Dauer progressiv steigern: von einigen Sekunden am Anfang bis zu fünfzehn Minuten.

Wirkung

Diese Mudra soll nach Ansicht der Yogis die sexuelle Energie in spirituelle Energie verwandeln. Außerdem wirkt sie stärkend auf die ganze Wirbelsäule und auf den Muskelgürtel des Unterleibs.

Maha-Mudra, das große Licht

In dieser Mudra kann der Yogi die Erfahrung der Einheit des individuellen Bewusstseins mit dem kosmischen machen. Das große Licht symbolisiert den Zustand der Nichtdualität (Sat-Chit-Ananda).

Es gibt verschiedene Variationen, diese Mudra auszuführen.

Erste Version

- Setzen Sie sich auf die rechte Ferse, und strecken Sie das linke Bein nach vorne.
- Lehnen Sie sich ein wenig nach vorne, um die linke Zehe mit beiden Händen zu umgreifen.
- Atmen Sie tief ein.
- Atmen Sie dann sogleich tief aus, und senken Sie die Stirn gegen die Knie.
- Führen Sie Maha-Bandha aus (siehe Seite 258). Während Sie den Atem anhalten, lenken Sie Ihr Bewusstsein vom Muladhara bis zum Ajna-Chakra.
- Atmen Sie dann tief ein. Setzen Sie sich auf die linke Ferse, und strecken Sie das rechte Bein nach vorne.
- Beginnen Sie wieder mit der Ausführung der Mudra.

Zweite Version

- Setzen Sie sich mit ausgestreckten Beinen auf den Boden. Legen Sie den rechten Fuß an den linken Oberschenkel.
- Atmen Sie tief ein.
- Beim Ausatmen senken Sie die Stirn vorerst gegen die Knie, dann so weit wie möglich gegen die Füße. Der Körper faltet sich zusammen wie ein Taschenmesser.
- Strecken Sie die Hände nach vorne, und legen Sie sie neben beziehungsweise vor Ihre Füße.
- Führen Sie Mula-Bandha aus, und bleiben Sie für einen Moment in dieser Stellung.
- Entspannen Sie Ihre Arme, und richten Sie sich langsam wieder auf.
- Legen Sie jetzt den linken Fuß an den rechten Oberschenkel, und wiederholen Sie diese Mudra.

Dauer
Drei- bis fünfmal mit jedem Bein.

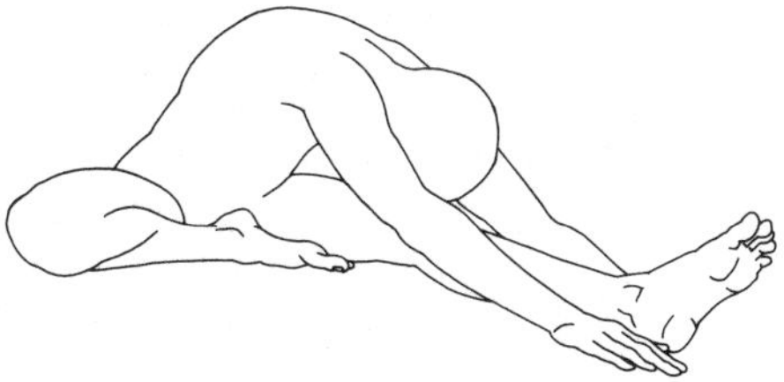

Wirkung
Die Wirbelsäule und die Muskulatur des Bauchgürtels werden gefestigt, Muskeln und Sehnen der Unterschenkel und das Nervengewebe werden gedehnt, Bauchspeicheldrüse, Nieren, Leber und Blase werden stimuliert, die Figur wird graziöser, da die Fettpolster an Bauch und Hüften verschwinden.

Maha-Bheda-Mudra

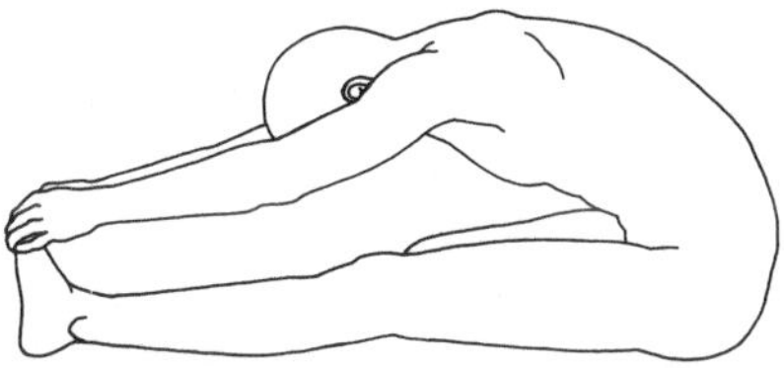

Ausführung

- Setzen Sie sich auf die rechte Ferse, und strecken Sie das linke Bein nach vorne.
- Lehnen Sie sich ein wenig nach vorne, um die Zehen des linken Fußes mit beiden Händen zu umgreifen.
- Atmen Sie tief ein und dann tief aus, und halten Sie den Atem an.
- Führen Sie Jalandhara-Bandha, dann Uddiana-Bandha und zum Schluss Mula-Bandha aus.
- Fixieren Sie Ihre Nasenspitze.
- Konzentrieren Sie sich zuerst auf Muladhara-, dann auf Manipura- und zum Schluss auf Vishuddha-Chakra. Machen Sie eine Pause zwischen den einzelnen Chakras.
- Entspannen Sie zuerst Uddiyana-Bandha, dann Mula-Bandha und zum Schluss Jalandhara-Bandha.
- Atmen Sie langsam und tief ein.

Wirkung
Maha-Bheda ist eine sehr wirksame Mudra, die die psychische Energie im gesamten Organismus stimuliert.

Naumukhi-Mudra, die Mudra der neun Öffnungen

Es gibt neun Körperöffnungen, die uns in Verbindung mit der Außenwelt bringen: zwei Ohren, zwei Augen, zwei Nasenlöcher, der Mund, der After und die Blasenöffnung. Nach Ansicht der Yogis ist es möglich, die zehnte Pforte, die der Spiritualität, zu öffnen, indem wir diese neun Körperöffnungen schließen. Diese zehnte oder mystische Pforte befindet sich oberhalb des Kopfes im Sahasrara-Chakra, dem Sitz des höchsten Bewusstseins.

Ausführung

- Setzen Sie sich in den Meditationssitz, und entspannen Sie Ihren gesamten Körper.
- Atmen Sie langsam und tief ein.
- Spüren Sie zur selben Zeit, wie Ihr Atem und Ihr Bewusstsein von einem Chakra zum anderen steigt. Konzentrieren Sie sich auf die einzelnen Chakras: Muladhara, Svadhishthana, Manipura, Anahata, Vishudda, Ajna und schließlich Sahasrara.
- Halten Sie den Atem an, und führen Sie gleichzeitig Yoni-Mudra, Vajroli-Mudra (siehe Seite 253) und Mula-Bandha aus.
- Konzentrieren Sie sich auf das Sahasrara-Chakra, und halten Sie den Atem so lange an, wie es Ihnen möglich ist.
- Entspannen Sie dann Ihre Nasenlöcher, und atmen Sie aus.
- Während Sie ausatmen, entspannen Sie ebenfalls Mula-Bandha und Vajroli-Mudra, aber lassen Sie die Hände in der Yoni-Mudra.
- Konzentrieren Sie sich weiter auf das Sahasrara-Chakra. Entspannen Sie dann Ihr Gesicht, Ihre Hände, den gesamten Körper.

Dauer

Je nach persönlichen Möglichkeiten.

Wirkung

Diese Mudra wirkt in der gleichen Weise wie Yoni-Mudra, allerdings ist sie noch intensiver, da sie von Mula-Bandha begleitet wird.

Prana-Mudra oder Shanti-Mudra, die Mudra des Friedens

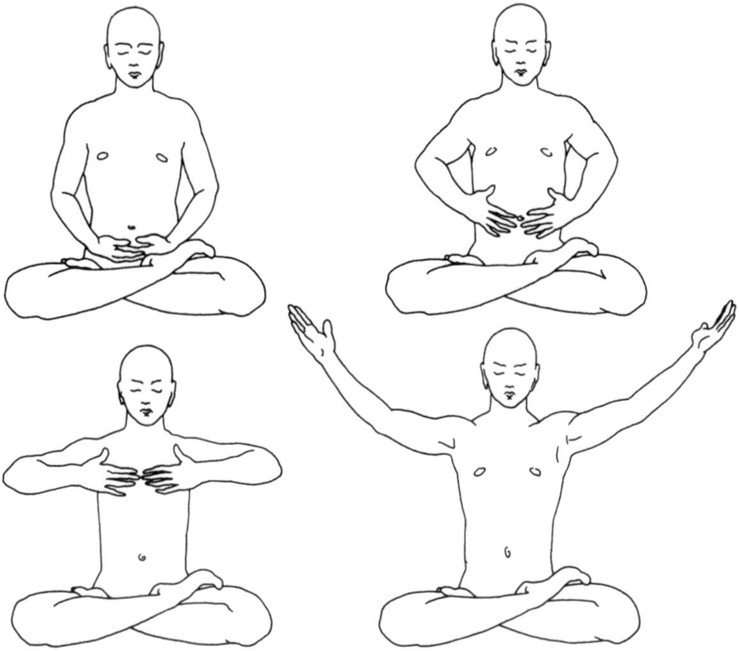

Ausführung

- Setzen Sie sich in den Meditationssitz, schließen Sie die Augen und legen Sie die Handrücken in den Schoß.
- Atmen Sie tief aus, sodass auch die letzten Reste der Luft ausgestoßen werden. Führen Sie Mula-Bandha aus, und konzentrieren Sie sich auf das Muladhara-Chakra. Halten Sie den Atem an.
- Entspannen Sie das Zwerchfell und Mula-Bandha ein wenig, indem Sie einatmen, und legen Sie Ihre Hände in die Bauchnabelgegend. Sobald die Atmung im Unterleib voller wird, steigen die Finger weiter bis zur Herzgegend (Anahata-Chakra).
- Die Hände bewegen sich von der Herzgegend bis zum Hals (Vishuddha), und Sie fühlen den Atem in dieser Gegend.
- Die Hände gehen bis zum Gesicht aufwärts und entfernen sich voneinander, bis die Arme weit geöffnet sind. Konzentrieren Sie

sich auf das Sahasrara-Chakra. Halten Sie den Atem so lange an, bis es Ihnen unangenehm wird.

• Atmen Sie dann langsam aus, und fühlen Sie die Luft beziehungsweise die pranische Energie in den einzelnen Chakras. Legen Sie am Ende der Ausatmung die Hände in den Schoß und konzentrieren Sie sich auf Mula-Bandha. Entspannen Sie dann Ihren gesamten Körper, und atmen Sie langsam und regelmäßig.

Konzentration

Man konzentriert sich ganz stark auf den Solarplexus und stellt sich vor, dass ein Pranastrom aus den Fingern kommt, in alle Organe und Chakras eindringt und diese vitalisiert.

Wirkung

Durch Prana-Mudra wird die Atmung harmonischer und tiefer, und ein Gefühl des Friedens durchströmt den Körper. Die Übung sollte nicht öffentlich ausgeführt werden, weil sie sonst ihre Wirkung verlieren würde.

Kartari-Mudra, die Schere

Kartari-Mudra, die Schere, ist eine Stellung, die der Entspannungshaltung (Shavasana) im Yoga ähnlich ist. Nach Ansicht der tantrischen Texte vermag diese Mudra den menschlichen Körper in einen göttlichen zu verwandeln und den Zustand der Dualität aufzuheben.

Ausführung

Die Atmung der Harmonie

• Legen Sie sich auf den Rücken. Die Hände liegen auf dem Zwerchfell, die rechte Hand auf der linken.

• Atmen Sie ein, indem Sie das Zwerchfell und den Unterleib anheben. Verfolgen Sie mit den Händen die Bewegung des Bauches.

• Sobald der Bauch vollständig nach außen gewölbt ist, weiten Sie die Lendenpartie mit den Rippen und lassen die Luft in die Lungen strömen. Die Hände liegen auf den Rippen.

- Sind die Rippen maximal gespreizt, heben Sie die Schlüsselbeinpartie an, um noch mehr Luft einströmen zu lassen. Spüren Sie auch hier mit den Händen, wie sich der Bereich oberhalb der Brust hebt.
- Atmen Sie langsam aus, und wiederholen Sie diese Atmung mehrere Male.
- Atmen Sie langsam durch die Nase ein. Konzentrieren Sie sich auf die Gegend Ihres Bauchnabels (Manipura-Chakra), und erspüren Sie Ihren Atem in dieser Gegend. Konzentrieren Sie sich ein wenig auf die Atmung, und fühlen Sie mehr und mehr, wie Sie von Ihrem Atem getragen werden. Sie atmen nicht mehr, sondern »es atmet Sie«.
- Versuchen Sie, sobald Ihnen ein Gedanke kommt, diesen mit dem Ausatmen loszulassen, als ob er in ein tiefes Wasser versinken würde.
- Lassen Sie mehr und mehr alle Verspannungen los. Erspüren Sie, ob alle Körperteile und Muskeln völlig entspannt sind.
- Spüren Sie, wie Ihr Körper schwerer und schwerer wird, als ob er in den Erdboden versinken würde.
- Sie sind schwer, warm, völlig entspannt.
- Genießen Sie den Zustand der Ruhe und des Friedens.

Dauer
Fünf bis dreißig Minuten.

Wirkung
Die Entspannung im Liegen macht es der »Weisheit des Körpers« leichter, sich zur Darstellung zu bringen. Das Liegen nimmt Spannungen in den Muskeln weg, die im Stehen oder Sitzen zur Überwindung der Schwerkraft notwendig sind. Im Liegen verlangsamt sich der Puls eines Menschen, die Körpermuskulatur wird sichtlich schlaffer, und die Atmung wird tiefer und gleichmäßiger. Damit verbunden ist gewöhnlich eine Entspannung, die den gesamten Wahrnehmungsvorgang unterstützt, sodass der Praktizierende mehr als üblich auf Gefühle und Gedanken achtet. Zeitweilig trägt diese Aktivität zur Entwicklung eines

beobachtenden Ichs bei. Während dieser Prozess der Entspannung fortschreitet, wird sich der Praktizierende mehr und mehr seiner zensierenden und anderer zurückhaltender Tendenzen bewusst und integriert diese in seinen Körper.

Die Heilkraft der Geste

Die Mudras spielen auch eine große Rolle in der indischen Heilkunst. Sie werden benutzt, um die Energien in den Chakras zu erwecken beziehungsweise zu harmonisieren. Sowohl im indischen als auch im chinesischen Heilsystem stehen die Füße und Hände in enger Beziehung zu den Hauptorganen des Körpers. Jeder Finger entspricht einem besonderen Chakra und einem der fünf kosmischen Elemente:

Finger	*Chakra*	*Element*
Daumen	Manipura	Feuer
Zeigefinger	Anahata	Luft
Mittelfinger	Vishuddha	Raum
Ringfinger	Muladhara	Erde
Kleiner Finger	Svadishthana	Wasser

Die Chakras

Nach tantrischer Physiologie befinden sich im Menschen runde, horizontal angeordnete Lotoszentren, die als Durchgangspunkte für die Nervenbahnen (Nadis) von großer Bedeutung sind. Als die zwei wichtigsten Nadis werden in der tantrischen Literatur Pingala und Ida genannt, die vom Naseneingang ausgehend entlang der Wirbelsäule verlaufen. Pingala beginnt im rechten, mit der Sonnenenergie in Verbindung stehenden Nasenloch und Ida im linken, mit der Mondenergie in Verbindung stehenden.

Der Tantriker zielt auf die Vereinigung der beiden in den flankierenden Nadis fließenden Kräfte, die im Sushumna, einem hohlen Kanal in der Wirbelsäule, zur Feuerenergie der Kundalini-Glut verschmelzen. Der tantrische Weg zur Vereinigung der Gegensätze besteht in der Erweckung und Aktivierung der Kundalini (Schlangenkraft), der Urkraft, die als aufgerollte Schlange im untersten Chakra symbolisch dargestellt wird. Die Chakras befinden sich wie die Nadis ebenfalls entlang der Wirbelsäule und werden dort durch die Nadis zentriert. Sie werden von unten nach oben aufsteigend als Lotosblüten mit einer wachsenden Zahl von Blütenblättern (vier, sechs, zehn, zwölf, sechzehn, zwei und schließlich tausend) dargestellt. Der tausendblättrige Lotos befindet sich nach den tantrischen Texten außerhalb des Körpers, über dem Scheitel und symbolisiert den Schritt zum kosmischen Bewusstsein, in dem die Dualität aufgehoben ist.

Der aufsteigende Weg der Kundalini durch die einzelnen Chakras soll zur großen Freiheit führen, die in der Vereinigung der Gegensätze und damit in ihrer Aufhebung liegt. Die Erhebung der Kundalini verursacht eine Dynamisierung der psychischen Kräfte und Potenzen, eine Verwandlung der erdgebundenen physischen Kräfte und Triebe in spirituelle Energien. Der Kundalini-Yoga will dem Meditierenden seine physischen und psychischen Energien bewusst machen, ihn wandeln und auf eine höhere Stufe des bewussten Daseins erheben, das nicht mehr von der Bindung an die Objektwelt gezeichnet ist.

Der Tantriker ordnet jedem Chakra spezifische physiologische und psychologische Eigenschaften zu. So symbolisiert das Muladhara-Chakra, das an der Basis der Wirbelsäule liegt, das Leben im Urzustand. In diesem Chakra liegt die Chance zum bewussten Leben, das von hier ausgehend einem bewussten Aufgehen im Spirituellen zustrebt.

Svadhishthana, das am Ansatz der Geschlechtsorgane liegt, ist der Sitz des Unbewussten. Es sorgt sowohl für den Abbau und das Ausscheiden von Nahrungsmitteln als auch für die Eliminierung psychischer Giftstoffe.

Die Aktivierung von Manipura, das in der Höhe des Bauchnabels liegt, bewirkt eine Verbesserung der Energieaufnahme und der Energiebereitstellung durch eine verbesserte Verdauung. Durch ein besseres »Verdauen« dessen, was von außen auf den Körper und Geist einwirkt, hat der Mensch mehr Chancen, gesund zu bleiben.

Die Tibeter betrachten dieses Chakra, den Feuerlotos, als Ort zur Umwandlung der Energien. Die fünf Geistesgifte Unwissenheit, Zorn, Stolz, Leidenschaft und Hass werden hier in die Weisheiten der fünf transzendenten Buddhas umgeformt.

Anahata-Chakra, das Herzzentrum, stellt die Verbindung mit dem ganzen Organismus her und versorgt diesen mit Nahrung. Durch dieses Kommunikationssystem werden die Organfunktionen miteinander in Verbindung gebracht. Auch die Kontakt-, Hinwendungs- und Liebesfähigkeit von Mensch zu Mensch liegt in diesem Zentrum. Anahata-Chakra bildet die Ebene des Verstehens und Integrierens, der Begegnung und der Kommunikation. Diesem Herzzentrum als Organ des vergeistigten Gefühls wird die Kraft der Inspiration zugeordnet.

Vishuddha-Chakra, das in der Halsgegend liegt, gilt als das Chakra des Ausdrucks. In diesem Chakra, das dem Atmungssystem (*Plexus cervicus*) entspricht, wird der Pranakraft durch die Sprache Ausdruck verliehen. Können Atem und Laut ohne Behinderung strömen, so befindet sich der Mensch in Verbindung mit dem Kosmischen. In der Stimme und im Atem offenbart sich der Mensch. Im vollen Ausströmenlassen des Atems zeigt sich das Vertrauen zum Leben. Verhalten ist der Atem bei dem Menschen, der sich selbst und seinem Leben misstraut. Ein Mensch, der in Ausdruck und Atmung beschränkt ist, ist von seinem Wesen abgeschnitten. Vishuddha-Chakra reguliert jedoch nicht nur die lautliche Äußerung, sondern auch Mimik und Gestik.

Ajna-Chakra, das zwischen den Augenbrauen liegt, gilt als Sitz der Intuition, die uns die Einsicht in die geistige Welt mit ihrer Unbegrenztheit vermittelt. Durch zwei Blütenblätter symbolisiert spiegelt es im Glanze vollendeter Meditation eine Geistesverfassung wider, die, von den fünf Elementen losgelöst, vollkommen frei von allen Sinneseinschränkungen ist.

Der tausendblättrige Lotos (Sahasrara) befindet sich außerhalb des irdischen Körpers über dem Scheitel und kontrolliert das kosmische Bewusstsein, in dem das beschränkte Ich-Bewusstsein aufgehoben ist und die Verschmelzung der Gegensätze stattfindet. In diesem Chakra kommt es zu einer Zentrierung des Wesens, durch die das Bewusstsein von seinen Begrenzungen befreit wird.

Die sieben Chakras

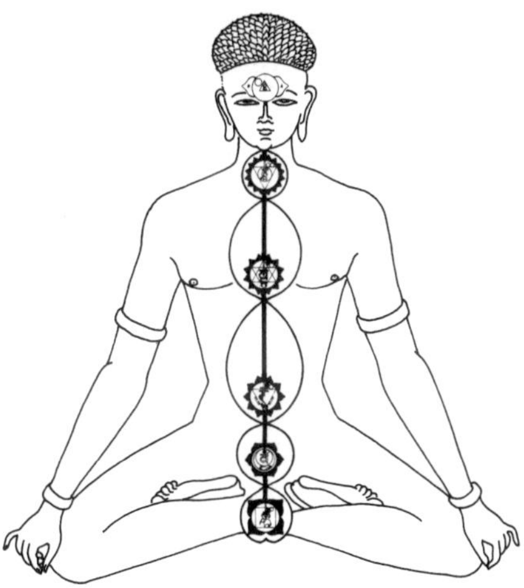

Sahasrara
oberhalb des Kopfes

Ajna
zwischen den Augenbrauen

Vishuddha
in der Halsgegend

Anahata
in der Herzgegend

Manipura
in der Höhe des Bauchnabels

Svadhishthana
an der Basis des männlichen Zeugungsorgans

Muladhara-Chakra
an der Basis der Wirbelsäule zwischen der Afteröffnung und den Geschlechtsorganen

Durch das Visualisieren der einzelnen Chakras wird die Aufmerksamkeit auf besonders reizempfindliche Regionen des Körpers gelenkt, und Wünsche, die als treibende Kraft des Universums gelten, werden dort besonders intensiv wahrgenommen. Nach Ansicht des Tantrismus stehen unsere Wünsche in direkter Beziehung zu den sechs psychischen Zentren. Indem sich die kosmische Energie (Kundalini) durch die einzelnen

Chakras bewegt, regt sie die schlummernden Wünsche an, die einem spezifischen Chakra entsprechen. Der Tantriker ist sich bewusst, dass alle Wünsche etwas Natürliches sind, die durch die Verhaftung an Sinnesreize erzeugt werden. Wünsche aktivieren die Ausschüttung von Hormonen aus den endokrinen Drüsen. Werden sie unterdrückt, kommt es zu einer Konzentration dieser Stoffe im Blut, zu einem gestörten Gleichgewicht in der Körperchemie und damit zur Krankheit. Obwohl der Tantriker weiß, dass der Mensch, da er stets nach Erfüllung seiner Wünsche trachtet, leicht zum Sklaven seiner Wünsche werden und in Einsamkeit, Unruhe, Aufregung, Zorn, Unzufriedenheit und ähnliche Zustände fallen kann, verlangt er von seinem Schüler keine Unterdrückung oder Verdrängung von Wünschen.

Im Gegensatz zu anderen spirituellen Disziplinen, die Wünsche deshalb zu vermeiden suchen, weil sie sie als negative Verhaftungen und Hindernisse auf dem Weg zu einem höheren Bewusstsein betrachten, geht es im Tantrismus um eine Verfeinerung und Transzendierung der Wünsche. Indem der Übende seine Wünsche durch tantrische Praktiken zu verfeinern und zu klären versucht, ist er in der Lage, Spannungen zu lösen, Frieden und Harmonie in sich herzustellen und schließlich einen höheren Bewusstseinszustand zu erreichen. Durch das Aufsteigen der Kundalini, die sich durch die verschiedenen Chakras hindurch nach oben bewegt, kommt es zu einer Harmonisierung aller Zentren miteinander und zur Transzendierung der Wünsche.

Die Wahrscheinlichkeit, dass der Meditierende durch die Visualisation der einzelnen Chakras in den gewünschten Zustand des Friedens und der Harmonie gelangt, wird noch durch das Singen von Mantras erhöht. Den sechs Chakras im Körper sind verschiedene Mantras zugerechnet, durch die die Kraftströme in Bewegung geraten und die psychischen Zentren erweckt und aktiviert werden.

Die Fehlfunktion eines Chakras kann zu typischen seelischen und körperlichen Störungen führen:

»Das erste Chakra, Muladhara, wird gestört, wenn die sexuellen Vorstellungen des Einzelnen fehlerhaft oder beschränkt sind. Unterdrückte Sexualität und Puritanismus können dieses Chakra ebenso sehr durcheinander bringen wie Promiskuität. Verstopfung ist eine der körperlichen Störungen, die mit dem Muladhara zusammenhängen.

Svadhishthana wird belastet, wenn das Tun des Einzelnen von seinem Ich beherrscht wird. Zu vieles Denken, Planen und so weiter bringt dieses Chakra durcheinander und verursacht Diabetes und Beschwerden in der Lendengegend. Auch sexuelle Perversionen können dieses Chakra zerstören. Manipura wird durch den Genuss von Alkohol und Drogen strapaziert. Es wird auch beeinflusst durch Missgriffe im Zusammenhang mit Geld und einen verschwenderischen, aufwendigen Lebensstil. Aus einer Überbeanspruchung des Manipura erwachsen, wie nicht anders zu erwarten ist, Probleme mit der Leber.

Anahata wird gestört auf der rechten Seite durch emotionale Probleme im Zusammenhang mit dem Vater und auf der linken Seite durch ähnliche Probleme im Zusammenhang mit der Mutter ... Übertriebene Beeinträchtigungen des Anahata führen zu Herzproblemen und Brustkrebs.

Vishuddha wird durcheinander gebracht durch mangelnde Selbstachtung, durch Selbstverleugnung und dadurch, dass man andere beherrscht oder von ihnen beherrscht wird. Die körperlichen Symptome eines angegriffenen Vishuddha-Chakra sind Schmerzen in der Kehle oder im Ohr. Als Einfallspforte zum Sahasrara ist Ajna ein besonders empfindliches Zentrum. Es wird in Mitleidenschaft gezogen durch den ›falschen‹ Gebrauch der Augen, durch ruhelos schweifende Aufmerksamkeit und erratische Gedanken ... Brennende Empfindungen auf der Stirn und bohrende Kopfschmerzen sind der körperliche Ausdruck eines gestörten Ajna.«[71]

Bevor ein tantrischer Heiler mit der Behandlung der Chakras beginnt, stützt seine Diagnose auf das nach außen sichtbare Verhalten des Patienten, die Gedanken und Ideen, die er ausdrückt, und seine spezielle Verhaltensstörung. Die Fehlfunktion der Chakras kann durch eine direktere Methode bestimmt werden, nämlich indem der Heiler sie erspürt. Eine brennende Empfindung in dem rechten Daumen des Heilers zum Beispiel weist darauf hin, dass die rechte Seite des Svadhishthana-Chakra seines Patienten durch geistige oder körperliche Überanstrengung angegriffen ist.

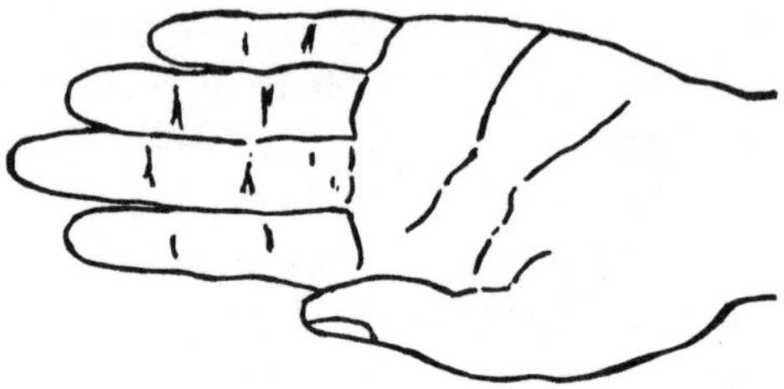

Die sieben Chakras

Chakras	*Lokalisierung*	*Anzahl der Blütenblätter*	*Farbe*	*Mantra*
Muladhara	An der Basis der Wirbelsäule zwischen After und Geschlechtsorganen	Vier	Lotos: Ockergelb, Blütenblätter: Scharlachrot	LAM
Svadhishthana	An der Basis des männlichen Zeugungsorgans	Sechs	Lotos: Schneeweiß, Blütenblätter: Zinnoberrot	VAM
Manipura	In der Höhe des Bauchnabels	Zehn	Lotos: Rot wie die untergehende Sonne, Blütenblätter: Bleigrau	RAM
Anahata	In der Herzgegend	Zwölf	Lotos: Rauchfarben oder Schwarz, Blütenblätter: Zinnoberrot oder Orange	YAM
Vishuddha	In der Halsgegend	Sechzehn	Lotos: Weiß wie der Vollmond, Blütenblätter: Rauchiges Purpur	HAM
Ajna	Zwischen den Augenbrauen	Zwei	Lotos: Strahlendweiß, Blütenblätter: Weiß	OM
Sahasrara	Oberhalb des Kopfes	Tausend	Lotos: Strahlendweiß mit roten Streifen, Blütenblätter: Weiß	–

Mudras und Chakras

Die Harmonisierung der einzelnen Chakras wird durch die Berührung des Daumens mit den verschiedenen Fingern erreicht. Berührt der Daumen den kleinen Finger, wird dem Körper das Element Wasser zurückgegeben. Das Fehlen dieses Elements zeigt sich durch trockenen Mund, rote und trockene Augen und Fehlfunktionen der Nieren. Außerdem wird der Geschmackssinn durch die Mudra stimuliert.

Bei der Mudra, die das Muladhara-Chakra stimuliert, berührt der Ringfinger den Daumen. Diese Mudra kräftigt die Nägel, Haare, Muskeln, Knochen, strafft die Haut und entwickelt den Geruchssinn. Shunya-Mudra, bei der der Mittelfinger den Daumen berührt, stimuliert das Gehör. Die Inder sagen, dass man

Symbol	*Sinneswahrnehmung*	*Element*	*Tier*	*Wünsche*
Eine eingerollte Schlange	Geruch	Erde	Elefant	Körperliches Wohlbefinden, grundlegende biologische Bedürfnisse
Der zunehmende Mond	Geschmack	Wasser	Krokodil	Sexualtrieb, Phantasie
Sonnenblume	Sehen	Feuer	Widder	Unsterblichkeit, Langlebigkeit, Ruhm, Macht, Besitz
Das Licht einer Lampe	Gefühl	Luft	Antilope	Liebe, Hingabe
Nektartropfen	Gehör	Äther	Schneeweißer Elefant	Mitgefühl
Das dritte Auge	Geisteskräfte	Individuelles Bewusstsein	Keines	Wissen, Intuition
Flammen, der Ort, an dem sich die Energie der Kundalini mit Shiva vereinigt	Keine	Kosmisches Bewusstsein	Keines	Selbstverwirklichung, Erleuchtung

mithilfe dieser Mudra Taubheit beheben könne. Berührt der Daumen den Zeigefinger (Jnana-Mudra), werden die vitale Energie, der Tastsinn, das Nervensystem und das Gehirn stimuliert. Man sagt, dass durch regelmäßiges Praktizieren dieser Mudra Schlaflosigkeit, Gedächtnismangel und Depressionen behoben werden können. Jnana-Mudra erhöht die Intelligenz und eröffnet neue spirituelle Horizonte.

Prana- und Apana-Mudra

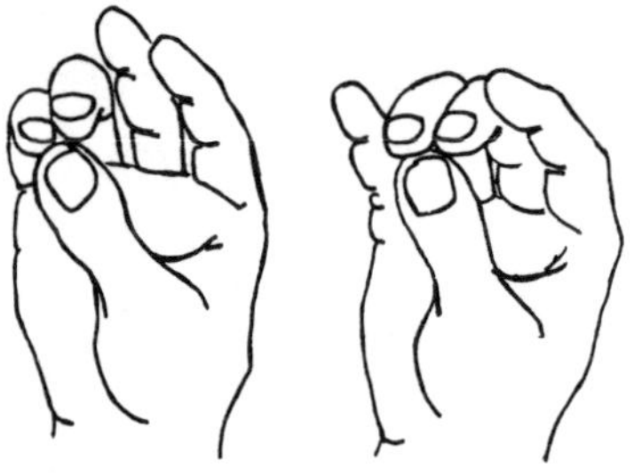

Prana-Mudra *Apana-Mudra*

Wenn der Daumen der rechten Hand den der linken berührt (Meditationsmudra), wird die Hitze im Körper erhöht, und der Appetit steigert sich. Die zwei Mudras stimulieren das Herzchakra und wirken positiv auf den allgemeinen Gesundheitszustand. Prana ist die kosmische Energie, die den Organismus belebt. Alles, was sich im Universum bewegt, ist eine Manifestation des Prana. Prana ist in der Luft, im Wasser, in der Nahrung, es erfüllt das gesamte Universum. Die Haut, die Zunge, die Nase, die Lungen sind wichtige Organe zur Absorption von Prana. Es genügt jedoch nicht allein, Energie zu assimilieren, man muss sie auch ausscheiden. Dieses Ausscheiden wird durch Apana gesichert. Apana regt die Nieren an, entleert die Blase, setzt die Menstruation in Gang und scheidet die Überschüsse von Wasser als Schweiß aus dem Körper. Ein ausgeglichenes Funktionieren von Prana und Apana regelt die Gesundheit.

Regeln

- Jede Mudra kann bis zu 45 Minuten lang praktiziert werden.
- Der Praktizierende kann sowohl den Meditationssitz als auch eine Haltung im Liegen wählen.
- Fünf Stunden sollten zwischen Ausführung zweier Mudras liegen.

KAPITEL 6

Mudras im japanischen Buddhismus

Die Mudras, die im Japanischen mit »In« (Siegel) übersetzt werden, umfassen sowohl die Handgesten, die symbolischen Attribute der Buddhas beziehungsweise Bodhisattvas, als auch die mystischen Formeln (Bijas), die die Riten begleiten. Während die einzelnen japanischen Sekten wie Tendai, Zen, Jodo und Shin die Mudras hauptsächlich in der Ikonographie als metaphysische Symbole benutzen, verwendet die Shingon-Sekte auch unzählige Mudras in ihrem Ritual, um den Gläubigen mit der göttlichen Welt zu verbinden.

Die Beschreibung dieser rituellen Gesten, die ein Bindeglied zwischen dem Gläubigen und der göttlichen Welt herstellen, erschien 1899 das erste Mal im Okzident in französischer Übersetzung unter dem Titel SI-DO-IN-DZOU. Da diese Gesten der strengsten Geheimhaltung unterlagen, bezog sich der Übersetzer lediglich auf die Stellen, die seines Erachtens der Öffentlichkeit zugänglich gemacht werden konnten.

Die Lehre der Shingon-Sekte basiert auf dem rechtshändigen Tantrismus, der auf der Sublimierung der Leidenschaften besteht und nicht daran glaubt, dass diese schon in ihrer direkten Form zu Fahrzeugen der Erlösung werden könnten. Um das männliche und weibliche Prinzip ikonographisch darzustellen, verwendet die tantrische Shingon-Sekte auch nicht, wie andere tantrische Schulen, jenen erotischen Symbolismus, durch den die höchste Vereinigung am sinnfälligsten ausgedrückt wird, sondern zwei Mandalas, das Mandala des Mutterschoßes (Garbha-Dhatu) und das Mandala des Diamanten (Vajra-Dhatu). Das männliche und weibliche Prinzip wird auch durch die beiden Hände symbolisiert, deren Vereinigung die

Einheit zwischen dem passiven weiblichen Element des Mutterschoßes und dem aktiven männlichen Diamantelement darstellt.

Der Buddhismus in Japan

Aus Vorderindien gelangte der Buddhismus einige Jahrzehnte nach der Zeitwende zunächst nach China. Nach einer Überlieferung soll der Buddhismus in China von Kaiser Ming-ti eingeführt worden sein, der unter dem Eindruck eines Traumes, in dem er eine goldene Buddha-Statue über seinem Palast schweben sah, buddhistische Mönche in sein Land holte, deren Zahl sich trotz zeitweiliger Verfolgungen beständig vermehrte. Zur gleichen Zeit begannen buddhistische Priester aus China nach Indien zu reisen. Ein reger Austausch entspann sich zwischen diesen beiden Ländern. Die Hauptvertreter des chinesischen Buddhismus waren lange Zeit hindurch Inder, die die Sanskritwerke ins Chinesische übersetzten. Viele buddhistische Lehrer wie der bekannte Bodhidharma, der im Jahr 526 auf dem Seeweg nach Kanton kam, ließen sich in China nieder, um die buddhistische Lehre zu verbreiten.

Nach Japan, »dem Reich der aufgehenden Sonne«, kam der Buddhismus im Jahr 552 von Korea aus. Der König des südöstlichen Staates Pakchen schickte eine Gesandtschaft an den Kaiser von Japan, die ihm Geschenke, darunter buddhistische Bilder und Bücher, überbrachte. Viele Japaner, denen die buddhistische Philosophie fast gleichgültig war, begeisterten sich an den Kunstschätzen, an den prächtigen Gewändern, an Gongs, Trommeln und Weihrauch, die durch die Buddhisten ins Land kamen. Wohlhabende Familien wetteiferten miteinander beim Ausschmücken von Tempeln.

War der Buddhismus ursprünglich nur der Glaube des Kaiserhofes und der obersten Kreise, so fasste er im Laufe der Jahrhunderte auch in den breitesten Schichten des Volkes Fuß. Theologen brachten erfindungsreich die einheimische Religion Japans, den Shintoismus, mit dem Buddhismus in Einklang.

Der buddhistische Mönch Gyogi, ein tatkräftiger und einflussreicher Kleriker, unternahm im Jahr 740 einen entscheidenden Schritt zur Versöhnung der beiden Religionen. Eine Legende berichtet, dass er, um zu wissen, ob es sich für den Kaiser schicke, eine Buddha-Statue errichten zu lassen, nach Ise zum Schrein der höchsten Shinto-Gottheit, der Sonnengöttin, reiste, um diese selbst nach ihrer Meinung zu fragen. Sieben Tage und sieben Nächte betete er an ihrer Tür, um ihre Antwort zu erhalten. Die beiden Religionen, so sagte sie, seien lediglich verschiedene Formen des Glaubens. Aus diesem Grund spreche nichts dagegen, dass der Kaiser, ihr Nachfolger, eine Buddha-Statue errichten lasse.

Die gewöhnlichen Leute, vor allem in den Provinzen, durften weiterhin ihre Naturgötter verehren, um sich gute Ernten zu sichern und Seuchen und anderes Unheil abzuwenden. Das Pantheon der Buddhas und Bodhisattvas ist durch die Aufnahme von chinesischen und shintoistischen Gottheiten stark erweitert worden. Ganz allmählich verschmolzen die beiden voneinander unterschiedlichen Religionen zu einer Hauptreligion. Rituelle Verlautbarungen des Kaisers enthielten sowohl Elemente des Buddhismus als auch Züge der Shinto-Religion. Abgesehen von einigen Fällen gab es in Japan kaum religiöse Konflikte zwischen dem eindringenden Buddhismus und dem einheimischen Shintoismus. Ganz anders als in China, wo zwischen dem Konfuzianismus und dem Buddhismus ein Gegensatz bestand, konnte sich der Buddha-Glaube, der sich eng dem japanischen Volkscharakter anpasste und mit dem Shintoismus eine Verbindung einging, viel tiefer im Bewusstsein der Japaner verankern.

Von außergewöhnlicher Bedeutung ist das Sektenwesen in Japan. Die Zen-Senkte mit ihren Untersekten ist der Zahl ihrer Tempel nach die größte. Zen (Meditation) wurde angeblich in Indien von Bodhidharma, der neun Jahre lang meditierend eine kahle Wand betrachtete, begründet. Eine Legende berichtet, dass ihn bei seinen langen Meditationen der Schlaf störte und dass er, um ihn zu vertreiben, seine Augenlider abschnitt und auf den Boden warf. Dort schlugen sie Wurzeln und wurden zu Teepflanzen, deren Genuss ihn bei seinen Meditationsübungen wach hielt.

Die später in China gegründete Zen-Schule (Schule der Meditation) kam im 7. Jahrhundert nach Japan und hat auf die Literatur und Kunst einen großen Einfluss ausgeübt. Während die meisten buddhistischen Richtungen lehren, dass man sich die Erleuchtung durch mühsames Studium, Gebet und ein heiliges Leben verdienen müsse, lehrt Zen die Möglichkeit blitzartiger Erleuchtung als Ergebnis intensiver geistiger und körperlicher Konzentration. Fand der Zen-Buddhismus unter dem gewöhnlichen Volk kaum Anhänger, so gewann er bei den Adelskriegern, die ein strenges körperliches und geistiges Training hinter sich hatten, an Einfluss. Die von den Zen-Meistern verlangte Disziplin entsprach ihrer Lebenshaltung, dem Gesetz des unbedingten Gehorsams, auf dem die Struktur der feudalen Gesellschaft beruhte.

Die Shingon-Sekte ging aus der chinesischen Mantra-Schule (Mi-tsung), dem rechtshändigen Tantrismus hervor. Diese Lehre kam etwa 800 nach Christus mit Kukai, der auch unter dem Namen Kobo Daishi bekannt ist, nach Japan und ist heute noch unter dem Namen Shingon bekannt. Kukai war der Erste, der in Japan die Idee verbreitete, dass jeder durch die Gnade Mahavairochanas, den er als Manifestation des historischen Buddhas betrachtete, die Buddha-Natur in sich realisieren könne. Kukais religiöse Gedanken übten auf alle bestehenden japanischen Sekten einen großen Einfluss aus. Der Begründer der Tendai-Sekte soll sogar von Kukai selbst in die Geheimnisse des esoterischen Buddhismus eingeweiht worden sein.

Die Tendai-Schule, die im Jahr 767 von Dengyo Daishi gegründet wurde, versuchte die verschiedenen Heilswege wie Meditation, Studium der heiligen Schriften und Kult gleichermaßen nebeneinander zu berücksichtigen.

Für die Jodo-Sekte, die Enko Daishi 1175 gründete, ist der Buddha Amitabha, in Japan Amida genannt, als Herrscher des westlichen Paradieses der Vermittler der Erlösung. In Amida, dem barmherzigen, gütigen Buddha, fanden die Menschen Japans einen liebenden himmlischen Tröster.

Die Shin-Schule, die 1224 von Shinran Shonins, einem von der Tendai-Sekte abgefallenen Mönch, gegründet wurde, verkündete ebenfalls den Glauben und die Gnade des Buddha Amida. Er war der Ansicht, der beste Weg für einen Menschen, im Reinen Land des Amida wiedergeboren zu werden, sei die ständige fromme Wiederholung der Worte »Namu Amida Batsu« (Ehre sei dem Amida Buddha). Die frommen Gläubigen, die seinen Namen anrufen, werden im »Paradies des Westens« willkommen geheißen.

Nichiren (1212–1282), der die Schule vom »Lotos des Guten Gesetzes« gründete, lehrte, dass die Wahrheit einzig und allein im Lotos-Sutra, einer alten, in Indien niedergeschriebenen buddhistischen Schrift liege. Nach dieser ist die Erkenntnis der Identität von Welt und Einzelwesen mit dem ewigen Buddha die Voraussetzung zur Erlösung.

Die Hände als Symbol des Kosmos

Die Symbolsprache

Die Anhänger des esoterischen Buddhismus vertreten die Ansicht, dass die geheime Lehre nicht auf sprachlicher Ebene allein vermittelt werden kann, sondern mithilfe von Symbolen, die das Unbewusste ansprechen. Das Lankavatara-Sutra berichtet von vielen Buddha-Ländern, in denen Buddha-Gedanken auf andere als nur sprachliche Weise weitergegeben werden. Durch Bewegen der Hände, durch Lächeln, Niesen oder Husten versuchen die Buddhas ihre Lehre von »Seele zu Seele« zu überliefern.

Das Haften an Worten und Begriffen hindert den Erlösungsuchenden, direkt in die Seele zu sehen und die Buddha-Natur in sich zu realisieren:

»… mit Wort-Charakteristik kannst du die höchste Wirklichkeit nicht erfassen, denn alle äußeren Objekte mit ihren zahllosen individuellen Merkmalen sind nicht existent und treten nur vor uns in Erscheinung als etwas vom Geist Offenbartes. Daher, Mahamati, musst du versuchen, dich der verschiedenen Formen von Wort-Charakteristik zu enthalten.«[72] (Lankavatara-Sutra)

Die reine, unbedingte Wahrheit liegt jenseits dessen, was mit Worten gesagt werden kann. Gautama Buddha selbst gilt im späten Buddhismus als Begründer einer esoterischen »Tradition jenseits der Sprache«. Durch schweigendes Verstehen soll seine Wahrheit an einen Schüler und von diesem durch eine ununterbrochene Kette von Patriarchen weitergereicht worden sein.

»Als Bhagvad Shakyamuni einmal auf dem Berg Reishu den vor ihm Versammelten wortlos einen Blütenzweig hinhielt, konnte niemand verstehen, was er wohl damit meinte. So blieb es ganz still, niemand sprach etwas oder wusste, was zu tun. Kasho allein verstand, was der Meister meinte und lächelte.

Buddha aber freute sich, dass er den Sinn, der weder in Worten noch in seiner Lehre, sondern nur unmittelbar, das heißt von Seele zu Seele

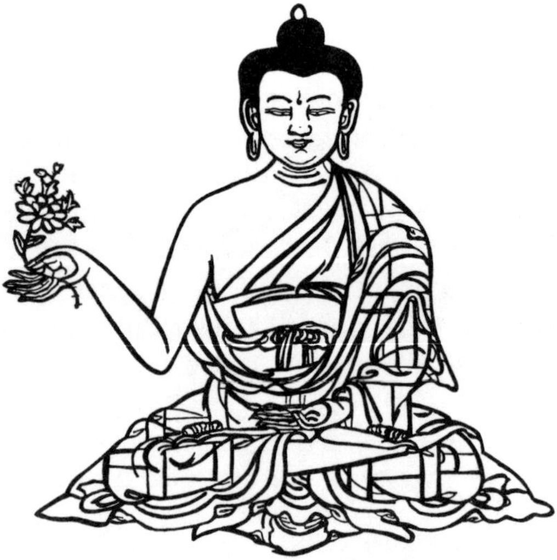

Der Ehrwürdige mit der Blume

mitteilbar war, dem Kasho hatte vermitteln können ... Was sich da vollzieht und gemeint wird, entzieht sich aller Beschreibung und bleibt allen verschlossen, die nicht selbst nach langer Übung Meister geworden sind.«[73]

Da die Sprache zur relativen Welt gehört, mit der man die absolute Welt nicht erfassen kann, bieten die mystischen Gesten der Hände, deren symbolischer Bedeutungsgehalt sich nur dem Eingeweihten erschließt, eine Möglichkeit, die Wahrheit des transzendenten Bereiches zu erfahren.

Im japanischen esoterischen Buddhismus werden die symbolischen Gesten sowohl in den geheimen Ritualen als auch in der Ikonographie als metaphysische Symbole verwendet. Während die Mudras in den Skulpturen nur auf einige wenige begrenzt sind, gibt es in den esoterischen Ritualen unzählige Gesten, die von den Priestern oder Novizen benutzt werden, um die Buddha-Natur in sich zu realisieren.

Im Japanischen wird Mudra mit Siegel (In) übersetzt. Genauso wie ein Siegel die Echtheit eines Dokuments gewährleistet, so schließt die Mudra jegliche Möglichkeit der Lüge aus. Die Mudra ist ein »Vertrag«, der den Gläubigen mit der göttlichen Welt verbindet. »In« umfasst sowohl die Handgesten, die als rituelles Siegel benutzt werden, als auch die symbolischen Attribute der Buddhas und die mystischen Formeln (Bijas), die die Riten begleiten. Die Mudra, die ein Bindeglied zwischen dem Verehrer und dem Verehrten herstellt, symbolisiert die »Welt der Buddhas«, in die der Gläubige durch das tantrische Ritual der drei Mysterien (Handeln, Denken, Sprechen) gelangen kann.

Die Mutterschoßhand und die Diamanthand

Die Shingon-Lehre, die Lehre des wahren Wortes, die 800 nach Christus mit Kukai (774–835) nach Japan kam, stellt die verschiedenen Seiten der Realität in zwei Mandalas dar, dem Mandala des Mutterschoßes (Garbha-Dhatu) und dem Diamantmandala (Vajra-Dhatu). Diese zwei Prinzipien zeigen ähnlich wie Yin und Yang, Ha und Tha, Shiva und Shakti, Yab und Yum die zwei großen Kräfte des Universums, die dunkle und die lichte Kraft, die positive und die negative, die in vollkommener Balance bleiben müssen. Die beiden Kräfte sind voneinander abhängig, und keine kann für sich alleine bestehen. Obwohl diese zwei Elemente manchmal auch als Gegensätze erscheinen, ist die Gegensätzlichkeit doch nur eine scheinbare; das Eigentliche ist ihre harmonische Einheit.

Das Mutterschoß-Mandala symbolisiert die angeborene Vernunft, die Passivität, Weiblichkeit, Vielheit, Objektivität, den Mond, die Welt, wie sie ist. Das Diamantmandala symbolisiert das Wissen, die Aktivität, Kreativität, Männlichkeit, Einheit, Subjektivität, die Sonne, die Welt, wie sie erscheint. Der Buddha Mahavairochana (Dainichi) symbolisiert die Einheit zwischen dem passiven geistigen Element des Mutterschoßes und dem aktiven materiellen Diamantelement.

Das männliche und das weibliche Prinzip wird auch durch die beiden Hände dargestellt. Die rechte Hand symbolisiert die Diamantwelt (Vajra-Dhatu), das männliche Prinzip, die linke die Welt des Mutterschoßes (Garbha-Dhatu), das weibliche Prinzip. Die Finger, die als zehn Räder oder als zehn Lotosblüten bezeichnet werden, symbolisieren die fünf Buddhas, die fünf Elemente, die fünf Daseinsfaktoren, die fünf Arten der Intelligenz der fünf Buddhas (Akshobhya, Ratnasambhava, Amitabha, Shakyamuni und Vairochana), die zehn Welten und die zehn Tugenden.

LINKE HAND	RECHTE HAND
Daumen Dainichi (Vairochana), Buddha des Zentrums, Äther, Körper (Rupa), allumfassende Intelligenz, Welt der Menschen, Wissen.	*Daumen* Dainichi, Äther, der Körper, die allumfassende Intelligenz, die Welt der Buddhas, die Kontemplation.

Zeigefinger
Ashuku (Akshobhya), der Buddha des Ostens, Luft, Empfindung (Vedana), die spiegelgleiche Intelligenz, die die Illusion (Maya) zerstört, die Welt der Gegengötter, Macht.

Mittelfinger
Hosho (Ratnasambhava), der Buddha des Südens, Feuer, Wahrnehmung (Samjna), die Intelligenz, die in der Vielheit die Einheit erblickt und alle Lebewesen als gleich betrachtet, die Welt der Tiere, das Gelübde.

Ringfinger
Amida (Amitabha), der Buddha des Westens, Wasser, Triebkräfte (Samskara), die beobachtende objektive Intelligenz, die frei von jeglicher Subjektivität ist, die Welt der hungrigen Geister, die Mittel beziehungsweise die Methode.

Kleiner Finger
Shaka (Shakyamuni), der Buddha des Nordens, Erde, Bewusstsein (Vijnana), die handelnde Intelligenz, die allen Lebewesen zur Erleuchtung verhilft, die Welt der Höllenwesen, die Weisheit.

Zeigefinger
Ashuku, Luft, Empfindung, die spiegelgleiche Intelligenz, die Welt der Bodhisattvas, die Anstrengung.

Mittelfinger
Hosho, Feuer, Wahrnehmung, die Intelligenz der Gleichheit, die Welt der abgeschiedenen Eremiten, die Geduld.

Ringfinger
Amida, Wasser, Triebkräfte, die beobachtende Intelligenz, die Welt der Jünger Buddhas, das Prinzip beziehungsweise die Disziplin.

Kleiner Finger
Shaka, Erde, Bewusstsein, die handelnde Intelligenz, die Welt der Götter, die Barmherzigkeit.

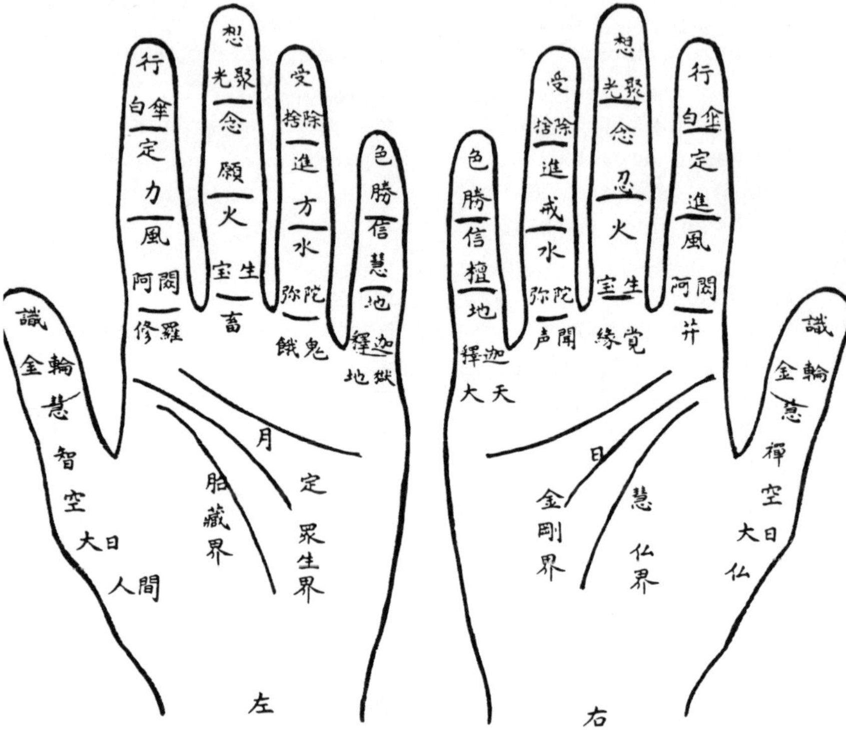

LINKE HAND	RECHTE HAND
Der Mutterschoß	Der Diamant
Die Welt der Lebewesen	Die Welt der Buddhas
Der Mond	Die Sonne
Die angeborene Vernunft	Das Wissen
Passivität	Aktivität
Rezeptivität	Kreativität
Weiblichkeit	Männlichkeit
Die Welt, wie sie ist	Die Welt, wie sie erscheint
Akzeptieren	Nicht akzeptieren
Die Vielheit	Die Einheit
Objektivität	Subjektivität
Ja	Nein

Diamantmandala (Vajra-Dhatu)

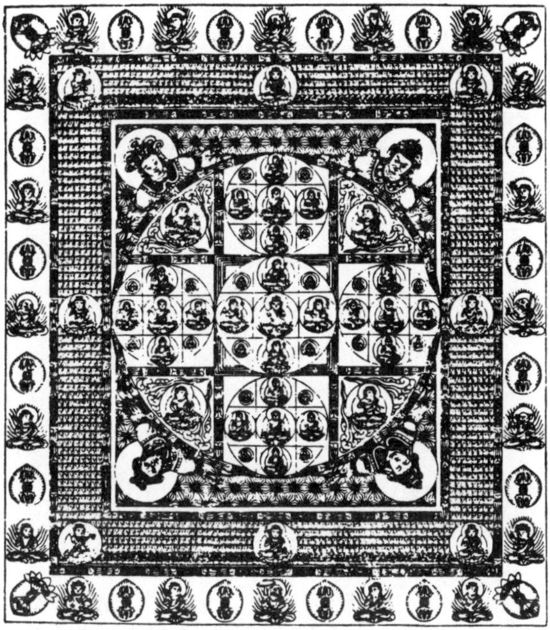

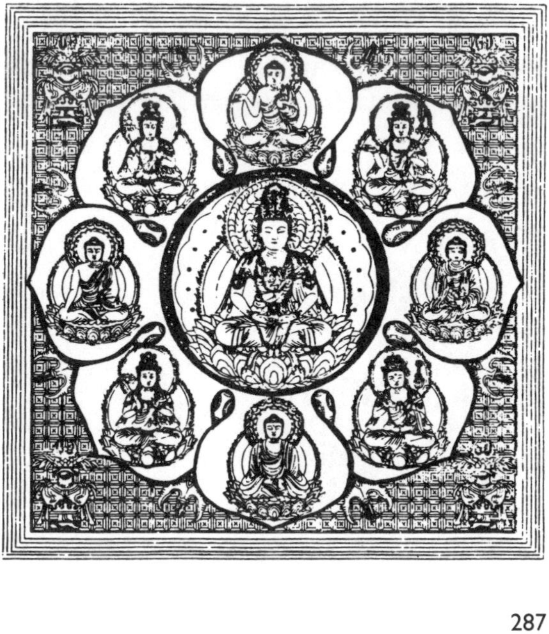

Mutterschoß-mandala (Garbha-Dhatu)

e ikonographischen Mudras

e japanischen Künstler verwendeten neben den sechs Mudras, mit denen ursprünglich Gautama Buddha (siehe Kapitel 3) dargestellt wurde, viele andere Handstellungen, um die Buddhas beziehungsweise Bodhisattvas voneinander zu unterscheiden. In Japan und auch in China veränderten sich jedoch Form und Bedeutung der aus Indien kommenden Mudras. Die Ursache könnte darin liegen, dass die japanischen Künstler nur oberflächliche Kenntnis der indischen Ikonographie besaßen, weil ihnen die Modelle zur Nachbildung fehlten und sie die Texte, die der Ausführung dieser Statuen zugrunde lagen, weniger gut kannten.

Wissensgeste · Chi-Ken-in

Die Geste, bei der der Zeigefinger der linken Hand (weibliches Prinzip) von der rechten Hand (männliches Prinzip) umschlossen wird, symbolisiert die Überwindung der Dualität durch Weisheit. Das Verschmelzen der Gegensätze im Absoluten wird durch die Vereinigung der linken Hand, der Welt der Lebewesen, mit der rechten Hand, der Welt der Buddhas, zum Ausdruck gebracht. Die Finger der rechten Hand, die die fünf Weisheiten der fünf Buddhas (Dainichi, Ashuku, Hosho, Amida und Shaka) darstellen,

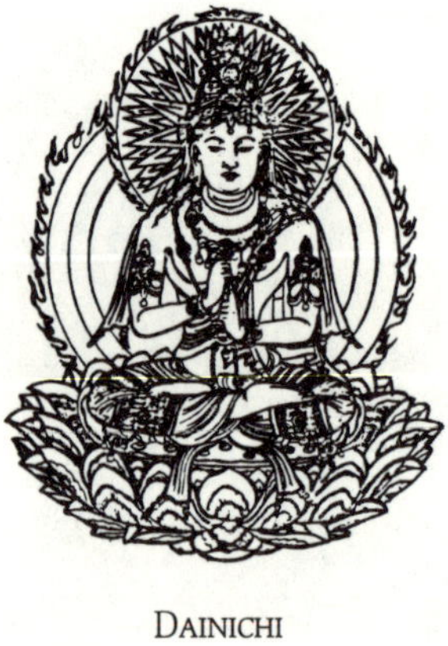

DAINICHI

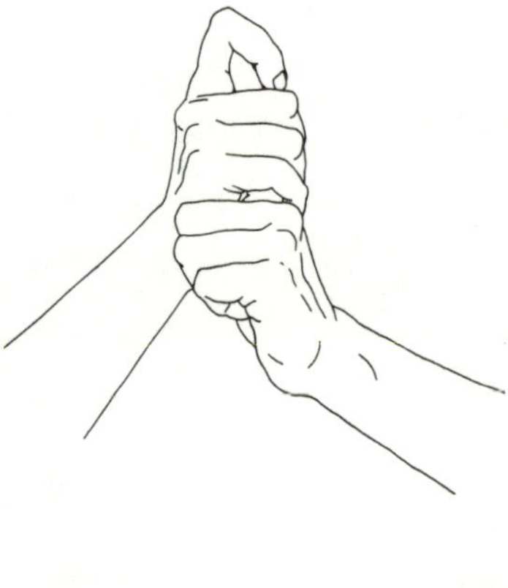

umarmen den Zeigefinger der linken Hand in derselben Weise, wie das Leben von der Buddha-Weisheit »umarmt« wird. Diese Geste weist darauf hin, dass im Grunde jeder die Buddha-Natur, die jenseits aller Dualität liegt, in sich trägt.

Die Wissensgeste ist eine spezifische Mudra des Dainichi (Vairochana). Durch seine allumfassende Intelligenz hat er erkannt, dass es keinen Unterschied zwischen der materiellen und der göttlichen Welt gibt.

Mudra der Allgegenwart · Mushofushi-In

Mushofushi-In, die Mudra der Allgegenwart, symbolisiert die esoterische Lehre selbst, die in der Dreiheit von Körper, Rede und Geist die verschiedenen Ausdrucksformen ein und derselben Realität sieht. Alles ist Buddha und soll Buddha werden. Aus diesem Grund soll der Gläubige mit seinem Verstand Buddhas Gedanken denken, mit dem Mund Buddhas Worte sprechen und mit seinem Leib Buddhas Körper darstellen, Letzteres durch die symbolischen Handzeichen. Verwandelt sich der Gläubige auf diese Weise in einen Buddha, so ist er im Besitz magischer Kräfte.

»Damit aber diese magische Kraft sich entfalte, sind ganz bestimmte Formen zu beobachten, die in den Ritualregeln (Gi-Ki) bis ins Kleinste vorgeschrieben werden. Während die geringste Missachtung derselben den ganzen Ritus unwirksam macht, wird durch die Einhaltung der Mensch mit dem Leib, Mund und Geist zum Buddha, darum auch gegen jede äußere Schädigung gefeit. Der Ritus heißt daher auch ›Leibesschutzmethode‹ (Paritrana).«[74]

Die drei Öffnungen, die durch die Stellung der Finger erreicht werden, symbolisieren die drei Mysterien (Körper, Sprache und Geist), die untrennbar miteinander verbundenen Aspekte der großen Einheit.

Diese Mudra, die auch als Rit-In, als Geste des Stupa bezeichnet wird, stellt den Buddha Dainichi (Vairochana) dar, der im rechtshändigen Tantrismus als höchster Gott das gesamte

Universum repräsentiert. Sein Körper, der in zwei ergänzende Bestandteile aufgeteilt ist, symbolisiert das passive geistige Element des Mutterschoßes und das aktive materielle Diamantelement. Der Stupa, das Attribut des Vairochana, ist ein Kultobjekt, das in seinen einzelnen Teilen ein monumentales Abbild des Kosmos darstellt. Nach Ansicht der Shingon-Anhänger symbolisiert der Stupa als Ausdruck höchster Realität den Buddha Vairochana selbst, der sich in den fünf Elementen (Erde, Wasser, Feuer, Luft, Äther) manifestiert.

Mit dieser Mudra wird einzig und allein Dainichi (Vairochana) dargestellt, der das höchste Prinzip des esoterischen Systems symbolisiert.

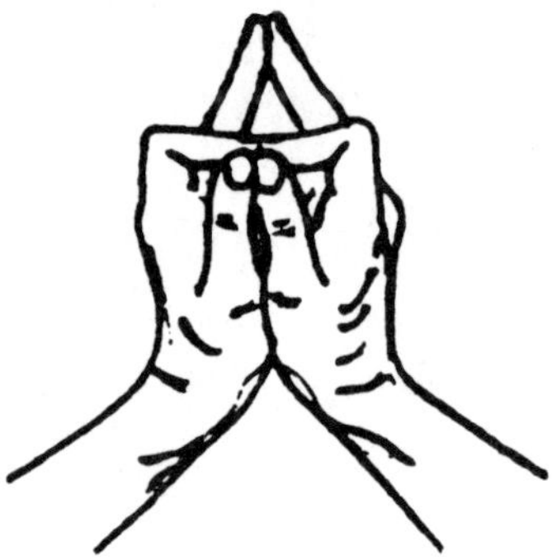

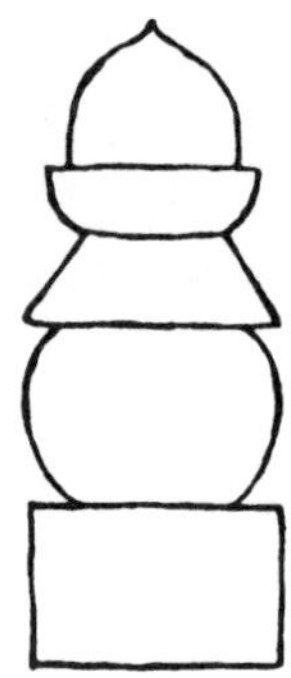

Der Diamantgriff · Kongo-gassho

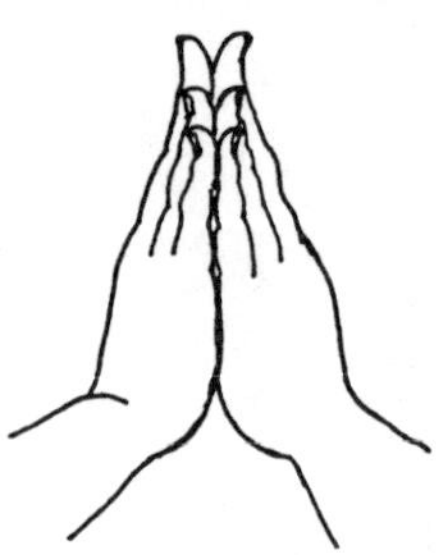

Diese Mudra, bei der die rechte Hand (Welt der Buddhas) die linke (Welt der Phänomene) berührt, symbolisiert den Zustand der Nichtdualität. Auch wenn die beiden Welten in Wirklichkeit nicht voneinander zu trennen sind, erfährt der Unwissende sie äußerlich doch immer wieder in ihrem dualistischen Aspekt. Dualitätsgedanken kommen aus einem verdunkelten Geist, der erfüllt ist von Unwissenheit. Nach Ansicht der Tantriker gibt es keinen Unterschied zwischen Gut und Böse, Rein und Unrein, sondern allein die Überwindung des Dualismus und die Einheit des Geistes. Der Wissende erkennt, dass es weder Unterschiede noch Polaritäten gibt. Für ihn sind Erdenwandel und Nirvana untrennbar eins, da sie nur Zustände des Bewusstseins sind. Wird der Schleier der Unwissenheit zerrissen, gibt es keinen Unterschied mehr zwischen der materiellen und der transzendenten Welt.

Heilige Personen und Bodhisattvas werden mit dieser Geste dargestellt.

Die Mudra von Buddhas Almosenschale · Buppatsu-In

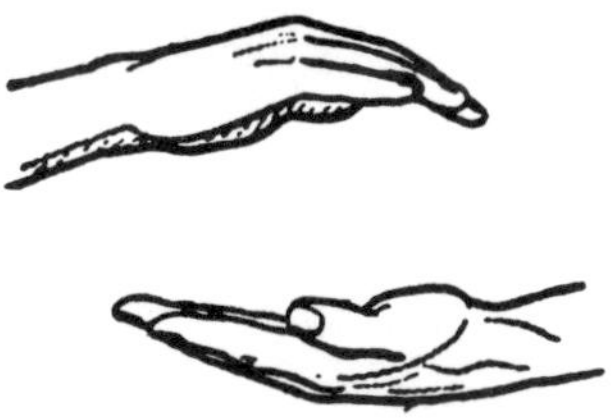

Buppatsu-In stellt den eine Almosenschale tragenden Buddha dar. Die Almosenschale (Patra), das Hoheitszeichen des Buddha, symbolisiert seine Weigerung, die Stellung eines Weltherrschers einzunehmen. Die Buddhisten vertreten die Meinung, dass das Betteln ein Nährboden vieler Tugenden sei. Die Mönche, die sich auf diese Weise ihr Brot verdienen, haben keineswegs das Gefühl, Müßiggänger zu sein, sondern sehen in der täglichen Ausübung des Bettelns eine Möglichkeit, ihren Körper, ihre Sinneseindrücke und Gedanken zu kontrollieren. Das Fehlen aller Bindungen, die Freiheit des Kommens und Gehens, die völlige Unabhängigkeit wird als ein großer Vorteil des Bettelns angesehen. Buddha selbst zog jahrelang als Bettelmönch mit geschorenem Kopf und der Almosenschale in der Hand in Begleitung von nur ein paar Jüngern von Dorf zu Dorf.

»Es war ein ewig gleicher Tagesablauf. Mit Sonnenaufgang stand er auf und wanderte in der Morgenkühle zum nächsten Dorf, um seinen Lebensunterhalt zu erbetteln. Schweigend blieb er vor jeder Hütte stehen und hielt die Almosenschale vor sich hin. Bekam er etwas, ging er wortlos und ohne Dank weiter, denn es war ja der Spender, der sich durch seine Gabe Verdienste erwarb; wozu ihm dann danken.

Bekamen der Buddha und seine Mönche nichts oder nicht genug, so gingen sie zur nächsten Hütte und warteten wieder schweigend. Wählerisch durften sie nicht sein, und sie waren es auch nicht. Deshalb ließen sie keine Hütte aus, um nicht in den Verdacht zu geraten, nur dorthin zu gehen, wo es gutes Essen gab. Lediglich Fleisch mussten sie ablehnen, wenn zu vermuten war, dass das Tier ihretwegen geschlachtet worden war.«[75]

Da Freigebigkeit als eine der größten Tugenden angesehen wurde, war der Spender stets der Beschenkte. Die Vergabe von Almosen gab dem Besitzenden Gelegenheit, Verdienste zu erwerben.

Die Handstellung der Almosenschale ist eine typische Mudra des Shaka (Shakayamuni).

Die Mudra der Ölungszeremonie · Kanjo-In

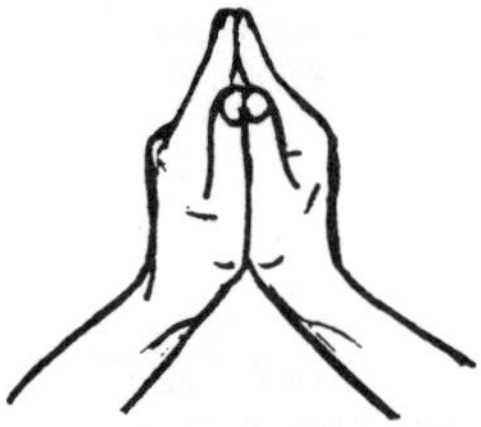

Die Kanjo-In ist eine Mudra, die die Ölungszeremonie begleitet. Diese Zeremonie wird in esoterischen Sekten meist als rituelle Einweihung benutzt. Die buddhistische Kanjo ist jedoch mehr als das. Sie bestätigt, dass der neu eingeweihte Priester sich auf dem Weg zur Erleuchtung befindet. Während der ältere Buddhismus die Ölungszeremonie nur für die Einsetzung eines Herrschers kannte, entwickelte sie sich im esoterischen Buddhismus zu einem Ritual magisch-religiösen Charakters.

Diese Mudra wird in der Ikonographie meist von Personen eines untergeordneten Ordens ausgeführt. Ein Buddha wird nie mit dieser Mudra gezeigt.

Die Mudra, die die Formen versteckt · Ongyo-In

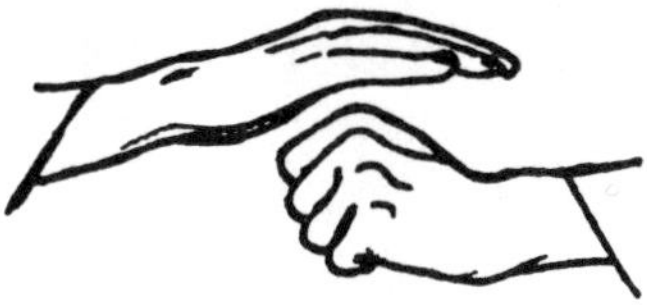

Das magische Ziel dieser Mudra ist es, sich vor den Augen der anderen zu verstecken. Das Sich-unsichtbar-machen-Können ist eine Eigenschaft der Göttin Marichi, die in Tibet als die Göttin des Sonnenaufgangs bezeichnet wird. Sie ist eine Begleiterin Suryas, des Sonnengottes, um den sie sich so schnell dreht, dass man sie nicht mehr sieht. Niemand kann sie wahrnehmen, erkennen, fangen, täuschen, verletzen, bestrafen oder berauben. Indem der Gläubige diese Mudra ausführt und sich vorstellt, in ihrem Herzen versteckt zu sein, wird er für alles Böse unsichtbar sein und alle Katastrophen vermeiden.

Die Mudras des Buddha Amida

Amida und das Reine Land

Ich bin, wahrhaftig, ein glücklicher Mensch!
Ich suche, sooft ich mag, das Reine Land auf:
bin dort und bin hier,
bin dort und bin hier,
dort und hier.
»Namu-amida-butsu! Namu-amida-butsu!«[76]

Amidas Wunsch ist, dass alle Wesen in sein Land der Reinheit und der Seligkeit kommen. Als er die Erleuchtung erlangte, verwandelte sich seine Umgebung in ein »reines Land«. Es ist eine verbreitete Meinung der Mystiker, dass sich die Umgebung im Einklang mit einer subjektiven Wandlung verändert. Als Amida die Erleuchtung zuteil wurde, veränderte sich seine Umwelt in der gleichen Weise wie er selbst. Nachdem er viele Jahre an sich gearbeitet und sich von allen unreinen Empfindungen befreit hatte, gelangte er ins Reine Land, in dem sich keine Spur von Befleckung oder Unreinheit fand. Sein Körper sandte Lichtstrahlen aus, die alle Welten, das ganze Universum beleuchteten. Wo immer Amida sich befand, veränderte sich das Reich mit ihm und wurde zu einem Ort, der anderen in ihren Bemühungen nach Erleuchtung dienlich war.

Im Reinen Land geboren zu werden, heißt nicht, »viele Millionen Kilometer nach Westen« zu pilgern, sondern dieses Paradies in sich selbst zu entdecken. Derjenige, der mit Ernst, Aufrichtigkeit und Hingabe an Amida glaubt, trägt das Reine Land bereits in sich selbst.

Das Reich wird Wirklichkeit, indem der Gläubige den tiefsten Wunsch hat, im Reinen Land geboren zu werden und stets den Namen Amidas, »Namu Amida Butsu« (Ich nehme Zuflucht zu Buddha Amida) wiederholt.

Hakuin, ein bekannter Zen-Meister, berichtet von zwei Schülern, Yeno und Yengu, die die Erleuchtung (Satori) durch die ständige Wiederholung von Amidas Namen gewannen.

»Beide widmeten sich dem Aufsagen des Nembutsu, und Yenyo erreichte als Erster die Stufe der Selbst-Identifizierung, als er plötzlich die Erfahrung gewann, die ihn endgültig von seiner Wiedergeburt im Reinen Land überzeugte. Er verließ seinen Wohnort in Yamashiro und ging nach Yenshu, um einen Meister mit Namen Dokutan Rojin aufzusuchen.

Dokutan fragte ihn: ›Wo kommst du her?‹

Yenyo antwortete: ›Aus Yamashiro.‹

Dokutan: ›Zu welcher Schule gehörst du?‹

Yenyo: ›Zur Schule des Reinen Landes.‹

Dokutan: ›Wie alt ist Amida Nyorai?‹

Yenyo: ›So alt wie ich selbst.‹

Dokutan: ›Wie alt bist du?‹

Yenyo: ›So alt wie Amida.‹

Dokutan: ›Wo ist er im Augenblick?‹

Yenyo schloss seine linke Hand zur Faust und hob sie ein wenig. Dokutan wunderte sich über die Gewissheit der Wiedergeburt, die diesem Joda-Anhänger mithilfe des Nembutsu zuteil wurde. Der andere Schüler, Yengu, soll auch in nicht allzu langer Zeit diese Sicherheit erlangt haben.«[77]

Der Gläubige trägt sozusagen das Reine Land stets in sich und wird sich, wenn er die magische Formel Namu Amida Butsu ausspricht, der Anwesenheit des Reinen Landes in sich bewusst. Wird das »Namu-amida-butsu« als philosophisches System betrachtet, so teilt man es zunächst in die beiden Teile »Namu« (Ki) und »Amida-butsu« (Ho). Namu beziehungsweise Ki repräsentiert den mit allen möglichen Sünden beladenen gewöhnlichen Menschen und Ho den Buddha des unendlichen Lichts und des ewigen Lebens. Ho, die Andere Kraft, und Ki, die Ich-Kraft, stehen im Gegensatz zueinander. Um im Reinen Land geboren zu werden, muss sich der Gläubige völlig von der Ich-Kraft lösen und sich der Anderen Kraft hingeben. Nach Ansicht der Shin-Lehre ist Amida die einzige wesentliche Kraft, die selbstvergessen, wie von allein, wirkt.

»Wir lassen Amida sein Werk tun. Wir fügen von unserer Seite nichts zu Amidas Werk hinzu. Diese Doktrin der Anderen Kraft oder des monadischen Prinzips basiert auf der Vorstellung, dass wir menschlichen Wesen geistig relativ angelegt sind, und solange wir so sind, ist nichts in uns, keine Kraft, die uns befähigt, den Strom von Geburt und Tod zu überqueren. Amida muss von der anderen Seite herüberkommen und uns auf dem Boot seines wirksamen Gelübdes hinüberbringen – das heißt, vermittels seines Hongan, seines freundlichen Dharma.

Es liegt ein tiefer, unüberbrückbarer Abgrund zwischen Amida und uns, und wir sind so schwer mit karmischen Hindernissen beladen, dass wir sie nicht aus eigener Kraft abschütteln können. Amida muss kommen und uns helfen, muss seine Arme vom entferntesten Ende her ausstrecken …

Es ist richtig zu sagen, dass die Andere Kraft selbst alles tue. Wir lassen sie lediglich ihr Werk vollenden, doch müssen wir uns nichtsdestoweniger des Wirkens der Anderen Kraft in uns bewusst werden. Wenn wir uns des Wirkens Amidas nicht bewusst sind, können wir niemals gerettet werden. Wir können uns dann niemals der Tatsache bewusst oder sicher sein, dass wir im Reinen Land geboren worden sind und unsere Erleuchtung erlangt haben. Um zu diesem Bewusstsein zu kommen, müssen wir alle Kräfte verausgaben. Da mag Amida noch so lange dastehen und uns winken, dass wir auf die andere Seite kommen sollen, an der er steht, wir aber können Amida nicht sehen, solange wir nicht alles getan haben, was wir tun konnten.«[78]

Namu-amida-butsu symbolisiert die Vereinigung von Ich-Kraft und der Anderen Kraft, vom Reinen Land (Jodo), dem Reich des Absoluten, und dem Land der Befleckung (Shaba), dem Reich der Relativität.

»Wenn ich sage ›Namu-amida-butsu‹, fühle ich meine Gedanken, alles Hemmende zu Frühlingsschnee werden:
Wie dieser, wenn er den Boden berührt, schmilzt es hinweg.«[79]

Mudra der Meditation · Jo-In

Diese Mudra, die der historische Gautama Buddha unter dem Bodhi-Baum ausführte, ist eine Geste, mit der Amida sehr oft in der Ikonographie dargestellt wird. Die Jo-In-Mudra, in der die rechte Hand (die Welt der Buddhas) auf der linken (die Welt der menschlichen Wesen) ruht, symbolisiert die Vereinigung des Absoluten mit dem Relativen. Der Kreis, der von den Fingern der rechten Hand geformt wird, stellt das göttliche Gesetz des Buddha dar, der Kreis, der von den Fingern der linken Hand geformt wird, das menschliche Gesetz des Buddha. Befinden sich beide Kreise in Harmonie nebeneinander, so symbolisieren sie die Identität des Individuums mit dem alleserlösenden und allerbarmenden Buddha. Jo-In ist eine Integration von Subjekt und Objekt, von Gläubigem und Amida, von Namu (dem Anbetenden) und Buddha (dem Angebeteten). Durch die Nachahmung dieser Mudra, das Aussprechen des Myogo (Namu-amida-butsu) und die Versenkung über die Vollkommenheit des Reinen Landes kommt es zu einer mystischen Identifikation.

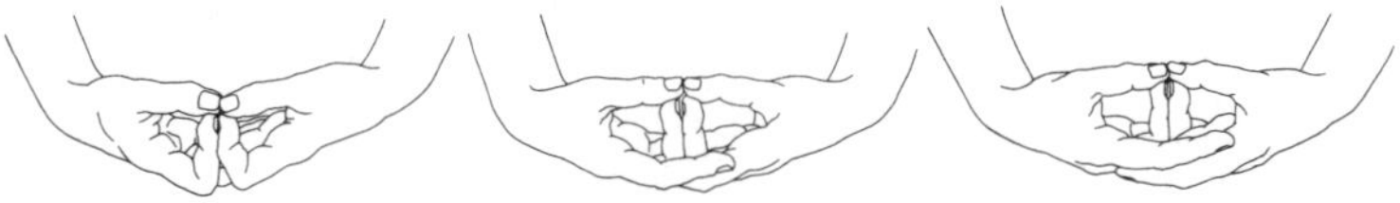

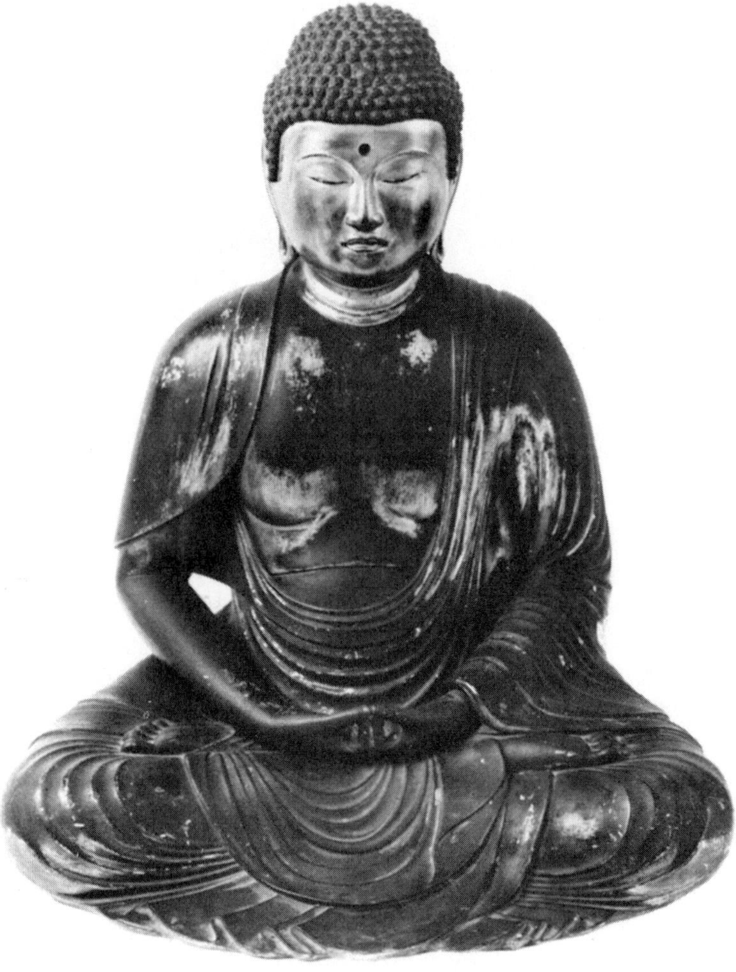

AMIDA *mit Meditationsgeste (Japan)*

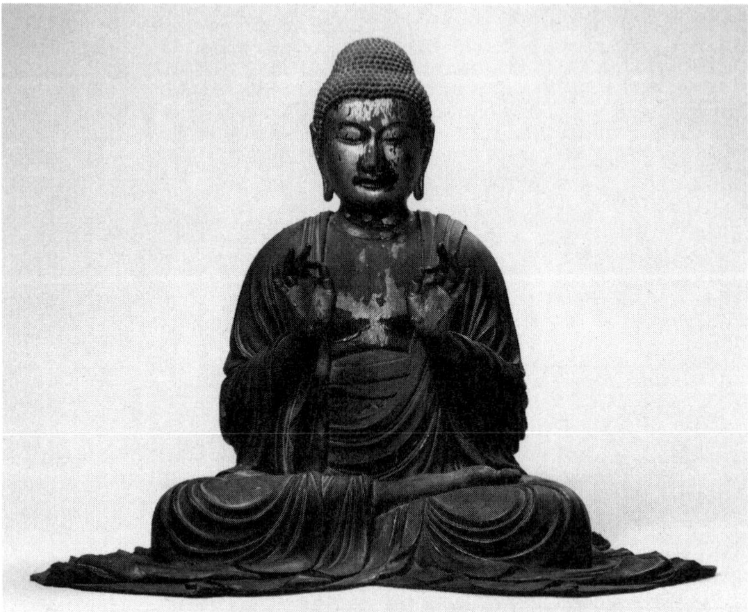

AMIDA *mit Beschwichtigungsgeste (Japan)*

Die Beschwichtigungsgeste · An-I-In

Diese Geste, bei der sich der Daumen mit dem Zeigefinger, Mittelfinger oder Ringfinger berührt, soll an das Rad der Lehre erinnern, das von Gautama Buddha in Bewegung gesetzt wurde. In Indien entspricht der An-I-In die Diskussions-Mudra, die Buddha ausführte, als er sich entschloss, seine Lehre der Welt mitzuteilen.

Im esoterischen Buddhismus symbolisiert der Kreis, der von den Fingern geformt wird, die Weisheit des Buddha und sein großes Mitleid.

Die Beschwichtigungsgeste wird auch als Seppo-In (Geste des Gesetzes) bezeichnet, die die verschiedenen Amidas ausführen, um den Gläubigen die Doktrin der buddhistischen Lehre zu vermitteln. Die Verbindung des Daumens mit den verschiedenen Fingern drückt den Rang der verschiedenen esoterischen Amidas, der Amidas der so genannten mittleren und unteren Klassen aus. Die Seppo-In des esoterischen Amida, des Amida der mittleren Klasse, ist ursprünglich als eine Form der Meditationsgeste (Abbildung Seite 297) zu betrachten, bei der die Hände im Schoß übereinander gelegt sind und sich die Ringfinger mit dem Daumen berühren. Genauso wie bei dieser bildet der Daumen, der sich entweder mit dem Zeigefinger, Mittelfinger oder dem kleinen Finger verbindet, einen Kreis. Indem der Buddha seine Hände aus der Meditationshaltung in Brusthöhe erhebt, verwandelt sich die Jo-In (Meditations-Mudra) in zwei Seppo-In. Die Verkettung dieser beiden Mudras symbolisiert den meditierenden Buddha, der nach seiner Erleuchtung die Meditation unterbrach, um seine Lehre zu verkündigen.

AMIDAS *der mittleren Klassen*

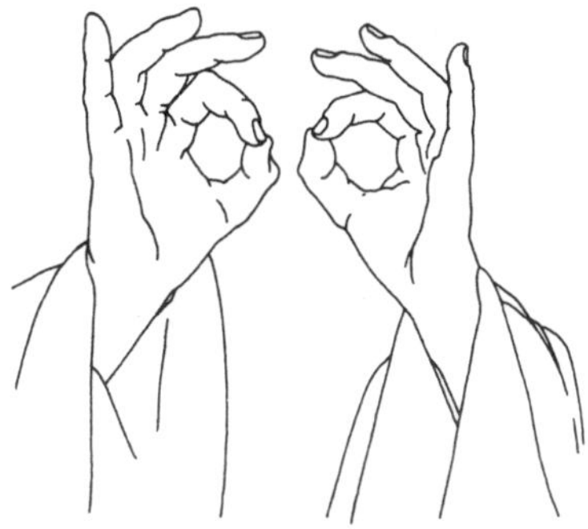

Niedriges Leben

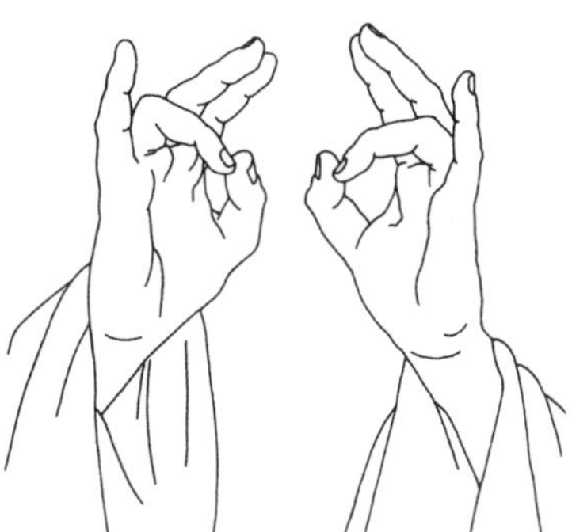

Mittleres Leben

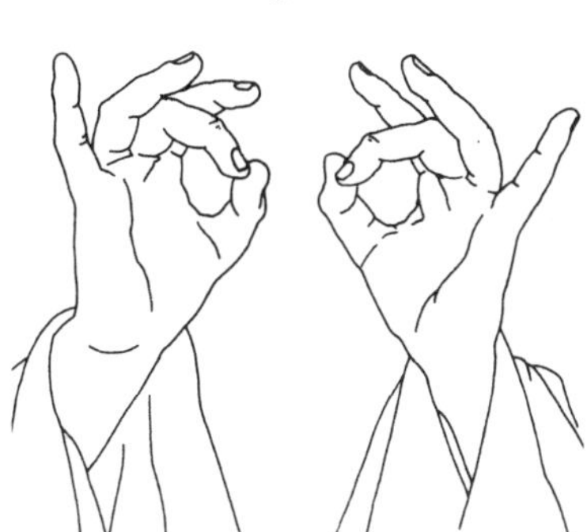

Höheres Leben

AMIDAS *der unteren Klassen*

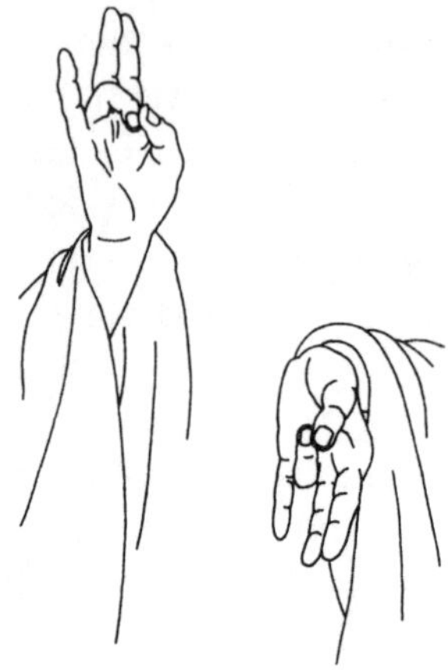

Niedriges Leben

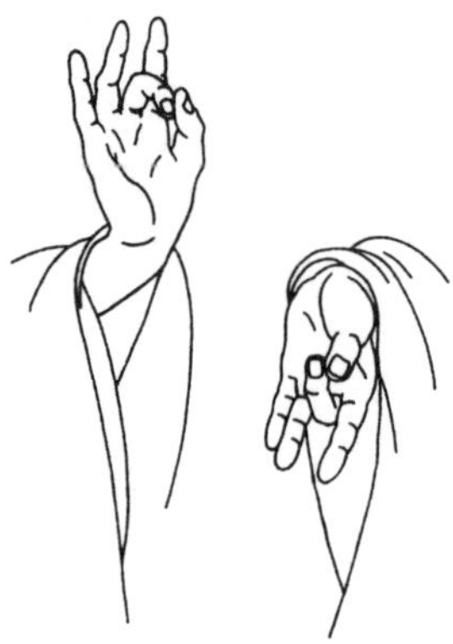

Mittleres Leben

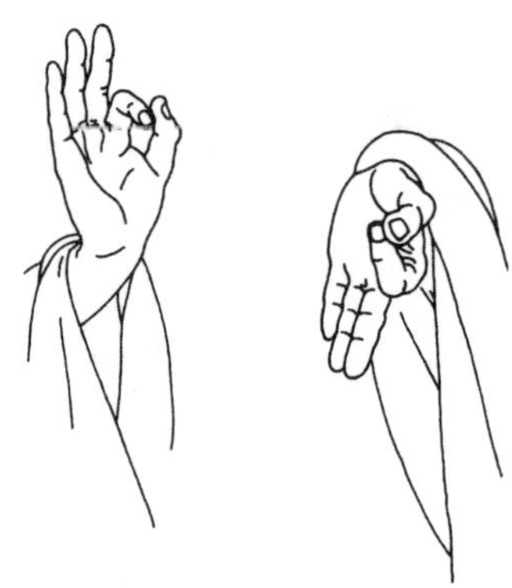

Höheres Leben

Bei den Amidas der unteren Klasse stellt die erhobene rechte Hand die Suche nach Erleuchtung dar. Die fünf Finger symbolisieren die Welt der Bodhisattvas, der exoterischen und der esoterischen Buddhas. Die linke Hand, die nach unten weist, symbolisiert die Welt der menschlichen Wesen. Die fünf Finger dieser Hand repräsentieren die Welt der Menschen, der Gegengötter, der Tiere, der hungrigen Geister und der Höllenwesen.

Die Mudra der unteren Klasse, die das höchste Leben symbolisiert, ist die Handstellung, mit der Amida am häufigsten dargestellt wird. Sie symbolisiert seinen Abstieg vom Himmel auf die Erde, um die Seelen der Toten zu suchen. Stirbt ein gläubiger Mensch, so bringt Amida, der Herr des großen Mitleids, eine Lotosblüte herbei, auf der er die frommen Seelen ins Land der Reinheit trägt.

Die geheimen Gesten des Rituals

Die Enthüllung des Geheimnisses

Als Emile, der Gründer des asiatischen Museums in Paris, im Jahr 1867 nach Japan reiste, erregten die Rituale der Shingon-Sekte seine Aufmerksamkeit. Er bemerkte, dass sich die Hände der Priester, während sie ihre Gebete rezitierten oder sangen, unter den weiten Roben bewegten. Voller Neugierde versuchte Guimet das geheimnisvolle Gehabe zu enträtseln. Alles, was er jedoch von den Priestern in Erfahrung bringen konnte, war, dass es sich um rituelle Gesten beziehungsweise Siegel (In) handelte, die der strengsten Geheimhaltung unterlagen. Die Lehrer drohten ihren Mönchen mit den härtesten Strafen, falls sie es wagen sollten, das Geheimnis an nicht eingeweihte Personen weiterzugeben. Guimet stieß jedoch in Kyoto auf einen Mönch, der, fasziniert von dem Angebot Guimets, sich von einem französischen bekannten Maler porträtieren zu lassen, ihm ein Buch über die mysteriösen Handgesten aushändigte. Glücklich über seinen Fund kehrte Guimet nach Paris zurück, um seinen japanischen Kollegen seine neue Entdeckung zu zeigen. Der Japaner Imaizumi, der selbst jahrelang ein Novize der Shingon-Sekte gewesen war, versuchte, das mysteriöse Buch zu übersetzen. Nach langer und mühsamer Arbeit erklärte er, dass er nicht in der Lage sei, die Handzeichen zu entziffern. In den folgenden Jahren versuchten mehrere japanische und chinesische Gelehrte, das Buch zu übersetzen. Ihre Mühe blieb jedoch stets ohne Erfolg. Guimet hatte bereits die Hoffnung aufgegeben, die merkwürdigen Handzeichen

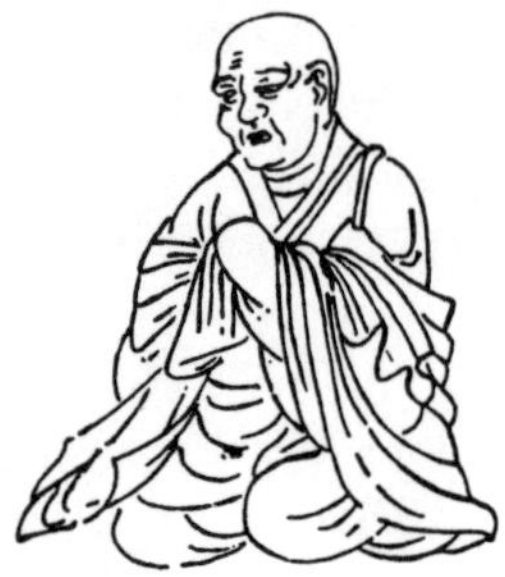

Einige Mudras werden heimlich in den weiten Ärmeln des Gewandes durchgeführt.

zu entziffern, als im Jahr 1893 Haryo Toki, der Vorsitzende des Shingon-Klosters von Mitani-ji, Paris besuchte. Nach langem Drängen entschloss sich Haryo, wenigstens eine Ecke des Schleiers zu lüften. Er machte Guimet jedoch darauf aufmerksam, dass er sich bei seiner Übersetzung nur auf die Stellen beziehen werde, die für einen Novizen geeignet seien, der noch nicht in die Tiefe der Lehre vorgedrungen sei. Die Übersetzung der Gebete und Mantras lehnte er strikt ab. Seine Übersetzung erschien unter dem Titel »SI-DO-IN-DZOU« im Jahr 1899 in Paris.

Von den etwa 400 Mudras, die in diesem Buch beschrieben sind, werden im Folgenden einige näher erklärt.

Mudra des Gelübdes · Niou-Boutsu-Sammaya

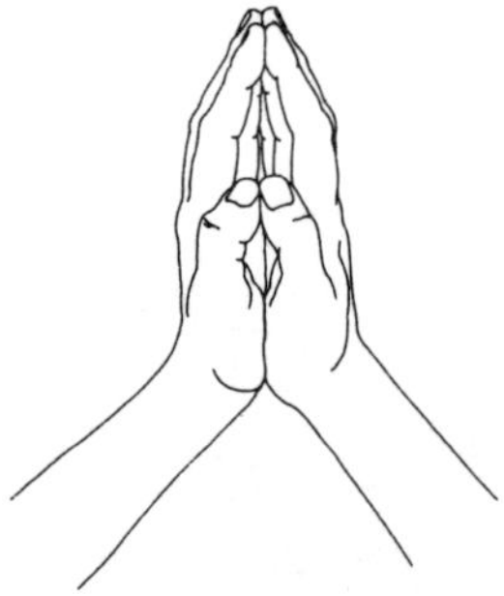

Diese Mudra symbolisiert das Gelübde (Sammaya) des Priesters, sowohl für sich selbst als auch für andere Erleuchtung zu erlangen. Da die Buddha-Natur in jedem Menschen in gleichem Maße vorhanden ist und alle das gleiche Anrecht auf Erleuchtung (Bodhi) haben, entschließt sich der Priester, alle zu erlösen und sie mit sich ins Paradies zu nehmen. Bei der Mudra des Gelübdes berühren sich die Handinnenflächen und die Spitzen der Zeigefinger, der Mittelfinger, der Ringfinger und der kleinen Finger so, dass ein kleiner Zwischenraum entsteht. Die Daumen sind gekrümmt und berühren die Zeigefinger.

Klatschen der Hände · Kakou-Chou

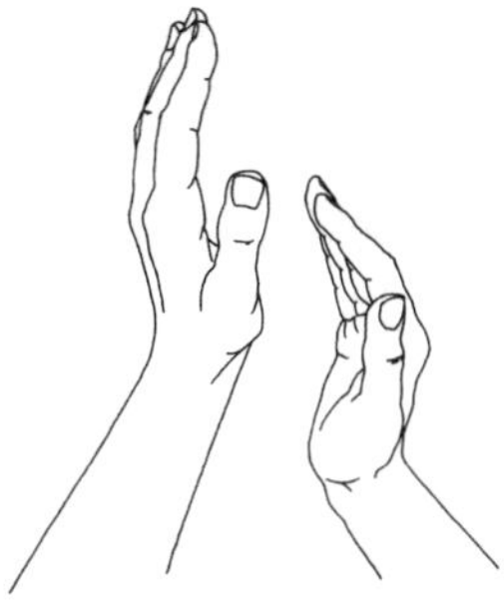

Durch das Klatschen der Hände vermag der Priester sowohl die Menschen zum Glauben zu bekehren als auch die Dämonen und die bösen Geister zu vertreiben.

Mudra der Ungeduld · Mou-Kouan-Nin

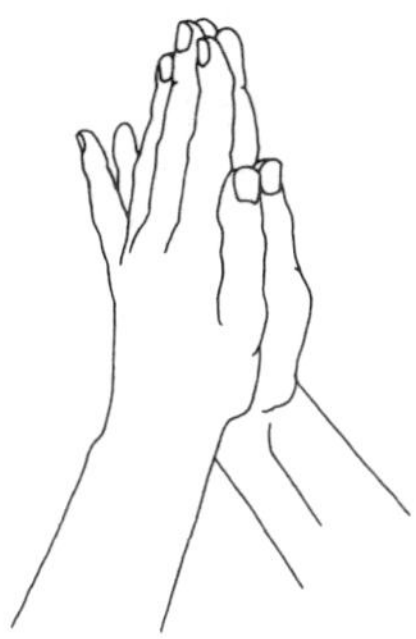

Die Geste, bei der sich Zeigefinger, Mittelfinger und Ringfinger berühren, die beiden Daumen dicht aneinander liegen und die kleinen Finger frei auseinander stehen, wird als Mudra der Ungeduld bezeichnet. Sie drückt den glühenden Wunsch des Praktizierenden aus, allen Menschen zur Erlösung zu verhelfen. Diese Mudra, die auch als Lotosknospe bezeichnet wird, symbolisiert die verborgene Buddhaschaft, die jeder Mensch in seiner Tiefe zu finden vermag. Indem der Adept die kleinen Finger nach rechts und links bewegt, imitiert er die Bewegung des Wassers, durch das die Knospe (Buddhaschaft) zum Blühen gebracht werden soll.

Mudra der Yoga-Vase · Yoga-Dji-Hatchi

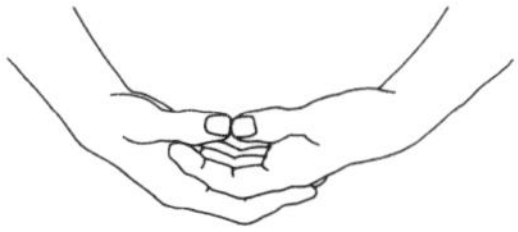

Die Geste, bei der der Priester seine linke Hand auf die rechte legt und die Daumen sich berühren, wird die Mudra der Yoga-Vase genannt.

Führt der Gläubige diese Mudra aus, so deutet er an, dass sein persönlicher Geist in Verbindung mit dem höchsten Selbst, mit dem universal-kosmischen Bewusstsein steht. Das Wort Yoga, das von der Sanskrit-Wurzel Yuj (binden, anjochen) stammt, bedeutet das Anjochen aller Kräfte des Körpers, des Verstandes und der Seele an Gott.

Die Vase, eines der ältesten mystischen Symbole des Buddhismus, symbolisiert den Behälter der Wahrheit. Indem der Gläubige sein Herz wie das Innere einer Vase leert, kann er die Wahrheit der Doktrin empfangen.

Mudra, die die Angst beseitigt · Se-Mou-I

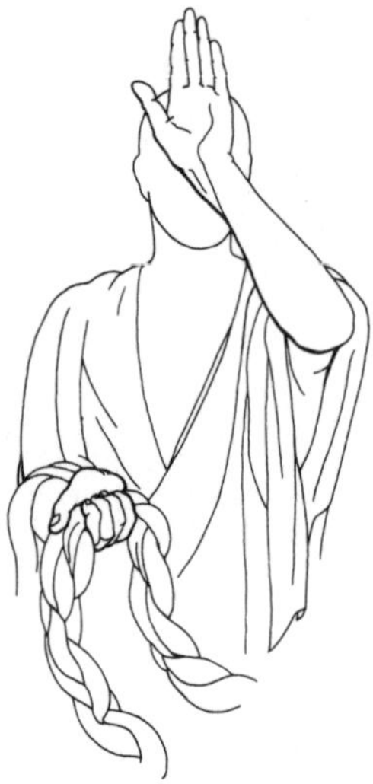

Mit dieser Geste möchte der Priester den Menschen von seiner Angst befreien. Solange er von Angst ergriffen ist, die ihn verkrampft, verwirrt und gewalttätig macht, vermag er den höchsten Berg nicht zu erklimmen.

Indem der Priester mit seiner rechten Hand das Seil umfasst und seine linke Hand geöffnet in Stirnhöhe hält, nimmt er die Gläubigen in die angstfreie Welt des Buddha auf. Die fünf Finger als Symbole der fünf Elemente repräsentieren die vollendete Welt des Buddha.

Kensa ist das Seil, mit dem die Buddhas und Bodhisattvas alle Lebewesen zu fesseln vermögen. In Japan, wo das Seil ein Attribut Avalokiteshvaras ist, symbolisiert es die allumfassende Liebe der Buddhas und Bodhisattvas. Mithilfe dieses Seiles können alle Lebewesen eingefangen und zur Erlösung geführt werden. Das Seil symbolisiert ferner die fünf Gebote beziehungsweise die fünf Kardinaltugenden des Buddhismus:

1. nicht zu töten (Wohlwollen)
2. nicht zu stehlen (Rechtschaffenheit)
3. nicht die Ehe zu brechen (Anstand)

4. nicht zu lügen (Aufrichtigkeit)
5. keinen Alkohol zu trinken (Weisheit).

Mudra des Mitleidsauges · Hi-Cho-Ghen

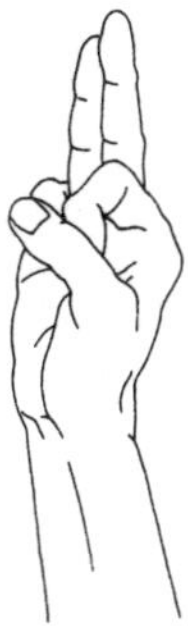

Die Geste, bei der Mittelfinger und Ringfinger gestreckt und die anderen Finger gebogen sind, wird als das »Mitleidsauge« bezeichnet.

Diese Mudra hat ihren Namen von den Augen der Buddhas beziehungsweise Bodhisattvas, die auch als die Augen des großen Mitleids bezeichnet werden. Ein Buddha, der durch die Tugend des grenzenlosen Mitleids alle Grenzen zwischen dem eigenen und dem fremden Selbst völlig auszulöschen vermag, ist bereit, tausend Leiden zu erdulden, um alle anderen Wesen aus dem Strom des Leidens zu erretten. Beherrscht vom großen Mitleid sucht er nach dem Glück und Wohl aller. Gleichgültig, ob sie ihm lieb, gleichgültig oder feindlich gesinnt sind, schließt er alle in sein Mitgefühl ein.

Mudra von Buddhas Bauchnabel · Niorai-Hosso

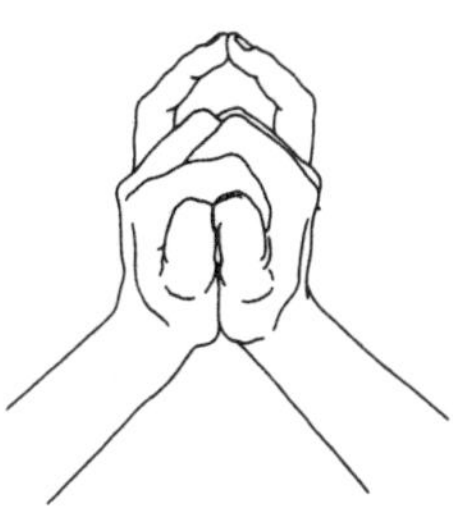

Die Mudra, bei der die Hände so gefaltet sind, dass die Daumen, Zeigefinger, Mittelfinger und kleinen Finger übereinander geschlagen sind und nur die Ringfinger aufrecht stehen, wird »Buddhas Bauchnabel« genannt. Mit dieser Mudra möchte der Priester den Bauchnabel Buddhas erhalten. In der buddhistischen Terminologie wird der Bauchnabel als »Meer des Lebens« bezeichnet und gilt als Zentrum vitaler Energien. Für den Buddhisten steht der Bauch für die Gesamtheit des Wesens.

Während der Kopf ein Symbol des Verstandes, des Bewusstseins ist, symbolisiert der Bauch, aus dem wir alle kommen, das Unbewusste, die Natur selbst. Der Bauch (Hara) ist es, der die Natur fühlt und sie in ihrem Sosein versteht. In China und Japan sagen die Menschen oft, wenn sie vor irgendwelchen Problemen stehen: »Denk mit deinem Bauch« oder »Frag deinen Bauch.« Der Bauch spielt bei den Meditationsübungen eine große Rolle.

»So bringt die Übung vollkommener Unbeweglichkeit des Leibes, wenn sie in der rechten Haltung und mit Stetigkeit geübt wird, nicht nur während der Übung selbst den Genuss einer ganz neuen, und zwar der Grunddimension des Lebens, sondern, wenn sie durch Jahre hindurch fortgesetzt wird, eine Gemütsverfassung hervor, die dann auch durch das bewegte Leben des gegenstandsbezogenen Ichs nicht mehr störbar ist, ja, in der der Mensch in der Unruhe selbst wie in allem Wandel des Lebens die Stille des Einklangs vernimmt. Wo die Stille des Grundes bis in die Oberfläche hinaufwächst, spiegelt das Leben sich unverstellt, wie es ist, und, indem es sich ungetrübt spiegelt, erkennt der Mensch in allem das große Gesetz.«[80]

Hara, der Bauch oder im übertragenen Sinne der Schwerpunkt in der rechten Verfassung, bildet gleichsam das Verbindungsstück zwischen dem überweltlichen Sein und dem geschichtlichen Dasein, zwischen dem Erlebnis ursprünglicher Einheit und ihrer kraftvollen Bezeugung in der Welt.

Mudra des Muschelhorns · Horo-No-In

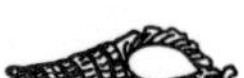

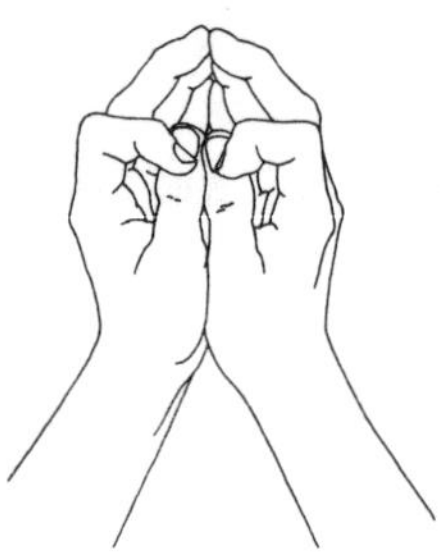

Die Mudra, bei der sich die Fingerspitzen der letzten drei Finger berühren, die Daumen aufgerichtet sind und die Zeigefinger die Nägel der Daumen berühren, wird »Muschelhorn« genannt.

Hora-No-In symbolisiert die Verbreitung der universellen Lehre Buddhas. Der beeindruckende Laut des Muschelhorns symbolisiert die Stimme Buddhas, mit der es ihm gelang, Menschen um sich zu versammeln, die begierig seinen Worten lauschten. Es wird gesagt, dass Gautama Buddha, wenn er seine Löwenstimme erhob, viele Zuhörer sofort zu überzeugen vermochte.

Mudra von Buddhas Stirn · Niorai-Tcho

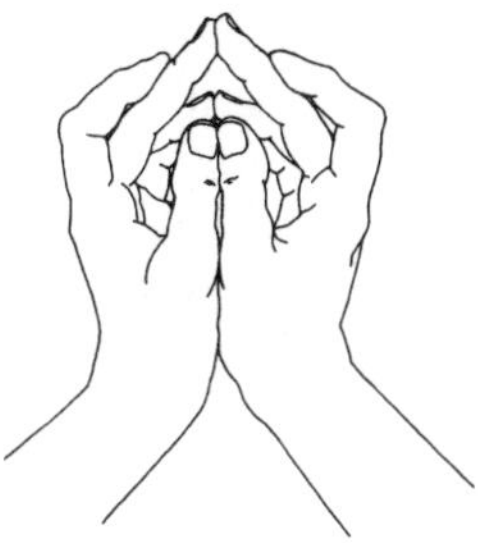

Die Mudra, bei der die Zeigefinger auf den Rücken der Mittelfinger liegen, die sich an der äußersten Spitze berühren, die Ringfinger und die kleinen Finger gekrümmt sind und die Daumen berühren, wird »Buddhas Stirn« genannt.

Mit dieser Mudra möchte der Eingeweihte die »Stirn Buddhas« erwerben. Nach tantrischer Tradition befindet sich auf der Stirn zwischen den Augenbrauen ein drittes Auge, das Auge der Weisheit (Prajna), das den Gläubigen befähigt, mitten in den Urgrund der Wirklichkeit selbst einzudringen. Es handelt sich hier nicht um das gewöhnliche Sehen, das Sehen mittels relativer Kenntnisse, sondern um eine spezifische Art von Intuition. Buddha koppelte das reine Wissen (Jnana) mit dem Sehen (Pasya), da intellektuelles Wissen ohne innere Erfahrung keine Tiefe hat und die Realitäten des Lebens nicht zu erfassen vermag. Bei buddhistischen Statuen wird das Prajna-Auge häufig durch einen einfachen Fleck oder einen Edelstein dargestellt. Zum Wahrnehmen dieses Lichts, das einen transzendenten Ursprung hat, bedarf es nicht nur der quantitativen Steigerung der gewöhnlichen Wahrnehmungskraft, sondern der Entwicklung eines qualitativen Wahrnehmungspotenzials.

Djo-Foudo

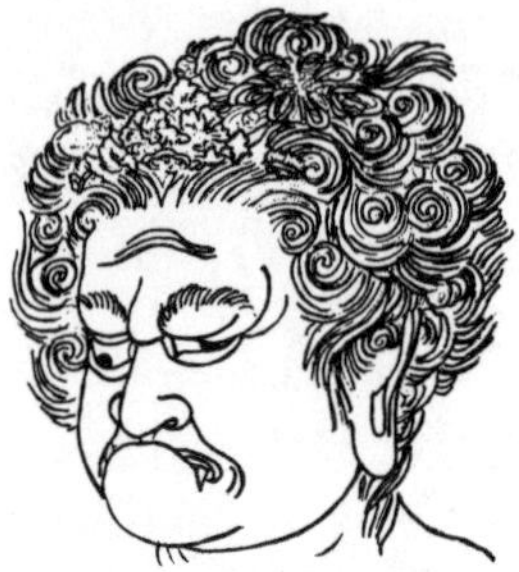

DJO FOUDO *(10. Jahrhundert)*

Das Djo-Foudo-Ritual umfasst sieben Mudras. Foudo Myoo, der Unbewegliche, ist der Buddha, der dem Gläubigen die Kraft gibt, das Böse (Mara), die Dämonen in sich zu bekämpfen. Indem der Priester sich mit Foudo Myoo identifiziert, wird er sich seiner verborgenen Buddha-Natur bewusst. Das Schwert der Weisheit ist ein charakteristisches Symbol des Buddha Foudo. Meist trägt er in seiner rechten Hand, der Hand der Weisheit, das Schwert und in seiner linken das Seil. Mithilfe dieser beiden Waffen tötet er das Böse, die Dämonen, die die buddhistische Doktrin bedrohen.

Im Buddhismus symbolisiert das Schwert den Sieg des Wissens über die Unwissenheit. Das Schwert wird benutzt, um das Böse, die Gier, die Ichhaftigkeit zu bekämpfen. Das wahre wunderbare Schwert des Samuraikämpfers oder des Zen-Meisters hat die Kraft zur Lebenserweckung.

»Der Meister tötet nicht mit dem Schwert, sondern macht damit lebendig. Er tötet, was er töten muss, und macht lebendig, was es gilt, zum Leben zu bringen.«[81]

Das Schwert des Meisters vernichtet allein mit der ihm innewohnenden Kraft das persönliche Ich seines Gegners. Zur gleichen Zeit wird jedoch das wahre Ich berührt und angeregt, sich zu läutern.

Die Mudras des Djo-Foudo-Rituals

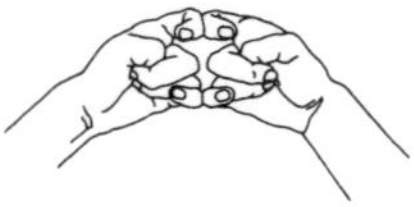

1. Indem der Priester diese Mudra ausführt und seine Hände auf die Brust legt, nimmt er den Körper und die Persönlichkeit des Buddha Foudo an.

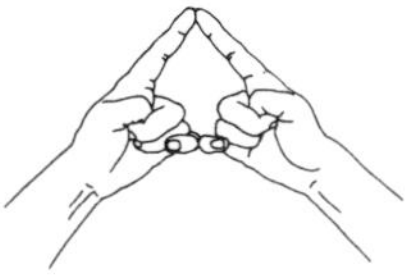

2. Durch das Aussprechen des Mantras Ra und die Ausführung dieser Mudra, die die Flammen des Foudo symbolisiert, bewirkt der Priester die Reinigung seines gesamten Wesens.

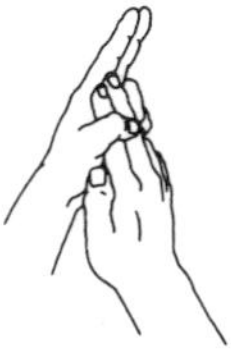

3. Jetzt führt der Priester die Geste des Schwertziehens aus, um die Dämonen zu bekämpfen. Die rechte Hand, die Weisheitshand, symbolisiert das Schwert, die linke die Scheide, aus der das Schwert gezogen wird.

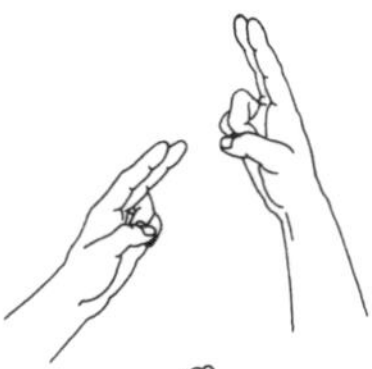

4. Der Priester legt die Scheide auf seinen Kopf, dreht sie dreimal und legt die rechte Hand auf seine rechte Brust. Diese Mudra symbolisiert die erste Drohung.

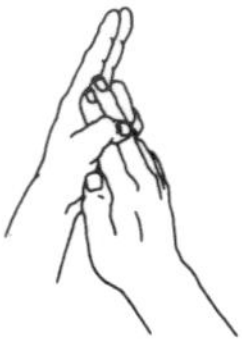

5. Der Priester steckt das Schwert zurück in die Scheide.

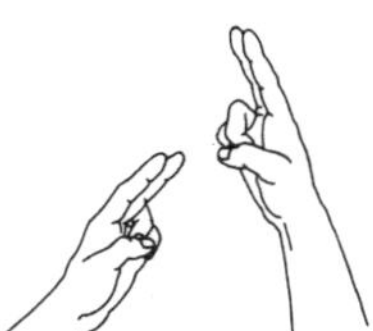

6. Diese Mudra symbolisiert die zweite Drohung. Indem der Priester sein Schwert (rechte Hand) vor die Brust hält, säubert er den gesamten Tempelbereich von allen Dämonen.

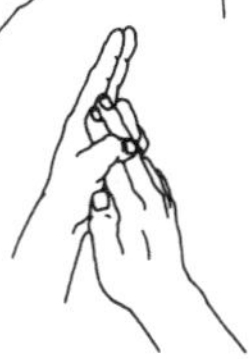

7. Die Dämonen sind alle auf der Flucht, und der Priester steckt das Schwert in die Scheide zurück.

Mudra des Bodhisattvas der allumfassenden Liebe · Dji-Shi-Bosatsou

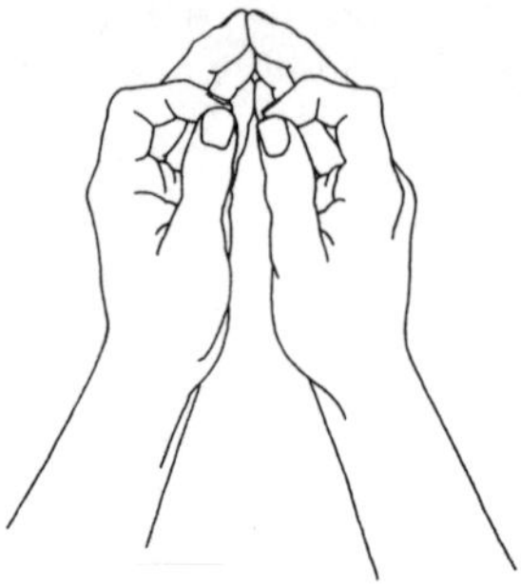

Die Mudra, bei der sich die Fingerspitzen der letzten drei Finger berühren und die gebeugten Zeigefinger die Daumenspitzen, wird als Mudra des »Bodhisattvas der allumfassenden Liebe« bezeichnet.

Durch diese Mudra identifiziert sich der Priester mit dem Buddha Mirokou (Maitreya), dem Buddha der allumfassenden Liebe.

Mudra des fünfstrahligen Blitzes · Goku-In

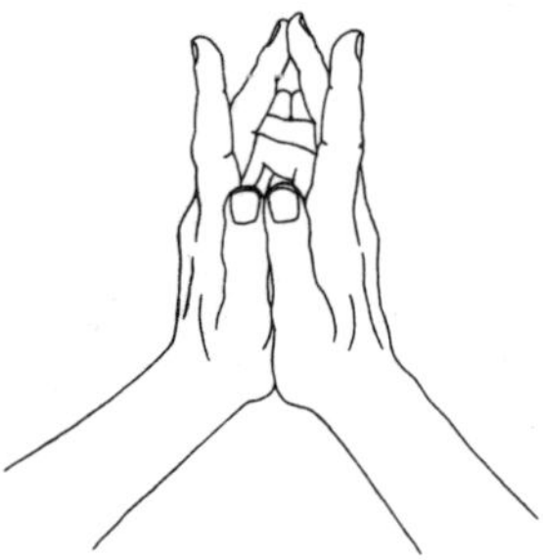

Die Mudra, bei der die Ringfinger übereinander geschlagen sind, die Spitzen der Mittelfinger und der kleinen Finger sich berühren, die Zeigefinger aufrecht stehen und die Daumen dicht aneinander liegen, wird der »fünfstrahlige Blitz« genannt.

Durch die Nachahmung dieser Mudra erwirbt der Priester die fünf Arten der Intelligenz, die die fünf Buddhas besitzen, die allumfassende Intelligenz Vairochanas, die spiegelgleiche Intelligenz Akshobhyas, die Intelligenz Ratnasambhavas, die in der Vielheit die Einheit sieht, die beobachtende Intelligenz Amitabhas und die handelnde Intelligenz Shakyamunis.

Kapitel 7

Die Gestensprache des Okzidents

Auch im Westen waren die Hände Träger wichtiger Symbole, deren Bedeutung jedoch fast verloren gegangen ist. Im Mittelmeerraum, wo noch heute die Worte mit zahlreichen, lebhaften Gesten unterstrichen werden, spielten die Handgesten sowohl im alltäglichen als auch im religiösen Leben eine wichtige Rolle. Bei den Römern und Griechen der Antike waren die symbolischen Handgesten, von denen einige auch später vom Urchristentum und von christlichen Sekten übernommen wurden, ein wichtiges Element. So legten die heidnischen Römer und Griechen bei der Anbetung ihrer Götter großen Wert auf die sorgfältige Ausführung vorgeschriebener Gesten.

»Wenn sich der Grieche oder der Römer an eine Gottheit wandte, wenn er sich ihrem Heiligtum näherte, ihrem Idol oder ihrem Altar, wurden nicht bloß die dabei ausgesprochenen Worte individuell gebraucht, sondern er gehorchte auch in allen seinen Akten und in den geringsten Gesten minuziösen Vorschriften, deren Ursprung allen verloren war, deren Wirksamkeit aber niemand in Zweifel zog.«[82]

In der griechischen Kultur gab es wie in der indischen einen hoch entwickelten Gebärdentanz, der aus früheren pantomimisch-rituellen Handlungen hervorgegangen ist. Die griechische Gebärdenkunst, die ein ganzes System von Gesten und symbolischen Bewegungen bildete, war eine fertige Tanzsprache. Ein ausgebildeter Tänzer vermochte ein ganzes Schauspiel durch Tanz und Gesten zum Ausdruck zu bringen. Diese Kunst war bis zum 6. Jahrhundert nach Christus in der römisch-griechischen Welt verbreitet und ging dann wegen der Einwände der Kirchenväter unter.

Vergleicht man die Gebärden aller Zeiten und Zonen, fällt auf, dass viele davon allen Menschen gemeinsam sind. So gibt es bei vielen Völkern Darstellungen von betenden Menschen mit gefalteten Händen. Die Geste der erhobenen rechten Hand, die man auf römischen und byzantinischen Münzen, Reliefs, Fresken und an Statuen findet, galt vom Vorderen Orient bis zum Mittelmeer als Zeichen weltlicher und religiöser Macht. Mit der Ausbreitung des Christentums fand diese Geste auch Eingang in die christliche Kunst und symbolisierte die geistige Allmacht.

Bei den Gebärdensprachen ist längst keine so große babylonische Verwirrung eingetreten wie bei den Lautsprachen. Der Grund scheint darin zu liegen, dass die sichtbaren Ausdrucksmöglichkeiten des Menschen nicht so zahlreich sind wie die hörbaren. Da viele Gebärden allen Menschen und Völkern gemeinsam sind, können sie sich durch Gesten bis zu einem gewissen Grad miteinander verständigen.

Die Eigenarten der Völker haben sich auch in ihren Gesten ausgeprägt. So fallen bei den Mittelmeervölkern die lebhaften und lockeren Bewegungen auf, während man bei den nordischen Völkern eher den Eindruck von Verhaltenheit und Steifheit hat.

Genauso wie sich die Gesten der einzelnen Völker unterscheiden, zeichnen sich auch die Religionen durch ihre unterschiedliche Bewertung der Gebärden aus.

Im Folgenden wird auf einige der wichtigsten christlichen Gesten eingegangen.

Die Gebetsgeste

Die Geste der zusammengefalteten Hände spielt in vielen Religionen der Welt eine wichtige Rolle.

Im Christentum begleitet diese Geste das Gebet, das ursprünglich nur an Gott gerichtet war. Gebete an Jesus und Maria wurden erst später üblich.

Im Gebet ruft der Gläubige seinen Gott an. Er dankt ihm, preist ihn oder sucht Trost, Hilfe und Vergebung. Die Umgebung und die eingenommene Gebetshaltung stimmen den Gläubigen auf das Gebet ein, das in vieler Hinsicht mit der Meditation vergleichbar ist.

»Das Anstimmen ritueller Wendungen und Sätze, die immer wieder gesungen werden, widerhallende Musik, Kerzenlicht, Weihegaben, Weihrauch, Glockengeläute, Ehrfurcht einflößende Architektur mit symbolischer Ornamentik, eine für eine bestimmte Zeit eingenommene Haltung, ganz oder halb geschlossene Augen – das sind die traditionellen Begleiterscheinungen des Gebetes, die ein Gefühl der Ehrfurcht und der Vereinigung mit der Gottheit hervorrufen sollen. Durch sie wird auf höchst wirksame Weise die meditative Stimmung erzeugt.«[83]

Bei den Christen war das Zusammenlegen der Hände in den ersten Jahrhunderten nicht üblich. Die Urchristen beteten zuerst wie die Heiden mit hoch zum Himmel emporgehobenen Händen und ausgestreckten Armen. Das Erheben und Ausbreiten der Arme war im gesamten vorderen Orient eine der bekanntesten und beliebtesten Gebetsgebärden. Mit der Zeit wurde diese ausladende Geste jedoch eingeschränkt, und die Hände wurden gefaltet. Offenbar widerstrebte es den Christen, die Heiden zu auffällig nachzuahmen. Auch wollte man im Gestus gezügelter, bescheidener und maßvoller sein.

Die Einführung des Händefaltens bei den Christen hat man mit einer germanischen Huldigungsform erklärt. Beim Lehensvertrag reichte der Vasall seine Hände mit aneinander gelegten Flächen seinem Herrn hin, und dieser umschloss sie dann mit den seinigen. Auf diese Weise wollte der Vasall seiner Hingabe an seinen Herrn Ausdruck verleihen.

Bis zum 9. Jahrhundert wurde die Geste der zusammengefalteten Hände jedoch nicht als Gebetsgeste benutzt, da sie mit der Magie in Verbindung gebracht wurde. Bei den Römern und Griechen der Antike galt diese Geste als ein Mittel, Dämonen abzuwehren oder an einen bestimmten Ort zu fesseln. Erst als die

Bedeutung dieser Handstellung in Vergessenheit geraten war, konnte sie zu einer christlichen Gebetsgeste werden. Papst Nikolaus I. (857–867) lobte sie als eine schöne und demutsvolle Gebärde und erklärte, sie sei ein Zeichen dafür, dass sich die Christen als Knechte und Gebundene des Herrn erkennen sollten.

Die erhobene Hand

Nach Ansicht einiger Forscher hat die Geste der erhobenen Hand ihren Ursprung im religiösen Ritual der Semiten. Auf Reliefs der alten Babylonier und Syrer werden Götter und Menschen mit dieser Geste gezeigt, die an die buddhistische Abhaya-Mudra, die Geste der Furchtabwendung, erinnert. Aus dieser Ähnlichkeit könnte man schließen, dass es eine historische Verbindung zwischen dem Vorderen Orient und Indien gegeben hat. Ausgrabungen bei Mohenjo Daro im pakistanischen Sind und bei Harappa im Punjab haben gezeigt, dass schon in sehr früher Zeit kulturelle Beziehungen zwischen Indien und dem Zweistromland bestanden haben. Es könnte natürlich auch sein, dass die Geste der erhobenen rechten Hand als universelles Zeichen an verschiedenen Orten zur gleichen Zeit auftrat. In allen semitischen Ländern galt diese magische Geste als Zeichen der Macht. Führte ein Gott sie aus, bewahrte sie die gläubigen Diener vor allen bösen Einflüssen.

In der jüdischen Religionsgeschichte wird Jahwe, der Gott der Juden, mit der erhobenen rechten Hand beschrieben. So geleitete er sein Volk auf der Flucht aus Ägypten unter dem Schutz seiner erhobenen rechten Hand sicher und unbeschadet aus der Gefahr. Bevor die Israeliten das Rote Meer überqueren mussten, hatte er die Kraft der erhobenen rechten Hand auf seinen Diener Moses übertragen, den er anwies:

»Du aber hebe deinen Stab auf und recke deine Hand über das Meer und teile es voneinander, dass die Kinder Israel hineingehen, mitten hindurch auf dem Trockenen.« (2. Moses 14,16)

Seine Allmacht manifestiert sich in seiner ausgestreckten rechten Hand:

»Ich habe die Erde gemacht und Menschen und Vieh, so auf Erden sind, durch meine große Kraft und meinen ausgestreckten Arm und gebe sie, wem ich will.« (Jeremia 27,5)

Als die Israeliten sich von ihm abwandten, stand er mit ausgestreckter Hand vor seinem Volk und sagte:

»Und ich will wider euch streiten mit ausgestreckter Hand, mit starkem Arm, mit Zorn, Grimm und großer Ungnade.« (Jeremia 21,5)

Durch den starken Einfluss der östlichen Kulturen auf die westliche Welt fand die Geste der erhobenen Hand auch Eingang in diesen Kulturkreis. Mit dem Hellenismus, der Verschmelzung des Abendlandes mit dem Morgenland, begann ein immer regerer Austausch zwischen diesen beiden Welten. Vom vorderen Orient bis zum Mittelmeer übernahmen Könige und Herrscher von den alten orientalischen Göttern die Geste der erhobenen Hand als Zeichen ihrer Macht. Von Alexander dem Großen finden sich Darstellungen, die ihn mit dieser Geste zeigen. Eine Statue in Konstantinopel, die Kaiser Justinian mit ausgestreckter Hand darstellt, symbolisiert die Macht dieses magischen Handzeichens:

»Indem er seine Hand und Finger zum Orient ausstreckt, befiehlt er den Barbaren, in jenen Vierteln zu bleiben und nicht weiterzugehen.«[84]

Auf römischen, griechischen und alexandrinischen Münzen, Statuen und Reliefs findet man Abbildungen von Herrschern, die diese Geste ausführen.

Mit der Ausbreitung der christlichen Lehre im römischen Reich erhielt die Geste der erhobenen Hand auch in der christlichen Ikonographie Bedeutung. Auf einem Bild in der Katakombe von Gallisto streckt Jesus Lazarus seine ausgestreckte Hand entgegen, um ihn vom Tod auferstehen zu lassen.

Als das Christentum zu einer Staatsreligion geworden war, übernahm es die kaiserlichen Insignien und Machtsymbole. Zu diesen gehörte auch die Geste der ausgestreckten Hand. In dieser Haltung erscheint Christus nun nicht mehr als mystischer Wunderheiler, sondern als mächtiger Schöpfer und Weltherrscher. Auf römischen Mosaiken, die ihn mit ausgestreckter Hand darstellen, verkündet er als Zeichen seiner Allmacht das Gesetz des Evangeliums.

Die Geste des sprechenden Jesus oder die Geste des Logos

Die Geste, bei der Daumen, Zeigefinger und Mittelfinger gestreckt sind und Ringfinger und kleiner Finger die Handinnenfläche berühren, wird als Geste des Logos bezeichnet. Diese Fingerstellung, die in der katholischen Kirche als Segensgeste benutzt wird, hatte ursprünglich eine andere Bedeutung.

»Diese Geste ist ein spezifisches Kennzeichen des Sabaziokultes, das von hier vielleicht unmittelbar als die so genannte *benedictio latina* in die liturgische Gewohnheit der christlichen Lehre überging.«[85]

Sabazios ist ein phrygischer Gott, der in hellenistischer Zeit mit dem jüdischen Zebaoth und in den dionysischen Mysterien mit Dionysos identifiziert wird. Die Anhänger dieses Mysterienkultes schufen Bilder von der Hand ihres Gottes. Diese Hand, die die Geste des Logos ausführt, findet sich überall auf zahlreichen Monumenten, Altären, Reliefs und so weiter. Sie symbolisiert, wie später auch im Christentum, das gesprochene Wort. Christus enthüllt mit dieser Geste das Wort Gottes. Im Sabazioskult begleitete sie die Rezitationen magischer Beschwörungsformeln.

Die Katakombenkunst Roms sowie die byzantinische Kunst zeigen Christus mit der Geste des Logos. In seiner linken Hand hält er die Rolle des Evangeliums, die geschriebene Sprache, mit der rechten führt er die Geste des Logos aus, die die Verwirklichung des geschriebenen Wortes in der Welt symbolisiert. Die Rolle und die Geste sind aufs Engste miteinander verbunden. Von dieser Geste sind einige Variationen bekannt. Manchmal berühren sich Ringfinger, Daumen und Mittelfinger, während Zeigefinger und kleiner Finger gestreckt bleiben. Ein anderes Mal berühren sich Daumen und Mittelfinger.

Auch hier bleiben die anderen Finger ausgestreckt. In einer anderen Stellung berühren sich der kleine Finger, der Ringfinger und der Daumen. Die Fingerstellung verändert sich je nach der Aussage, die mit dieser Geste symbolisiert werden soll. Genauso wie im Buddhismus steht diese Geste im Zusammenhang mit der Lehre.

Unter dem Einfluss der christlichen Philosophie des Altertums symbolisierte die Geste des Logos Christus als Philosophen. Abbildungen aus dem 3. Jahrhundert zeigen ihn und seine Jünger in der Tunika des Philosophen, mit der Rolle in der linken Hand und mit der rechten die Geste des Logos (*gestus oratorius*) ausführend. Erscheint Christus als Philosoph, werden alle Jünger und Heiligen um ihn herum zu Philosophen.

Im späteren Christentum verliert diese Geste ihre philosophische Bedeutung und wird zum Zeichen der Autorität des christlichen Dogmas benutzt. Das Entdecken der Wahrheit wird abgelöst durch die Lehre und Auslegung der offenbarten Heilswahrheit. Die Wahrheit wird nicht mehr durch Befragung oder Erforschung des Seienden zu erfahren versucht, da sie in der Offenbarung Gottes bereits gegeben ist. Mosaiken und Malereien zeigen Christus jetzt als Allwissenden, der allein die Geste des Logos ausführt, um die göttliche Offenbarung zu verkünden. Die Jünger werden nicht mehr als Philosophen dargestellt, die sich aufmachen, das Göttliche in der Welt zu entdecken, sondern als diejenigen, die demütig die Heilswahrheit empfangen.

Die Gestensprache des Tanzes im Morgenland und Abendland

Der Tanz als Hauptquelle des kultischen Handelns ist überall in der Welt anzutreffen. Wollten die Völker mit ihren Göttern kommunizieren, griffen sie zu pantomimischen Mitteln, die in den rituellen Handlungen deutlich zu erkennen sind. Nur in zwei Kulturkreisen der Welt, dem vorder- und hinterindischen und dem griechisch-römischen, hat sich der Kulttanz zu einer Symbol- und Gestensprache, einem Gebärdentanz entwickelt, dessen Hauptzweck eine künstlerische Sinn- und Inhaltsvermittlung war. Da die Entwicklung des pantomimischen Tanzes in Indien und Griechenland ähnlich verlief, ist anzunehmen, dass eine gegenseitige Beeinflussung stattgefunden hat. Aus pantomimisch-religiösen Ursprüngen entwickelten beide Völker eine symbol- und gestenreiche Sprache, die später als klassische Tanzkunst bezeichnet wurde. In beiden Kulturen war der Tanz Ausdruck der Religiosität.

Sowohl Inder als auch Griechen waren der Ansicht, dass im Tanz der ganze Mensch spricht und sich dionysisch-ekstatisch und apollinisch-kontemplativ ausdrückt. Dies ist zu erkennen in den berühmten Tänzen des Dionysos, des Gottes der Fruchtbarkeit, und des Apollo, des Gottes des Maßes. Während die dionysischen Tänze ekstatisch-berauschend sind, sind die apollinischen Tänze geordnet und selbstbeherrscht. Beide Elemente gehören zusammen und führen zur mystischen Vereinigung der Seele mit Gott. Diese zwei Elemente werden in Indien von ein und demselben Gott, von Shiva, verkörpert.

Auch die Griechen kannten ein System von Gesten und symbolischen Bewegungen, das der indischen Gestensprache ähnelt. Die griechische Cheironomia war ein ganzes System von Gesten und symbolischen Bewegungen. Wie in Indien spielten die Finger und Hände eine wichtige Rolle bei der tänzerischen Sinnübermittlung. Die Worte Quintilians weisen auf die Bedeutung der Handbewegung in der antiken Welt hin:

»Die Zahl der Bewegungen, deren die Hände fähig sind, ist unberechenbar, fast so groß wie die der Wörter. Sie können sprechen, bitten, versprechen, rufen, verabschieden, drohen und flehen; sie drücken Abscheu, Furcht, Frage, Weigerung, Freude, Trauer, Zagen, Geständnis, Reine, Maß und Überfluss, Zahl und Zeit aus. Haben sie nicht die Fähigkeit zu erregen, zu beruhigen, anzuflehen, zu billigen, zu bewundern, Scham zu bezeigen? Dienen sie nicht wie Adverbia und Pronomina, um Ort und Personen zu bezeichnen?«[86]

Was das Indische vom Griechischen unterscheidet, ist die Art der Nachahmung. Nach Ansicht der Griechen, insbesondere des Aristoteles, war die Gebärdenkunst eine Nachahmung menschlicher Handlungsweisen. Nach Bharata, dem Verfasser des Natyashastra, ist der Tanz die Nachahmung innerer Zustände. Es handelt sich beim indischen Tanz aber um mehr als bloß eine Nachahmung. Es ist der Mensch, der im Tanz seine Affekte und Gefühlsbewegungen verdeutlichen will. Die innere Anteilnahme des Menschen wird in der indischen Gebärdenkunst deutlich hervorgehoben. Die indischen Tänze besitzen eine solche innere Aussagekraft, dass sie kaum mit Worten beschrieben werden können.

»Man erlaube mir, von der verhaltenen Zartheit und schlichten Größe dieser Gebärdentänze zu schweigen; sie wollen erlebt und nicht beschrieben sein. Ausgesprochen mag nur werden, dass eine Tanzkunst dieser höchsten Art an Kulturen gebunden ist, die auch in Malerei und Plastik die unvergleichliche Gabe besitzen, mit dem zuckenden Leben einer einzigen Linie den letzten Sinn der Erscheinung aufzudecken. Wie sie mit dem flüchtigen Tupf eines Tuschpinsels, mit dem eckigen Ruck eines Holzschnittmessers Götter, Menschen und Natur ihrer Zufallswirklichkeit entheben und in jenes Traumland versetzen, in dem das tiefste Wesen der Dinge, statt in Dämmerung zu verschwimmen, in überwacher Klarheit aufblitzt – das ist Gebärdenkunst.«[87]

Untergang des griechischen Gebärdentanzes

Der griechische Gebärdentanz, der bis zum 6. Jahrhundert nach Christus in der römisch-griechischen Welt aufgeführt wurde, ging schließlich unter, weil die christliche Kirche dagegen Einspruch erhob. Während in Indien Tempeltänzerinnen die Hauptrolle bei der Überlieferung der Gebärdenkunst spielten, ging die frühe christliche Kirche so weit, von einem Tänzer, der in die Kirche aufgenommen zu werden wünschte, die Aufgabe seines Berufes zu verlangen.

Die Tänze der Antike waren der Kirche und den Kirchenvätern suspekt, da sie unlösbar mit dem Heidenkult verknüpft und mit der Religion des auferstandenen Christus nicht zu vereinbaren waren. Besonders die erotischen Tänze, die die heidnischen Griechen und Römer zum Symbol der Vereinigung der Seele mit Gott erhoben, empfanden die Kirchenväter als dekadent. Die heidnische Religiosität mit ihren orgiastisch-dionysischen Wurzeln war den Priestern der jungen Kirche ein Dorn im Auge. Deshalb waren sie ständig bemüht, sämtliche heidnischen Elemente auszumerzen. Volkstänze jeglicher Art von Hochzeitstänzen bis zu Totentänzen riefen bei der Kirche moralische Entrüstung hervor. In einer Synode entschloss sich die Kirche gegen den Hochzeitstanz, da er in ihren Augen als sittenverderbend galt:

»Heutzutage hingegeben besingen die Tanzenden in Hymnen die Aphrodite. Täglich hört man Lieder zu ihren Ehren, die von schmutzigen Erlebnissen nur so strotzen. Wenn Arme in dein Haus kommen, dann ist Christus da. Umgekehrt, wenn dort die weichen Jünglinge (das heißt Balletttänzer) und Mimen tanzen, dann tanzt in ihrer Mitte der Teufel.«[88]

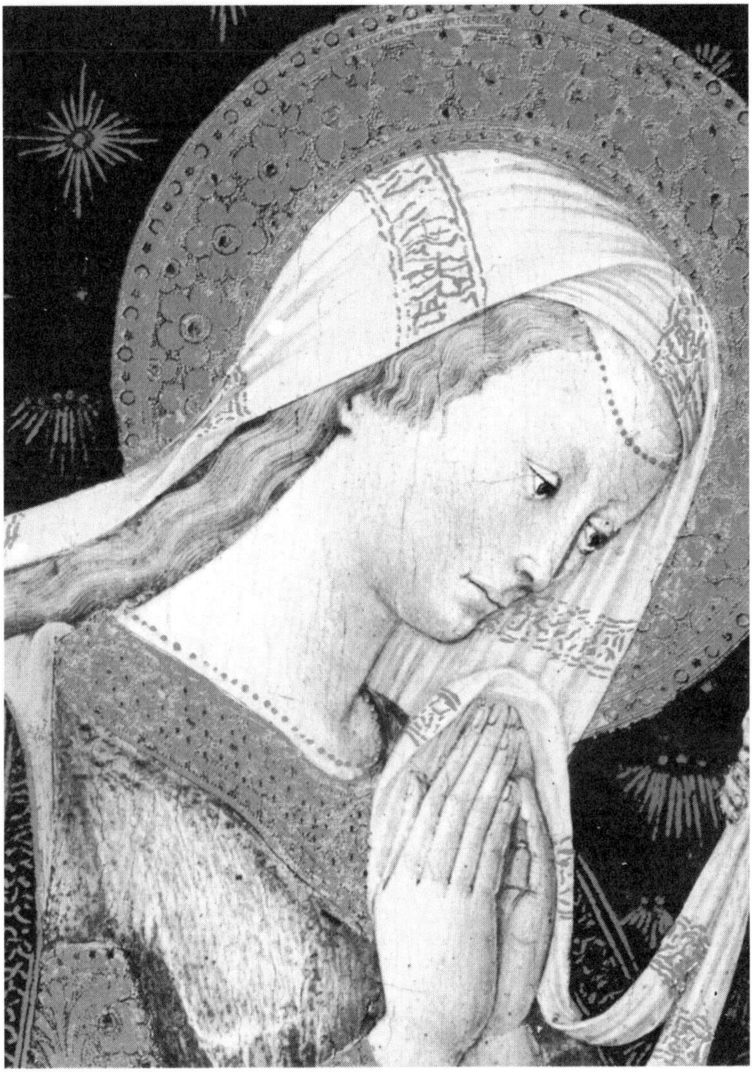

Teil eines Gemäldes von Neri di Bicci *(1419–1491)*

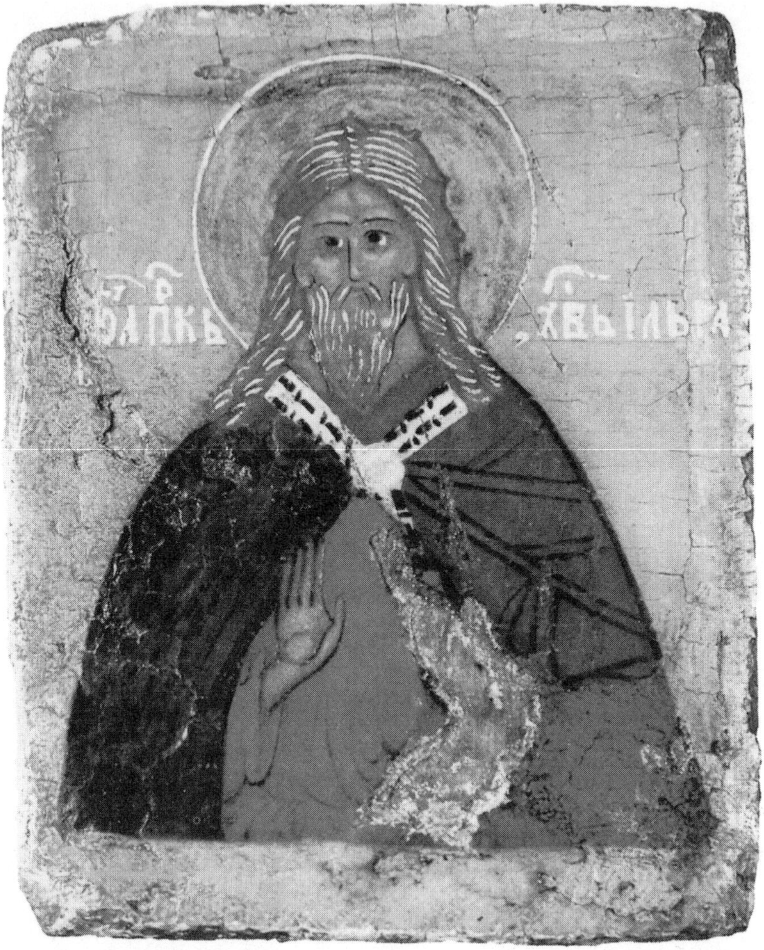

Der Prophet ELIJAH *mit der erhobenen Hand (Leningrad)*

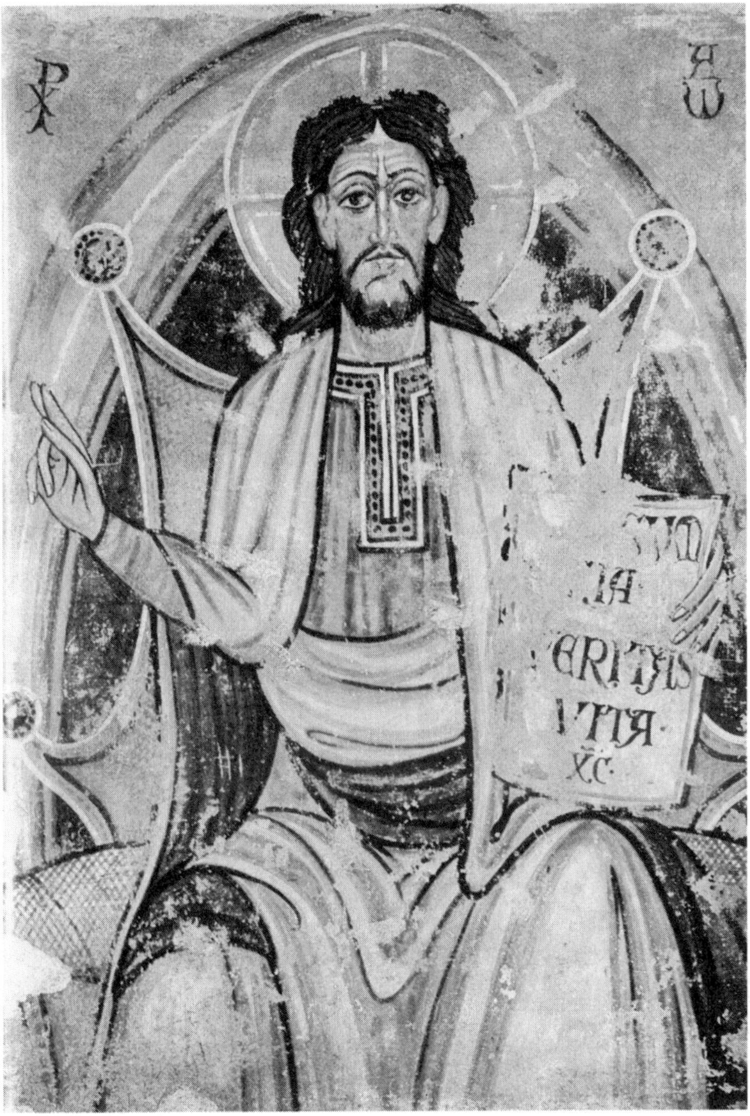

CHRISTO PANTOCRATOR *(Museo del Monte di Portofino, 12. Jahrhundert)*

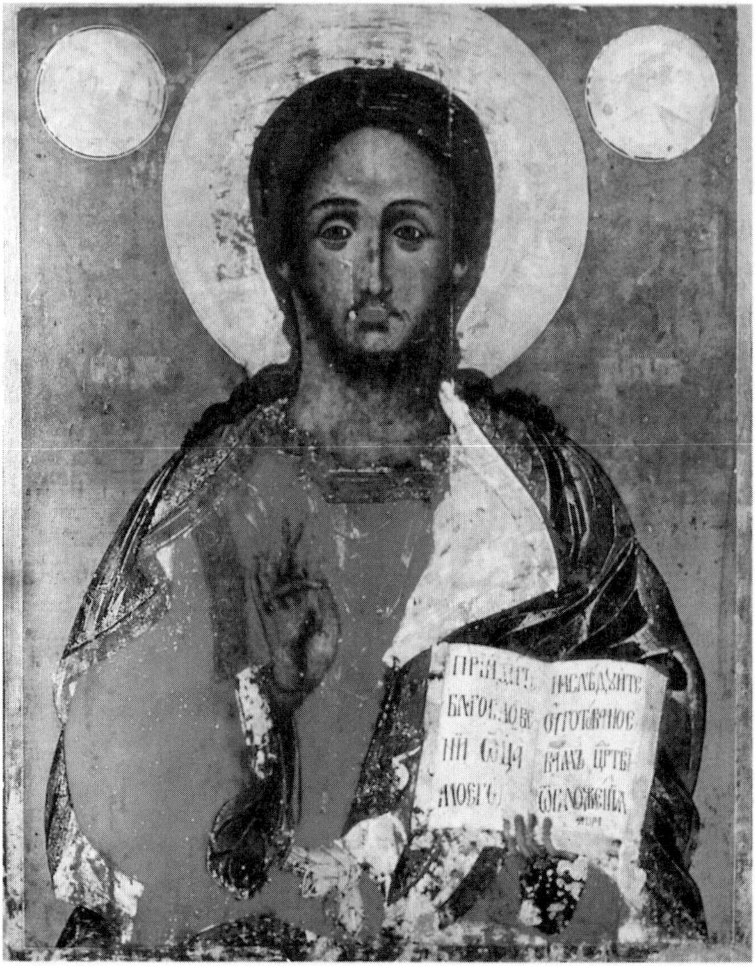

CHRISTO PANTOCRATOR *(russische Ikone, 17. Jahrhundert)*

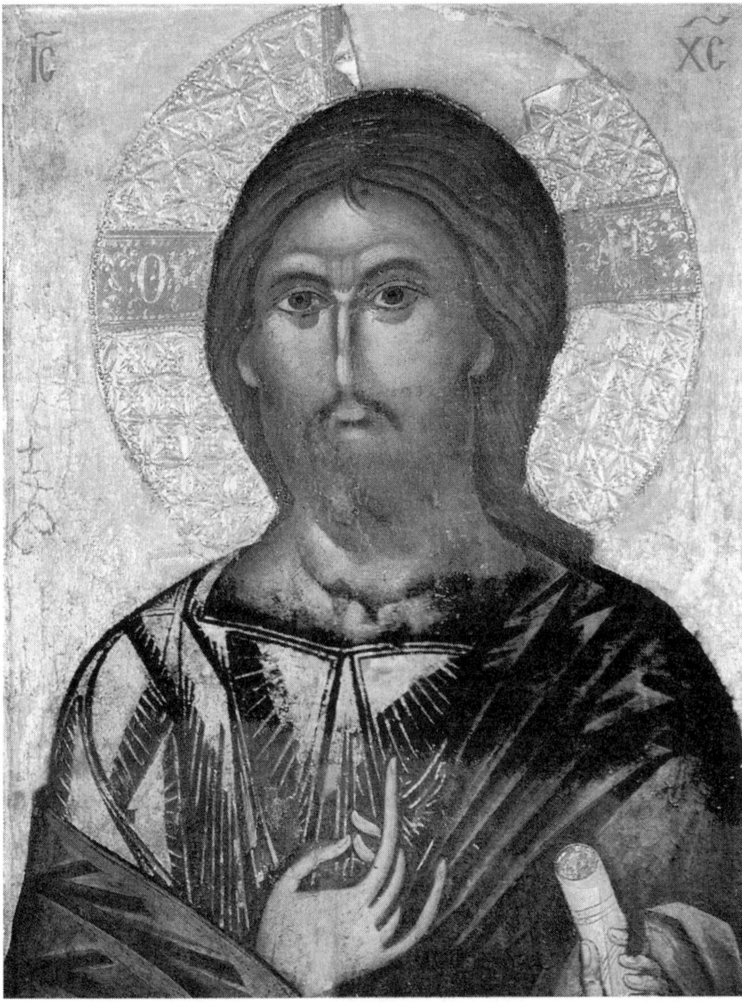

Christo Pantocrator *(russische Ikone, 1662)*

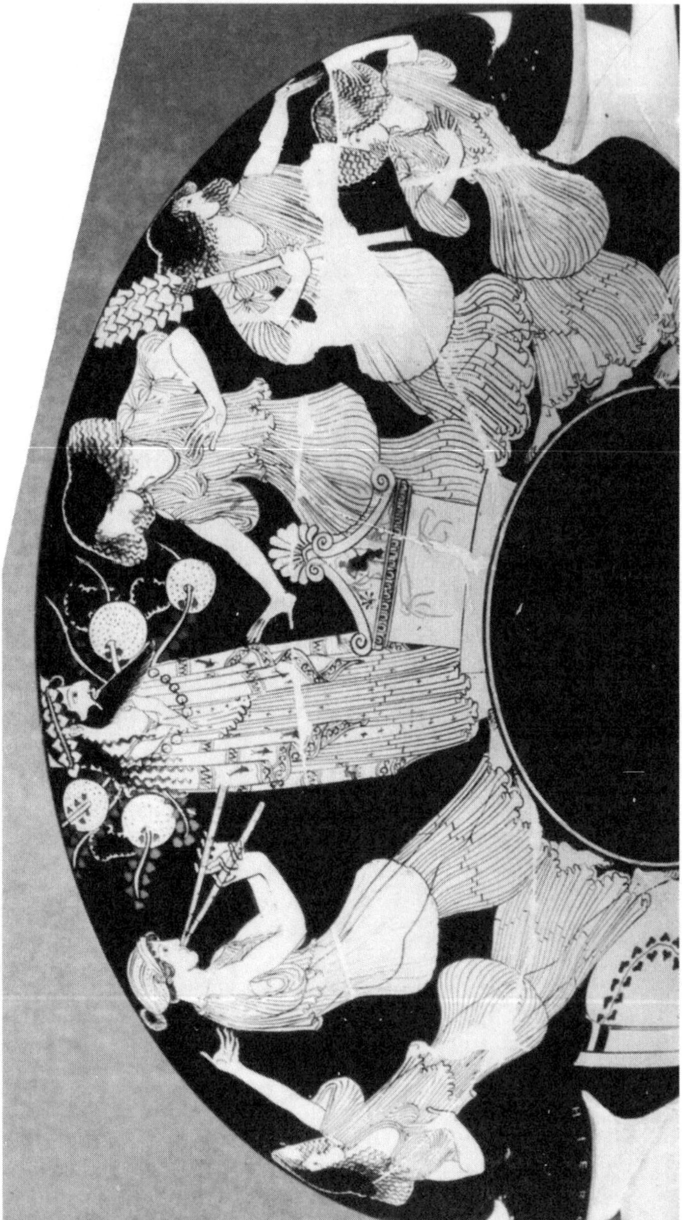

Tanz zu Ehren des Gottes DIONYSOS *(griechische Vasenmalerei)*

Schlussbetrachtungen

Hände sind die Träger wichtiger Symbole, die im Orient noch heute universell verstanden werden. Mit seinen Händen drückt der indische Tänzer das Leben des gesamten Universums aus. Die reiche Symbolik der tänzerischen Gestensprache gewinnt durch ihre Vielzahl an Deutungsmöglichkeiten eine größere Bedeutung für den Geist, als es das Wort vermag. Die hohe Kunst des Gebärdentanzes, die die Abendländer 600 nach Christus verloren haben, lebt noch heute in Hunderten von Dörfern und vielen Städten Indiens weiter.

Während die Mudra in der Gebärdensprache des Tanzes ein Symbol in Bewegung, ein Sprachsymbol ist, das durch den vorausgegangenen Bewegungsablauf und Sinnzusammenhang zu verstehen ist, ist das, was durch eine Mudra in der Ikonographie zum Ausdruck gebracht wird, schon in der Pose enthalten. Die ikonographischen Mudras, die ihre Wurzeln in der klassischen Tanzkunst haben, sind nicht Mittel zum Ausdruck, sondern nur äußeres Zeichen. Die sechs verschiedenen Mudras, mit denen Gautama Buddha dargestellt wird, rufen nicht nur bestimmte Episoden aus seinem Leben in Erinnerung, sondern stehen auch in einem engen Zusammenhang mit der buddhistischen Lehre.

Im tantrischen Ritual verbinden die Mudras den Meditierenden mit der göttlichen Welt. Die wichtigsten Hilfsmittel des Tantrismus für das Fortschreiten auf dem spirituellen Weg sind die Mantrarezitationen, die yogischen Techniken der Visualisation und die Anwendung der Mudras, der symbolischen Handgesten. Ehrfurcht gebietende Gottheiten oder Mandalas dienen dem Tantriker als Visualisationsobjekte, durch deren Identifikation er die Buddha-Natur in sich zu erfahren vermag. Die verschiedenen

Attribute und die Mudras, mit denen die Gottheiten ikonographisch dargestellt werden, symbolisieren die Stufen und Erfahrungen, die der Yogi auf seinem Weg zur Erleuchtung durchschreitet.

Die im Hatha-Yoga verwendeten Mudras, die Hand- und Körperstellungen, haben einen großen Einfluss auf Körper und Geist. Sie werden benutzt, um sich in einen bestimmten Bewusstseinszustand zu versetzen. Durch das Praktizieren dieser Mudras vermag der Übende nicht nur positiv auf seinen Körper und Geist einzuwirken, sondern auch spirituelle Kräfte zum Erwecken zu bringen. Auch in der indischen Heilkunst spielen die Mudras eine große Rolle. Sie werden benutzt, um die Energien in den Chakras zu erwecken beziehungsweise zu harmonisieren.

Im japanischen esoterischen Buddhismus werden die symbolischen Gesten der Hände sowohl in den geheimen Ritualen als auch in der Ikonographie benutzt. Während die ikonographischen Mudras auf einige wenige begrenzt sind, kennt die Shingon-Sekte unzählige Handstellungen, die von den Priestern und Novizen ausgeführt werden, um die Buddha-Natur in sich zu realisieren.

Auch im Westen waren die Hände Träger wichtiger Symbole, die Eingang in die christliche Kultur fanden. In der christlichen Ikonographie sind vor allem die Geste der erhobenen Hand, die des Logos und die der gefalteten Hände bekannt, die als Gebetsgeste benutzt wird. Die Griechen kannten eine Gebärdenkunst, die mit der der Inder zu vergleichen ist. Im 6. Jahrhundert nach Christus ging der griechische Gebärdentanz unter, da für die christliche Kirche der Tanz unlösbar mit dem Heidentum verbunden war.

Während die asiatischen Religionen der Gestensprache im Ritus grundsätzlich positiv gegenüberstehen, legt das Christentum wenig Wert auf die Gebärden. Die Vernachlässigung der Gestensprache im Okzident ist aus ihrer Geschichte und dem Frömmigkeitsempfinden der abendländischen Welt zu verstehen. Der christliche Westen hat den Körper stets als Widersacher und Hindernis auf dem Weg zum Heil betrachtet.

Während der hinduistische oder buddhistische Tantriker seinen Körper als einen heiligen Tempel, als einen Ort der Seligkeit betrachtet, in dem die Weisheit verborgen liegt, hat man im Okzident die dualistische Vorstellung vom Leib als seelenlosen Körper, dem eine körperlose Seele gegenübersteht. Der Körper scheint aller geistigen Wirklichkeit beraubt. Der westliche Mensch »hat« einen Körper, aber er »ist« kein Körper. Der Leib, den man hat, »wird bei uns als Instrument verstanden, mit dem man die Welt bestehen, sich durchsetzen und etwas leisten muss. So wird er ›geübt‹, das heißt trainiert und behandelt wie ein Apparat, der in Ordnung, haltbar, elastisch und ›gut geölt‹ sein muss, um leistungsstark und reibungslos zu funktionieren.«[89] Der Leib, der man ist, »meint den Menschen, den ganzen Menschen als Person in der Weise, in der er sich nicht nur erlebt, sondern darlebt, das heißt darleibt ... So verstanden ist der Leib das Ganze der Gestimmtheiten und Gebärden, in denen sich der Mensch sich selbst als die ihrer selbst bewusste und zugleich die Welt erlebende und in ihr handelnde Person fühlt, ausdrückt und darstellt, in Raum und Zeit besteht oder untergeht, sich zum wahren Selbst hin verwirklicht oder verfehlt.«[90]

Die Abwertung des Leibes in der christlichen Welt hat dazu geführt, dass der westliche Mensch die volle Stärke seiner Kommunikation verloren hat. Die klassische indische Tanzkunst könnte zum Vermittler des östlich-westlichen Dialogs werden. Die Körperbewegungen des indischen Tänzers, die oft mehr von der Totalität und dem Hintergrund des Lebens ausdrücken, als es Worte oder Töne vermögen, können den Europäer ebenso berühren wie den Inder.

»Als echte Kunst ist sie gemeinsames Erbe aller Menschen, die sich ›ausdrücken‹ wollen und damit miteinander ›sprechen‹ wollen.«[91]

Anmerkungen

1 Zitiert bei Sequeira, Ronald A.: *Klassische indische Tanzkunst und christliche Verkündigung.* Herder Verlag 1978, S. 38.
2 Molcho, Samy: *Körpersprache.* Mosaik Verlag. München 1986, Seite 142.
3 Sequeira 1978, Seite 16.
4 Zitiert bei Glasenapp, Helmut von: *Brahma und Buddha.* Deutsche Buchgemeinschaft. Berlin 1926, Seite 314.
5 Coomaraswamy, Ananda: *The Mirror of Gestures.* Harvard University Press. Cambridge 1977, Seite 66.
6 Coomaraswamy, Ananda: *The Dance of Shiva.* Asian Publishing House. Bombay 1948, Seite 71.
7 Zitiert bei Lehmann, Johannes: *Buddha. Leben. Lehre. Wirkung.* Fischer Verlag. Frankfurt 1983, Seite 114, 115.
8 Zitiert bei Lehmann 1983, Seite 13.
9 Zitiert bei Lehmann 1983, Seite 40
10 Zitiert bei Lehmann 1983, Seite 41.
11 Zitiert bei Lehmann 1983, Seite 41.
12 Zitiert bei Lehmann 1983, Seite 26.
13 Zitiert bei Lehmann 1983, Seite 50.
14 Zitiert bei Lehmann 1983, Seite 58.
15 Zitiert bei Anderson, Walt: *Das offene Geheimnis.* Barth Verlag. München 1981, Seite 41.
16 Zitiert bei Lehmann 1983, Seite 211.
17 Zitiert bei Percheron, Maurice: *Buddha.* Rowohlt Verlag. Reinbek 1958, Seite 30.
18 Conze, Edward: *Der Buddhismus.* Kohlhammer Verlag. Stuttgart 1953, Seite 88.
19 Ohm, D. Thomas: *Die Gebetsgebärden der Völker und das Christentum.* E. J. Brill. Leiden 1948, Seite 67.
20 Ohm 1948, Seite 53.
21 Suzuki, Daisetz T.: *Der westliche und der östliche Weg.* Ullstein Verlag. Frankfurt, Berlin, Wien 1971, Seite 125.
22 Suzuki 1971, Seite 126 f.
23 Suzuki 1971, Seite 128
24 Tieck-Bücher: *Gleich der Lotosblüte ist das Leben. Weisheit des Buddhismus.* Verlag Das Bergland Buch. Salzburg 1979, Seite 51.

25 Zitiert bei Lehmann 1983, Seite 59.
26 Zitiert bei Lehmann 1983, Seite 59.
27 Zitiert bei Lehmann 1983, Seite 60 f.
28 Zitiert bei Percheron 1958, Seite 23.
29 Jaspers, Karl: *Die maßgebenden Menschen.* Piper Verlag. München 1980, Seite 112 f.
30 Suzuki 1971, Seite 68 f.
31 Suzuki 1971, Seite 70.
32 Fromm, Erich/Suzuki, D. T.: *Zen-Buddhismus und Psychoanalyse.* Suhrkamp Verlag. Frankfurt 1972, Seite 165.
33 Zitiert bei Jaspers 1980, Seite 110.
34 Zitiert bei Lehmann 1983, Seite 64 f.
35 Zitiert bei Lehmann 1983, Seite 71 f.
36 Zitiert bei Lehmann 1983, Seite 70 f.
37 Zitiert bei Percheron 1958, Seite 48.
38 Zitiert bei Lehmann 1983, Seite 122 f.
39 Zitiert bei Jaspers 1980, Seite 120.
40 Zitiert bei Jaspers 1980, Seite 124.
41 Tieck-Bücher 179, Seite 29.
42 Zitiert bei Lehmann 1983, Seite 233.
43 Tieck-Bücher 1979, Seite 91.
44 Percheron 1958, Seite 38.
45 Lehmann 1983, Seite 99.
46 Zitiert bei Lehmann 1983, Seite 104.
47 Zitiert bei Lehmann 1983, Seite 101.
48 Zitiert bei Glasenapp 1926, Seite 318.
49 Zitiert bei Bharati, Agehananda: *Die Tantra Tradition.* Aurum Verlag. Freiburg 1977, Seite 139.
50 Zitiert bei Bharati 1977, Seite 90.
51 Zitiert bei Zimmer, Heinrich: *Philosophie und Religion Indiens.* Suhrkamp Verlag. Frankfurt 1979, Seite 518.
52 Zitiert bei Zimmer 1979, Seite 520 f.
53 Zitiert bei Zimmer 1979, Seite 375.
54 Zitiert bei Bharati 1977, Seite 91.
55 Zitiert bei Anderson 1981, Seite 142.
56 Zitiert bei Anderson 1981, Seite 96.
57 Zitiert bei Bharati 1977, Seite 177.
58 Conze 1953, Seite 144.
59 Conze 1953, Seite 178.
60 Zitiert bei Eliade, Mircea: *Yoga. Unsterblichkeit und Freiheit.* Rascher Verlag. Zürich 1960, Seite 245.
61 Zitiert bei Bharati 1977, Seite 172.

62 Kakar, Sudhir: *Schamanen. Heilige und Ärzte.* Biederstein Verlag. München 1984, Seite 185 f.
63 Kakar 1984, Seite 161.
64 Zitiert bei Kakar 1984, Seite 186.
65 Zitiert bei Kakar 1984, Seite 242 f.
66 Kakar 1984, Seite 244 f.
67 Lobo, Rocqe: *Jahrbuch für Yoga.* Scherz Verlag. Bern, München, Wien 1980, Seite 46 f.
68 Vasu, Sris Chandra (Übersetzer): *The Gheranda. Samhita. A Treatise an Hatha-Yoga.* Theosophical Publishing House. London 1967, Seite 66.
69 Vasu 1967, Seite 65.
70 Lobo 1980, Seite 50 f.
71 Zitiert bei Kakar 1984, Seite 211 f.
72 Zitiert bei Suzuki 1971, Seite 56.
73 Dürckheim, Karlfried Graf: *Wunderbare Katze.* Scherz Verlag. Bern, München, Wien 1982, Seite 60.
74 Ohm 1948, Seite 239.
75 Lehmann 1983, Seite 157 f.
76 Suzuki 1971, Seite 145.
77 Suzuki, Daisetz T.: *Erfülltes Leben aus Zen.* Barth Verlag. München, Bern 1973, Seite 113 f.
78 Suzuki, Daisetz T.: *Amida. Der Buddha der Liebe.* Scherz Verlag. Bern, München, Wien 1974, Seite 66 f.
79 Suzuki 1971, Seite 135.
80 Dürckheim, Karlfried Graf: *Japan und die Kultur der Stille.* Scherz Verlag. Bern, München, Wien 1981, Seite 38.
81 Dürckheim 1982, Seite 53.
82 Ohm 1948, Seite 47.
83 Carrington, Patricia: *Das große Buch der Meditation.* Scherz Verlag. Bern, München 1982, Seite 42.
84 L'Orange, H. P.: *Studies on Iconography of Cosmic Kingship in the Ancient World.* Aschehong Verlag. Oslo 1953, Seite 140.
85 L'Orange 1953, Seite 184
86 Zitiert bei Sequeira 1978, Seite 53.
87 Zitiert bei Sequeira 1978, Seite 37.
88 Sequeira 1978, Seite 236.
89 Dürckheim, Karlfried Graf: *Vom doppelten Ursprung des Menschen.* Herder Verlag. Freiburg 1973, Seite 170.
90 Dürckheim 1973, Seite 171.
91 Sequeira 1978, Seite 302.

Abbildungsnachweis

Musée Guimet, Paris: Seiten 26, 31, 37, 41, 101, 108 unten, 110, 116, 123, 139, 147, 156, 179, 185, 195, 196, 197, 198 unten, 202, 209, 210, 216, 217, 218, 220, 221, 298.

Musée Rodin, Paris: Seite 22.

Victoria and Albert Museum, London: Seiten 104, 107, 108 oben, 109, 113, 117, 130, 144, 151, 161, 198 oben, 203, 207, 208, 237, 297.

Aus Ambrose: Classical Dances and Costumes of India: Seiten 17, 23, 24, 71, 89, 90, 91, 96, 97, 98.

Literaturverzeichnis

AMBROSE, KAY: *Classical Dances und Costumes of India.* A and C Black (Publishers). London 1983.

ANDERSON, WALT: *Das offene Geheimnis.* Barth Verlag. München 1981.

BERNBAUM, E.: *Der Weg nach Shambala.* Papyrus Verlag. Hamburg 1980.

BEYER, STEPHAN: *The Cult of Tara.* University of California. Berkeley and Los Angeles 1973.

BHARATI, AGEHANANDA: *Die Tantra Tradition.* Aurum Verlag. Freiburg 1977.

BLOFELD, JOHN: *Der Weg zur Macht.* Ullstein Verlag. Frankfurt, Berlin, Wien 1981.

CARRINGTON, PATRICIA: *Das große Buch der Meditation.* Scherz Verlag. Bern, München 1982 (2. Auflage).

CHATTERJI, USHA: *La Danse Hindoue.* Asiathèque. Paris 1982.

CONZE, EDWARD: *Der Buddhismus.* Kohlhammer Verlag. Stuttgart 1953.

COOMARASWAMY, ANANDA: *The Dance of Shiva.* Asian Publishing House. Bombay 1948.

COOMARASWAMY, ANANDA: *The Mirror of Gestures.* Harvard University Press. Cambridge 1977.

DARGYAY, EVA: *The Rise of Esoteric Buddhism in Tibet.* Motilal Banarsidass. Delhi 1977.

DÜRCKHEIM, KARLFRIED GRAF: *Japan und die Kultur der Stille.* Scherz Verlag. Bern, München, Wien 1981 (7. Auflage).

DÜRCKHEIM, KARLFRIED GRAF: *Vom doppelten Ursprung des Menschen.* Herder Verlag. Freiburg 1973.

DÜRCKHEIM, KARLFRIED GRAF: *Wunderbare Katze.* Scherz Verlag. Bern, München, Wien 1982 (5. Auflage).

DÜRCKHEIM, KARLFRIED GRAF: *Zen und wir.* Scherz Verlag. Bern, München, Wien 1982.

EDDE, GERARD: *Chakras et Santé.* L'Originel. Paris 1985.

ELIADE, MIRCEA: *Yoga. Unsterblichkeit und Freiheit.* Rascher Verlag. Zürich 1960.

EVANS-WENTZ, W. J. (Hrsg.): *Das tibetanische Totenbuch.* Walter Verlag. Olten, Freiburg 1973.

FROMM, ERICH/SUZUKI, D. T.: *Zen-Buddhismus und Psychoanalyse.* Suhrkamp Verlag. Frankfurt 1972.

GLASENAPP, HELMUT VON: *Brahma und Buddha.* Deutsche Buchgemeinschaft. Berlin 1926.

GOSH, MONMOHON: *Abhinaya Darpanam.* Metropolitan Printing and Publishing House. Calcutta 1934.
IONS, VERONICA: *Indische Mythologie.* Emil Vollmer Verlag. Wiesbaden 1967.
JASPERS, KARL: *Die maßgebenden Menschen.* Piper Verlag. München 1980 (6. Auflage).
JUNG, CARL GUSTAV: *Zur Psychologie westlicher und östlicher Religionen.* Walter Verlag. Olten 1979 (3. Auflage).
KAKAR, SUDHIR: *Schamanen. Heilige und Ärzte.* Biederstein Verlag. München 1984.
KUKAI: *Major Works.* übersetzt von Y. S. Hakeda. Columbia University Press. 1972.
KUMAR, L. FREDERICK: *Philosophy of Shaivism.* Oxford and IBH Publishing. New Delhi 1980.
LAWLER, LILLIAN B.: *The Dance in Ancient Greece.* Wesleyan University Press. Middletown. Connecticut 1978.
LEHMANN, JOHANNES: *Buddha. Leben. Lehre. Wirkung.* Fischer Verlag. Frankfurt 1983.
LYSEBETH, ANDRÉ VAN: *Die große Kraft des Atems.* Scherz Verlag. Bern, München, Wien 1977 (3. Auflage).
LOBO, ROCQE: *Jahrbuch für Yoga.* Scherz Verlag. Bern, München, Wien 1980.
MAHESH, SRI: *Le Bhakti Yoga de Akkamaha Devi. Shiva Yoga.* Imprimerie Noel. Paris 1977.
MICHAEL, TARA: *La Symbolique des Gestes de Mains.* Editions Semaphore. Paris 1985.
MOLCHO, SAMY: *Körpersprache.* Mosaik Verlag. München 1986.
OHM, D. THOMAS: *Die Gebetsgebärden der Völker und das Christentum.* E. J. Brill. Leiden 1948.
L'ORANGE, H. P.: *Studies on Iconography of Cosmic Kingship in the Ancient World.* Aschehong Verlag. Oslo 1953.
PERCHERON, MAURICE: *Buddha.* Rowohlt Verlag. Reinbek 1958.
RAMBACH, PIERRE: *The Art of Japanese Tantrism.* Macmillan. London 1979.
RAO, VIJAYA: *Bharata Natyam. Der klassische indische Tanz – Abbild des Göttlichen.* Verlag Hermann Bauer. Freiburg 1987.
SAUNDERS, DALE E.: *Mudra. A Study of Symbolic Gestures in Japanese Buddhist Sculpture.* University Press. Princeton 1985.
SCHLEBERGER, ECKARD: *Die indische Götterwelt.* Diederichs Verlag. Köln 1986.
SCHUMANN, HANS WOLFGANG: *Buddhistische Bilderwelt.* Diederichs Verlag. Köln 1986.
SEQUEIRA, RONALD A.: *Klassische indische Tanzkunst und christliche Verkündigung.* Herder Verlag. Freiburg 1978.
SUZUKI, DAISETZ T.: *Amida. Der Buddha der Liebe.* Scherz Verlag. Bern, München, Wien 1974.
SUZUKI, DAISETZ T.: *Der westliche und der östliche Weg.* Ullstein Verlag. Frankfurt, Berlin, Wien 1971.
SUZUKI, DAISETZ T.: *Die große Befreiung.* Fischer Verlag. Frankfurt 1975.

SUZUKI, DAISETZ T.: *Erfülltes Leben aus Zen.* Barth Verlag. München, Bern 1973.
TIECK-BÜCHER: *Gleich der Lotosblüte ist das Leben. Weisheit des Buddhismus.* Verlag Das Bergland Buch. Salzburg 1979.
TOKI, HORIU: *SI-DO-IN-DZOU. La Symbolique des Mudras.* Vidya. Montreuil 1985.
VASU, SRIS CHANDRA (Übersetzer): *The Gheranda. Samhita. A Treatise an Hatha-Yoga.* Theosophical Publishing House. London 1967.
ZIMMER, HEINRICH: *Philosophie und Religion Indiens.* Suhrkamp Verlag. Frankfurt 1979.